AF747451

COLONISATION ET SANTÉ AU SÉNÉGAL (1816 - 1960)

Crises épidémiques, contrôle social et évolution des idées médicales

Adama Aly PAM

COLONISATION ET SANTÉ AU SÉNÉGAL (1816 - 1960)

Crises épidémiques, contrôle social et évolution des idées médicales

Préface du Professeur Ousseynou Faye

L'Harmattan
Sénégal

© L'Harmattan-Sénégal, 2018
10 VDN, Sicap Amitié 3, Lotissement Cité Police, DAKAR

http://www.harmattansenegal.com
senharmattan@gmail.com
senlibrairie@gmail.com

ISBN : 978-2-343-13680-6
EAN : 9782343136806

DÉDICACE

À mon père,
un homme qui a vécu debout

À ma fratrie,
Ousmane, Bocar, Abdoulaye et Djibril et Seydou Nouro
pour votre amour.

À mes bouts de bois de dieu,
Bocar, Saliou, Coumba, Rougui et Seydou.

À Sokhna Khady Ndir et Coumba Sonko pour tout ce que vous apportez dans ma vie ;

au Professeur Saliou Mbaye qui m'a tout donné sans rien réclamer en retour ;

à mes plus que frères, Ousmane SOW, Joseph Sagnon, Chitou Maman de la Banque Centrale des Etats de l'Afrique de l'Ouest.

À tous les médecins de brousse qui ont sacrifié leur vie pour l'idéal d'un monde meilleur.

REMERCIEMENTS

Au professeur **Ousseynou Faye**, veuillez trouver ici la traduction de ma plus profonde gratitude et toute l'expression de mes très vifs et sincères remerciements pour m'avoir initié aux arcanes de la recherche historique.
Cet ouvrage est aussi le vôtre!!!

À **Xavier Ricou** pour la permission d'utiliser ses archives iconographiques.

À tous les archivistes de la Direction des Archives du Sénégal, de l'Institut pasteur de Dakar et de Paris, du Centre des Archives d'Outre-Mer d'Aix-en-Provence et du Pharo de Marseille pour leur précieuse collaboration..

SIGLES ET ABRÉVIATIONS

AMI : Assistance médicale indigène
ANS : Archives nationales du Sénégal
ANSOM : Association amicale santé navale et d'outre-mer
AOF : Afrique Occidentale Française
BAS : Bulletin administratif du Sénégal
CAOM : Centre des Archives d'Outre-Mer
FIDES : Fonds d'investissement et de développement économique et social
IPD : Institut Pasteur de Dakar
JOAOF : Journal officiel de l'Afrique Occidentale Française
JORS : Journal officiel de la République du Sénégal
JOS : Journal officiel du Sénégal
ISSC : Inspection des Services sanitaires et civils

PRÉFACE

De l'épreuve d'histoire à l'histoire d'une épreuve

Adama Aly Pam est venu à ma rencontre en fin 1995. Il était à la recherche d'un enseignant-chercheur prêt à prendre le relais de mon collègue et ami, Mouhamadou Moustapha Kane, son directeur de recherche décédé. Adama Aly Pam en était aux dernières retouches de l'avant-texte d'un mémoire de maîtrise consacré à l'histoire des épidémies de choléra dans la vallée du fleuve Sénégal, en l'occurrence le choléra morbus. Comme on le voit, chacun d'entre nous achevait son travail de deuil clôturant l'intervention irrémédiable de la mort dans nos parcours de vie, ici en l'occurrence, celle d'un universitaire sénégalais qui avait une énorme passion pour la recherche en science historique.

Pam pensait pouvoir finir et défendre son travail de recherche devant un jury avant la fin de l'année universitaire 1994-1995. Au terme de quelques semaines de lecture du texte présenté, je lui ai proposé de retarder d'une année universitaire le bouclage de son chantier de recherche, d'achèvement de l'écriture de son texte et de défense des résultats qui y étaient consignés. Ce qui ne manqua pas de se décliner, aussi bien pour le sollicitant que pour son nouveau directeur de recherches, en termes de continuum d'épreuves. Après l'épreuve intercalaire de la mort en seconde personne, notion théorisée par le philosophe allemand Jankélévitch, Adama Aly Pam se retrouva à gérer de nouvelles exigences liées à la poursuite de l'enquête documentaire, à la réorganisation des idées et à la reprise de la rédaction. Honorer comme il se doit la mémoire du collègue et ami disparu, en produisant un mémoire de recherche de meilleure qualité, tel a été le « noyau dur » du contrat de travail scientifique adopté.

Cette épreuve continuée d'histoire était d'autant plus nécessaire que j'avais décelé d'excellentes aptitudes chez un jeune étudiant très chaleureux, à la joie communicative et sachant faire preuve d'humilité. Du reste, il s'était distingué de ses condisciples par son investissement dans un chantier de recherche focalisant, à l'époque, l'attention de quelques universitaires sénégalais, lesquels envisageaient de s'organiser en collectif de recherche en vue d'inscrire la santé et la maladie sur la liste des objets d'étude des nouvelles tendances historiographiques « locales ». Produire une enquête documentaire poussée, améliorer l'architecture des idées, reconstituer le passé d'une maladie et questionner l'histoire de ce qui y fait sens, tels ont été les menus morceaux de l'épreuve continuée d'histoire en question.

Son parcours de formation universitaire l'ayant conduit en France, où il s'inscrivit à l'école de Chartes, Adama Aly Pam choisit, à nouveau, d'être évalué en préparant et en soutenant une thèse axée sur la fièvre jaune. Pour moi, sa spécialisation pointue en archivistique, qui donnait davantage de consistance à son cursus scientifique, devait le conduire à subir une nouvelle épreuve d'histoire, celle de la transformation de sa thèse de Chartes en travail doctoral de troisième cycle. Avec le retour à la scène d'initiation à la recherche historique et l'acceptation par l'intéressé de se lancer dans ce nouveau chantier académique, Adama Aly Pam et moi avions voulu vivre une nouvelle expérience consistant à faire et à faire faire l'histoire en atténuant, autant que faire se pouvait, l'imperium de la répétition.

Après avoir fait subir une épreuve continuée d'histoire à Adama Aly Pam en décembre 2005, voici, pour moi également, venu le moment de devoir faire face à un devoir exaltant : la rédaction de la préface de ce livre, résultat final de tant d'années d'efforts méritoires consacrés à la recherche, l'écriture ou la réécriture sur le mode du polissage ou de l'amendement de contenu et de sens. C'est avec beaucoup d'humilité que je me suis lancé dans les lignes qui précèdent et que je vais m'investir dans celles qui suivent, dans la rédaction d'une préface conçue, ici, comme une figure de cet affect qu'est le plaisir du texte, même s'il s'agit d'accompagner un discours axé sur l'histoire de cette lourde épreuve qu'est la maladie. Épreuve déstabilisante et consubstantielle à la condition humaine, qui inscrit la vie de l'homme dans le champ de la fugacité, de la vanité et de la finitude.

Le versant sénégalais de la biographie de la fièvre jaune donne l'occasion à Adama Aly Pam de reparler de problématiques comme la circulation des maladies, des hommes et des savoirs, ou encore les solidarités institutionnelles, les contacts entre les dominés et les dominants de la colonie, les pouvoirs revendiqués et exercés. L'examen du rapport à la fièvre jaune du décideur colonial lui offre l'occasion, consécutivement à l'évocation des enjeux liés à la circulation de l'information médicale et aux jeux de pouvoir entre maires, administrateurs coloniaux et médecins, d'énoncer l'actualité de procès tels que la fixation des normes de la maladie, la distribution des statuts, le traitement des imaginaires sociaux ou le contrôle social.

Au travers de ces différents faits se trouve posée la question de la construction sociale comme maladie de la fièvre jaune. Maladie que le colonisé perçoit comme un attribut de l'Européen, une forme de punition divine ou une manifestation de l'efficace d'un sortilège lorsqu'elle déborde du cercle de vie du dominant du champ colonial. Peu importe que la pathologie en question se présente sous forme d'épidémie résurgente, d'apparition limitée et brève, de vecteur d'hécatombe, etc. L'on est ainsi en présence d'une autre construction sociale de la fièvre jaune qui indique bien que dans la Sénégambie ou dans le territoire colonial du Sénégal, surtout dans la vallée du fleuve Sénégal, qui fait figure d'analyseur clé pour Adama Aly Pam – conscient de la nécessité d'éviter les pièges de la métonymie –, l'expurgation des peurs collectives et la dispute des corps en dysfonctionnement ont ponctué le partage de la souffrance entre le malade et son proche, le vécu en solitaire par le sujet malade de la manifestation de la douleur.

On est loin d'une adhésion à la théorie nietzschéenne de la spiritualisation de la souffrance lorsque l'on voit que le déploiement du personnel soignant, l'équipement et la mise en fonction d'infrastructures de soin, le recours à la vaccination, prouvent que le décideur colonial et le colonisé ont tenu à lutter contre la fièvre jaune. Cette maladie, apparue dès la fin du XVIIIe siècle sur les côtes sénégambiennes, et caractérisée, à l'époque, par le surgissement de vomissements, de diarrhées et de coliques, a fortement frappé les groupes européens. La scansion de son déroulé révèle qu'avant de décliner, elle a été une figure de résurgence dans l'entre-deux-guerres et est apparue pendant et surtout après la guerre 39-45, comme une variante de dysfonctionnement biomécanique susceptible d'être maîtrisée et éliminée au moyen de la vaccination.

Négociations et refus ont estampillé les discours publics déroulés dans les lieux de vie et de pouvoir constitués par les structures de santé et les sièges des administrations coloniales installées dans la vallée du fleuve Sénégal comme dans le reste du territoire du Sénégal. Questionnant par le haut l'histoire de la santé coloniale, précisément celle de la pratique de la médecine curative, Adama Aly Pam (qui a dans son viseur la phytothérapie et la configuration de l'espace public où « gît » le pathos étudié) pointe l'impossibilité de retranscrire et d'analyser, entre autres données mémorielles, les paroles de soin et les paroles de réconfort. Ce faisant, il souligne les limites de l'enquête orale auprès d'anciens patients, accompagnateurs de patients, proches de patients, de soignants retraités ou de gestionnaires de souvenirs d'anciens témoins ou acteurs de la colonie. Le fait que la reconstitution de ces actes de langage ne soit pas toujours inscrite dans l'ordre du « possible documentaire » constitue, à bien des égards, une façon de dessiner les limites rencontrées par les chercheurs en histoire, qui abordent des questions relevant de l'affect placé sous le sceau du sensible. En bref, il est difficile pour l'historien de recomposer, à partir du territoire de l'oral, des parcours de vie où prédominent l'anxiété, la peur de la mort, l'incapacité à contrôler son corps, la détresse du solitaire, les épanchements de cœur meurtri suite aux meurtrissures du corps, la honte consécutive à la violation de l'intime, etc. L'on a là autant de choses qui incitent à lire attentivement ce livre d'Adama Aly Pam, qui apporte une contribution décisive à la connaissance de l'histoire du Sénégal moderne, notamment celle des versants qui ont faiblement été investis. Chose à rapporter à la prégnance d'habitus assimilables à des dividendes octroyés aux chercheurs dont les travaux de recherche ont porté sur les batailles militaires, les biographies d'élites, les jeux de diplomatie (secrète, de connivence ou autre), les institutions étatiques, les révolutions religieuses, etc.

Professeur Ousseynou Faye
Université Cheikh Anta Diop de Dakar
Faculté des Lettres et Sciences Humaines

Là-bas, sur les rives empestées de l'Atlantique, vous rencontrerez le redoutable sphinx de la malaria, pernicieux Protée, le fantôme délirant du typhus, le spectre livide et glacé du choléra, le masque jaune du vomito négro. Défiez-vous ! De la terre sort un souffle empoisonné[1].

Adresse du professeur Mahé à ses étudiants de l'École de médecine de Brest, qui allaient servir outre-mer.

INTRODUCTION

Dans son aventure coloniale, la France a été en butte à de redoutables maladies inconnues. Parmi celles-ci, la fièvre jaune, la malaria, la peste et le choléra occupent une très grande place[2]. La médecine est tour à tour conçue comme préalable et comme outil dans l'œuvre de la conquête. En effet, dans l'Empire colonial naissant, le danger de la maladie est permanent. La vie de la colonie est rythmée par une succession d'épidémies et de calamités. Prenant pour cadre d'observation la colonie du Sénégal et pour objet d'étude des fléaux tenus pour emblématiques, la fièvre jaune et le choléra, cet ouvrage se fonde sur l'examen des sources de toute nature, écrites, orales, et iconographiques.

Mesurer la confrontation des hommes avec la maladie, c'est d'abord tenter de restituer le parcours et les formes de la pathologie, son interprétation médicale et l'évolution de ses représentations mentales. C'est aussi reconnaître les variations d'attitude envers les malades en fonction d'un environnement démographique, intellectuel, mais aussi économique, politique ou religieux en perpétuelle mouvance. Aussi, le regard que l'homme porte sur la santé, la maladie et la mort, est-il riche d'enseignements sur l'état de la société dans laquelle il vit.

La maladie, expérience individuelle par excellence, devient inévitablement le terrain d'exercice, voire d'affrontements, de valeurs morales ou religieuses, de mythes populaires, de théories scientifiques. Cela est d'autant plus vrai que la maladie est avant tout une construction sociale avant d'être une réalité biologique. Abondant dans le même sens, Jacques Revel écrit :

---

1 MATHIS, Constant : *L'œuvre des pastoriens en Afrique noire*, Paris, PUF, 1946.

2 Voir annexe I, « Chronologie des épidémies de fièvre jaune au Sénégal ».

La maladie est presque toujours un élément de désorganisation et de réorganisation sociale ; à ce titre, elle rend souvent plus visibles les articulations essentielles du groupe, les lignes de force et les tensions qui le traversent. L'événement morbide peut donc être le lieu privilégié d'où mieux observer la signification réelle de mécanismes administratifs ou de pratiques religieuses, les rapports entre les pouvoirs, ou l'image qu'une société a d'elle-même. Un exemple fait, entre dix autres possibles, deviner la richesse de ces thèmes : celui de l'exclusion sociale en temps d'épidémie, qui peut aller du soupçon au massacre et se porter selon les cas connus sur les pauvres ou les notables, les juifs ou les médecins, les soldats, les réformés, et dont le système, mal connu, touche probablement au cœur des sociétés anciennes.[3]

L'exemple des affections qui nous concernent dans ce livre illustre bien le cas. La lutte contre ces redoutables ennemis invisibles prend des formes diverses et constitue la trame de ce livre. L'épidémie de choléra de 1868 ébranle profondément les consciences et déclenche une guerre messianique dont les prolongements perdurent jusqu'en 1875, alors que la fièvre jaune tue en 1878 la moitié de la population européenne de Saint-Louis du Sénégal, soit sept cents personnes et provoque en 1900 la désertion de la colonie par plus de 3 000 personnes.

Ces différentes crises sanitaires interviennent dans des contextes politiques et intellectuels différents. La deuxième moitié du XIXe siècle est caractérisée par la pression impérialiste en Sénégambie, doublée d'une aggravation des phénomènes épidémiologiques. On note en particulier au Sénégal l'apparition de 28 épidémies, dont 12 de fièvre jaune, 2 de choléra, et 11 de variole.

Cette recrudescence est en partie liée à la multiplication des mouvements humains occasionnés par la pénétration militaire et la déstructuration des sociétés face à un nouvel ordre politique et économique. Pendant longtemps, les possessions françaises sont restées cantonnées sur les côtes. C'est cependant à partir de 1843, avec l'arrivée du gouverneur Bouët-Willaumez, qu'une véritable politique d'expansion est conçue. C'est finalement sous le commandement de Faidherbe qu'une politique plus hardie est mise en œuvre. Celle-ci se matérialise par la création de places fortes dans lesquelles s'exprime l'autorité française, mais également par des batailles livrées contre les résistants locaux.

---

3 REVEL, Jacques, PETER, Jean-Pierre : « Le corps : l'homme malade et son histoire », LE GOFF, Jacques, NORA, Pierre (dir.) : *Faire de l'histoire : nouveaux objets*, vol. 3, Gallimard, 1974, p. 231.

Tour à tour, l'autorité française s'étend sur le Walo en 1855, le Djolof en 1890 et le Fouta en 1891. À partir de 1900, par la force des armes, la colonie arrive à ses limites actuelles[4].

Ce livre met en évidence l'importance de la médecine dans le processus d'expansion et de consolidation de l'édifice impérial français au Sénégal et de suit dans la longue durée les variations d'attitude des populations dans l'acceptation de la modernité coloniale à travers le modèle médical. Par-delà les rôles combinés des mobiles économiques, politiques et stratégiques, la médecine coloniale a été, entre autres outils, celui qui a permis la mise en œuvre de l'entreprise coloniale. Les problèmes de santé ont également été un lieu de confrontation sociale entre plusieurs modèles interprétatifs des faits de santé. Ceci nous amène à nous interroger sur l'impact que la maladie a eu sur la construction et le devenir de la société coloniale, les réactions, les réalités matérielles ou culturelles qu'elle dévoile. Ce travail vise, dans un deuxième temps, à suivre le cheminement et les contours des idées et pratiques médicales, la constitution et la diffusion des savoirs dans l'espace colonial français en Afrique.

Pour aborder ce sujet, nous nous sommes heurté à la difficulté de délimiter une butée temporelle. Car circonscrire l'étude d'une phase de l'histoire des mentalités à un strict découpage temporel suppose presque fatalement un choix arbitraire, voire artificiel. La rigueur exige néanmoins de fixer des limites assez précises à notre champ d'analyse. La période choisie est celle allant de la réoccupation d'une partie du Sénégal actuel par les Français (1816) à la fin de la période coloniale (1960).

Dans la deuxième moitié du XIXe siècle, au moment où le débat sur l'opportunité de l'entreprise coloniale faisait rage au sein des élites métropolitaines à cause du coût économique et politique des aventures engagées, un puissant réseau de lobbies coloniaux voit le jour avec la création de l'Union coloniale. Cette structure, qui rassemble un ensemble de syndicats de maisons de commerce ayant des intérêts aux colonies, devient par la suite le fer de lance du Parti colonial en subventionnant des associations et en organisant des conférences. En somme, elle milite pour la conquête de ces terres « aux richesses sans nombre ». Parlant du pacte colonial, Laurence Monnais-Rousselot soutient qu'il est :

---

[4] MBAYE, Saliou : *Histoire des institutions coloniales françaises en Afrique de l'Ouest (1816-1960)*, Dakar, 1991, 335 p.

économique, commercial et capitaliste. Et la santé publique et la médecine sont naturellement de toutes les entreprises pour optimiser cette réussite. Fortifier et accroître la main-d'œuvre deviennent leur fonction première.[5]

Ainsi, la politique de santé aux colonies dépend étroitement des priorités impérialistes. Si en tant que territoire colonisé, « le Sénégal doit rapporter à sa métropole », il n'en demeure pas moins que théoriciens et hommes politiques allaient être obligés d'accorder une attention toute particulière aux questions de santé, pour les besoins de leurs programmes successifs.

On le voit, avant même la conquête, l'entreprise coloniale avait ses théoriciens. Il est sans doute vain de prétendre isoler totalement le discours médical du discours social. En effet, tout propos sur le corps et la maladie porte finalement sur les mœurs et l'ordre. Ceci est particulièrement vrai au Sénégal, où l'on assiste à un conflit entre plusieurs représentations de la santé et plusieurs recours thérapeutiques. La réception de l'hygiène et de la santé publique au Sénégal entraîne une redéfinition de la société sénégalaise, car les notions de vie, de santé et de mort y reposent sur des connaissances tacites, à la fois mystiques, religieuses, et en opposition avec les connaissances et les pratiques occidentales[6]. La confrontation avec le choléra et la fièvre jaune est un moment privilégié d'expression de ses contradictions. La santé est en ce sens un révélateur particulièrement sensible de l'ordre social et politique, tant par la manière dont les rapports sociaux se marquent dans les corps et dans l'espace – produisant des inégalités sociales de santé – que par la façon dont les institutions politiques organisent la protection, la prévention et les soins – autrement dit, ce qui relève des politiques de santé publique. Chaque société, à chaque moment de son histoire, inscrit de la sorte ses disparités et ses préoccupations dans ce que l'on peut appeler l'ordre sanitaire.

---

5 MONNAIS-ROUSSELOT, Laurence : « Médecine coloniale, pratiques de santé et sociétés en Indochine française, 1860-1939 : une histoire de l'Indochine médicale », Paris, université Paris VII-Denis Diderot, 1997, p. 31.

6 Voir annexe II : « recommandations des chefs religieux à la population de Dakar lors de l'épidémie de peste de 1914 ». Papa Amadou Gaye analyse dans sa thèse le rôle des chefs religieux dans le dispositif des autorités coloniales en vue de faire admettre aux populations les nouvelles normes d'hygiène. Lire : GAYE, Papa Amadou : « La diffusion institutionnelle du discours sur le microbe au Sénégal au cours de la troisième République », Paris, Université Paris VII, 1997, 323 p.

Ainsi, l'analyse des phénomènes de santé au Sénégal se révèle être un exercice particulièrement difficile dans la mesure où l'assistance médicale est présentée comme un bienfait justifiant l'entreprise coloniale. Celle-ci est présentée comme « un acte de haute humanité ». Cela explique en grande partie le retard de la recherche historique française et francophone dans l'étude des faits de santé et l'absence presque totale de nombreux thèmes présents dans la littérature anglophone et abondamment développés dans les rapports et les publications de l'époque coloniale. Quand on examine la production anglophone récente, dans les années 1970 et 1980, on constate une floraison d'études qui proposent des approches diverses des faits de santé, et qui situent l'histoire de la maladie et des thérapies au cœur de l'histoire sociale africaine. Ces travaux constituent des remises en cause d'une historiographie coloniale qui insistait très unilatéralement sur l'œuvre des médecins et les succès de la médecine occidentale. D. Headricks développe le concept de la médecine « outil de l'impérialisme »[7].

L'auteur fonde son analyse sur la coïncidence, à la fin du XIXe siècle, entre le développement de la médecine et une nouvelle forme de colonisation. Il va un peu loin en ne voyant dans le nouvel impérialisme que le triomphe de la technologie et non plus de l'idéologie, sa question de base reste cependant intéressante : *comment les nouvelles technologies ont-elles développé le nouvel impérialisme ?*[8] S'interrogeant sur les interactions qui ont prévalu entre santé et colonisation, il demeure l'un des premiers à avoir fait intervenir la nouvelle médecine en tant qu'acteur primordial de l'entreprise coloniale. Mais il faut aller plus loin et avancer que la médecine n'a pas seulement été un instrument d'occupation, mais aussi et surtout un instrument de colonisation et de politique coloniale.

D'autres auteurs, comme Philip Curtin, ont abordé la traite des Noirs comme un facteur d'introduction et de diffusion de nouvelles maladies entre l'Amérique et l'Afrique. Parmi elles, il y a la fièvre jaune. Quant au choléra, son origine asiatique est incontestable.

---

7 HEADRICKS, D.: *Tools of Empire. Technology and European Imperialism in Nineteenth Centur*, New York, Oxford University Press, 1981.

8 Il prend pour ce faire un exemple plus que symbolique en affirmant que la quinine est responsable de la victoire de la première phase de la conquête, c'est-à-dire de l'occupation et de la pacification. Si effectivement, la quinine a pu soulager les militaires impaludés, il reste à relativiser et voir que l'affection tropicale n'était pas le seul obstacle à la colonisation.

Les caravanes venues du Maghreb l'introduisent dans la colonie avant de se diffuser dans tout l'ouest africain. Résumant la diversité des appréciations relatives à la médecine coloniale, Léon Lapeyssonnie constate que :

> *L'éventail de celles-ci va du panégyrique sans nuances et de l'hyperbole propre aux funérailles et aux grandes cérémonies anniversaires au rejet méprisant d'une œuvre qui a eu sa grandeur et une utilité incontestable. Même s'il y a eu des failles.*[9]

Cet ouvrage s'attache à ne pas tomber dans l'un de ces travers. Nous convenons avec Lapeyssonnie que le projet colonial ne pouvait se réaliser sans au préalable pacifier « biologiquement » la zone intertropicale[10]. Aussi, à la suite de la conquête politique, la France s'attela-t-elle à la mise en place d'une politique sanitaire, passage obligé pour l'exploitation du domaine français. Cette réalité est clairement traduite par le docteur Marchoux par ces propos :

> *C'est par l'hygiène que la race blanche fera véritablement la conquête de la zone intertropicale. Qu'importe en effet la possession de vastes territoires dans des régions où la colonisation est impossible, où l'Européen ne peut ni développer son activité ni faire souche, où sa santé est toujours précaire et sa vie continuellement menacée !*
>
> *L'hygiène seule peut rendre notre domaine colonial accessible au colon. La richesse d'un pays est fonction de son habitabilité*[11].

À cela, il faut ajouter que les indigènes[12] qui constituaient la principale main-d'œuvre et payaient l'impôt direct par capitation[13] étaient périodiquement fauchés par de redoutables épidémies, ce qui risquait de compromettre la mise en valeur de la colonie.

---

9 LAPEYSSONNIE, Léon : *Médecine coloniale : Mythes et réalités*, Paris, Seghers, 1988, p. 11.

10 Lors de la conquête de Madagascar en 1895, le corps expéditionnaire français perdra plus de 3 000 hommes des suites du paludisme et une vingtaine seulement sont morts sur les champs de bataille. Voir à ce sujet : AUBRY, P. : « Comment le paludisme décima le corps expéditionnaire français à Madagascar », *Afrique Histoire,* n° 7, 1983, pp. 32-36.

11 MARCHOUX, Émile : « Mission sanitaire au Sénégal en 1901. Rapport sur l'hygiène urbaine », p. 1.

12 Le terme « indigène » désignant les Africains, il est ici employé dans un souci de conformité aux règles d'expression de l'époque coloniale.

13 L'impôt direct institué en 1861 constitue avec les contributions indirectes (droit d'enregistrement, de douane, de postes et télégraphes et d'imprimerie) la source essentielle des budgets locaux.

La fiscalisation semble être l'une des causes de la difficulté d'apprécier avec certitude le bilan chiffré de ces maladies sur la population autochtone. Car la politique coloniale, soucieuse de maintenir la masse fiscale, ne signalait pas le nombre de décès, obligeant ainsi les parents des défunts à continuer de payer les impôts de ces derniers.

À partir de 1896, la création du laboratoire de bactériologie de Saint-Louis est le point de départ d'une organisation rationnelle de la lutte contre les terribles maladies. Ainsi qu'il ressort de l'enseignement dans le domaine de la philosophie et de l'histoire coloniale donné à l'École d'application du Service de santé des troupes coloniales à Marseille, nous constatons avec le médecin-colonel Gillis que seules réussissent les entreprises coloniales qui, depuis Pasteur surtout, ont été dotées d'une doctrine et d'une technique médico-coloniale en harmonie avec les buts poursuivis.

La particularité de l'Afrique noire est que l'Européen ne peut songer à y faire souche. Les rigueurs du climat ou le danger de terribles maladies inconnues n'ont pas incité à la création de colonies de peuplement[14]. Les premiers ont cherché le moyen le plus rapide de faire fortune sous des cieux plus cléments de la « métropole ». Mais à la longue, les installations se sont perfectionnées, les conditions de vie sont devenues moins rudes, la pénétration militaire et administrative est devenue totale, l'exploitation sporadique de quelques régions particulièrement riches a évolué vers une mise en valeur rationnelle du continent tout entier. Les conditions de la mise en valeur de l'Afrique noire sont résumées en 1942 par le professeur Goux à travers le schéma suivant :

> *Une pyramide dont le sommet est la civilisation, l'émancipation, la véritable intégration du continent noir dans l'Empire. Les faces en sont : Agriculture-Commerce-Industrie-Administration-Politique. Mais cette construction pour être solide doit reposer sur une base ferme, un socle résistant. Ce socle c'est la santé publique.*[15]

Les médecins de la Marine, agents de la pénétration coloniale, ont ainsi débrouillé un chapitre neuf de la médecine : la médecine tropicale.

---

[14] Les problèmes sanitaires des zones intertropicales ont fait que seules les deux zones tempérées de l'Afrique, le Maghreb et l'Afrique australe, ont pu devenir des colonies de peuplement.

[15] Archives du Pharo : « Rapport sur l'assistance médicale et sur l'organisation du service de santé en AOF » par le docteur Goux, médecin-capitaine des Troupes coloniales, avril 1942.

En étudiant ces maladies inconnues en Europe et en renouvelant l'apprentissage de leur métier, ils ont pu dévoiler les secrets des maladies tropicales. Les archives ont servi à assurer la continuité des traditions thérapeutiques et à favoriser la naissance de la médecine dite tropicale. En même temps que les médecins découvraient les symptômes, ils découvraient des médicaments ; le rôle du moustique, de la puce, de la tique, de la mouche était dévoilé, l'épidémiologie et l'hygiène fixaient les règles de protection. Enfin, la prévention et la découverte des thérapeutiques pour la fièvre jaune étaient réalisées grâce aux instituts Pasteur coloniaux. Ainsi ont été accomplis les premiers pas : étude de la maladie, découverte des moyens de lutte préventive et curative. L'action des médecins coloniaux et de l'Institut Pasteur suscite un vif intérêt, mais avec des regards parfois très différents, voire contradictoires. Certains auteurs questionnent l'action des instituts Pasteur dans l'Empire sous l'angle d'instrument actif de la « colonisation-civilisation », et d'autres pensent que ces institutions ont pu mener, en dehors des contraintes structurelles du sol national, une recherche de pointe à des fins exclusivement humanitaires. Du fait que la vaccination était en France du ressort de la médecine libérale, comment peut-on imaginer alors les vastes campagnes de vaccination comme l'Institut Pasteur eut à le faire en Afrique et en Asie ?[16] Il est difficile de répondre de manière tranchée à cette interrogation. Faisant le bilan de la lutte contre les maladies coloniales, Constant Mathis affirme que :

> *Si nous avons pu conquérir un immense empire colonial, c'est à Pasteur que nous le devons. Sans lui, la magnifique Exposition coloniale de Vincennes n'aurait pas eu lieu.*[17]

La mise en application des mesures de lutte contre les épidémies, particulièrement celles contre la fièvre jaune, a laissé des traces dans le paysage urbain des villes coloniales, autant dans l'architecture que dans la topographie. La présence d'espèces végétales particulières, jugées fébrifuges (les caïlcédrats) délimitent les centres urbains des villes coloniales.

---

[16] Certains médecins mettent à profit leurs compétences scientifiques pour asseoir efficacement les débuts de l'organisation coloniale. Au Sénégal, ils représentent l'optimisme colonial, contre certains articles découragés de la presse parisienne : la vanille, le coton, l'indigo sont introduits par leur soin. Ils s'intéressent également à la gomme, qui suinte de l'acacia gommier, utile en confiserie et en pharmacie, dont ils ne veulent pas laisser le monopole aux Maures.

[17] Archives de l'Institut Pasteur de Paris, fonds MATHIS, dossier MAT.1. MATHIS, C. : « Progrès réalisés au cours de ces dernières années dans la prophylaxie et l'étiologie des maladies des pays chauds ».

Si en Côte d'Ivoire, la fièvre jaune préside à l'abandon de la capitale, Bassam, pour Bingerville, jugée plus salubre, au Sénégal, elle s'est manifestée par la ségrégation résidentielle des indigènes dans presque toutes les villes coloniales. La fièvre jaune préside à la création du quartier Randoulène[18] de Thiès, et la peste de 1914 à celle de la Médina comme village de ségrégation à Dakar.

Au lendemain de la Première Guerre mondiale, la principale tâche qui s'imposait aux Français était de procéder à la reconstruction de leur pays. Et pour y parvenir, il leur était nécessaire de mobiliser toutes les potentialités disponibles tant au niveau de la métropole que des colonies. Mais en raison de l'importance des ruines occasionnées par la guerre en « métropole », les colonies devaient constituer la force essentielle de redressement économique et financier. C'est ce qui a justifié la mise en place, par Albert Sarraut, alors ministre des Colonies, d'un programme d'action basé sur deux facteurs essentiels : la « valeur économique » et « la valeur humaine » du domaine colonial. Toutefois, il ne pouvait y avoir de « mise en valeur réelle sans l'existence d'une main-d'œuvre abondante ». Or, par suite du constat de l'insuffisance de la population et de l'impossibilité d'acclimater les immigrants, il fut jugé impérieux d'instaurer une politique de préservation de la population et de la natalité. La démographie devient la base du travail des médecins, ce qui est résumé par la célèbre expression du gouverneur général Carde : « faire du Noir ». Cette action serait conditionnée par une large œuvre d'hygiène et d'assistance médicale menée avec la création de l'Assistance médicale indigène. La section des sages femmes visiteuses de l'École de médecine entre dans le cadre de cette politique. Toutefois, cette entreprise ne fut pas aisée, car les nouvelles mesures prophylactiques allaient à l'encontre de coutumes séculaires, et entraînaient donc des résistances. L'instruction des filles fut conçue comme solution pour l'adoption par les indigènes des nouvelles pratiques médicales[19].

---

18 L'expression signifie en wolof l'idée de mise à l'écart.

19 ANS, 2 G 33/22 : « Rapport annuel colonie du Sénégal, 1933 », p. 42.

1. - Enquête documentaire

La bibliographie réunie pour cet ouvrage est composée d'un nombre restreint d'ouvrages généraux. Seuls quelques ouvrages particuliers ont pu fournir des informations ayant un rapport direct avec le sujet.

Les problèmes d'hygiène et de salubrité publique semblent avoir été négligés par les chercheurs.

Par ailleurs, nous avons remarqué que malgré l'intérêt de la question, les travaux universitaires effectués dans le domaine de l'histoire de la médecine coloniale ne sont pas légion. Nous retiendrons la thèse d'Angélique Diop (« La santé et colonisation au Sénégal 1895–1914 »), qui retrace les conditions de mise en place des structures sanitaires de la colonie[20], les mémoires de maîtrise de Houméavo Aimée Grimaud (« Les médecins africains : formation d'une élite socioprofessionnelle »), de Moustapha Sène (« Politique sanitaire au Sénégal, 1920–1960 : l'exemple de la fièvre jaune et de la maladie du sommeil (trypanosomiase) »[21]) ainsi que celui de Maodo Guèye (« Études des épidémies à Dakar de 1900–1945. Les mesures sanitaires, la prévention et leurs conséquences démographiques »). Le travail de Grimaud est une synthèse sur la contribution des « médecins africains » dans la lutte contre les grandes endémies, tandis que Moustapha Sène[22] traite de la politique de l'action sanitaire de la France au Sénégal face à deux maladies particulièrement redoutables. Dans une perspective plus réduite, Maodo Guèye analyse la politique sanitaire menée dans la capitale fédérale de l'AOF. Une récente publication de Myron Echenberg[23] traite de l'impact politique et social de la troisième pandémie de peste au Sénégal et démontre comment les priorités de santé publique dans la colonie ont pu être altérées par la peur profonde que les Français éprouvaient devant la peste.

---

[20] DIOP, Angélique : « Santé et colonisation au Sénégal, 1895-1914 », thèse de 3e cycle, Histoire, Paris, Université Paris I, 1982.

[21] GRIMAUD, Aimée H. : « Les médecins africains en AOF : étude socio-historique sur la formation d'une élite coloniale", Dakar, Université de Dakar, 1979. (Mémoire de Maîtrise, Histoire).

[22] SENE, Mamadou Moustapha : « Épidémies et politique sanitaire au Sénégal, 1920-1960 : exemple de la fièvre jaune et de la maladie du sommeil (trypanosomiase) », mémoire de maîtrise, Histoire, Dakar, UCAD, 1990.

[23] ECHENBERG, Myron : *Black Death, White Medicine : Bubonic Plague and the Politics of Health in Colonial Senegal, 1914-1945*, Portsmouth (N. H.), Heinemann, 2001.

Cette étude sur la peste au Sénégal de 1914 à 1945 aborde une zone encore peu explorée de la dialectique coloniale ; ce livre parle de maladie, d'écologie, de capitalisme, de résistance et de ségrégation urbaine.

Plus que la consultation de ces travaux universitaires, c'est l'étude de ces sources et des témoignages oraux qui permet de reconstituer et d'appréhender le cheminement historique des maladies, leur impact dans l'évolution générale et l'implication de la sociologie du milieu dans la trajectoire de ces pathologies, qu'elles aient été meurtrières ou non. Ces sources concernant les problèmes qui se posent sur le plan médical ou de l'hygiène publique au Sénégal sont l'œuvre de médecins (civils ou militaires) et d'administrateurs. La qualité de ces documents varie avec la personnalité de leurs auteurs. Certaines notes sont rédigées avec une grande clarté et d'autres, au contraire, sont très confuses. Parfois, les problèmes sont exposés de manière exhaustive sur les plans politique, administratif, économique, médical, ethnique, social, mais d'autres fois, seuls les problèmes techniques sont abordés. Pour l'essentiel, ce travail a été réalisé à partir de sources manuscrites et imprimées, consultées dans différents dépôts d'archives : Archives nationales du Sénégal, Centre des archives d'Outre-Mer à Aix-en-Provence, Archives du Pharo à Marseille, Archives des instituts Pasteur de Dakar et de Paris, Bibliothèque de la Documentation française d'ouvrages contemporains.

Les documents conservés aux Archives nationales du Sénégal sont classés en trois fonds : fonds de l'AOF (1782–1959), fonds du Sénégal colonial (1816–1958) et fonds du Sénégal indépendant, qui est un fonds ouvert depuis 1958. Ces différents fonds sont divisés en séries et sous-séries conventionnelles représentant chacune un thème donné. Les limites chronologiques de notre sujet nous renferment dans l'étude des deux premiers fonds, particulièrement aux séries et sous-séries suivantes : la série H, réservée à la Santé en AOF (1826–1959), la série 2G, regroupant les rapports périodiques de tous les services (1895–1960), 10D et 11D de l'administration territoriale des cercles et de l'administration centrale de la colonie du Sénégal, qui couvrent la période 1785–1964, et P, portant sur les travaux publics (1821–1958).

La série H est scindée en deux tranches. La première, relative aux dossiers de santé de l'AOF de 1829 à 1920, qui est cotée H (AOF) et inventoriée dans le répertoire de Jacques Charpy, et les sous-séries 1H et 2H, qui sont réservées aux affaires sociales du fonds Santé de l'AOF et couvrent la période 1920–1959, inventoriées dans le répertoire fait par A. Tendeng et F. Maurel. La deuxième tranche concerne les dossiers de la colonie du Sénégal de 1817 à 1947. Elle est classée dans le répertoire d'Évelyne Badou Ciss sous la série H (Sénégal).

Ces différentes séries retracent l'évolution de la politique sanitaire et médicale depuis 1826 jusqu'à l'indépendance et sont composées de rapports, télégrammes, instructions et comptes-rendus sur le fonctionnement des formations sanitaires et administratives, des épidémies et endémies diverses.

Mais elles ne renseignent pas sur certaines tranches chronologiques se rapportant à quelques affections. En ce qui concerne, par exemple, la fièvre jaune, on note une absence de données pour la période 1912–1926 ; on note de même la pauvreté des renseignements sur la variole, qui a paradoxalement été, dès le début, la première maladie pour laquelle une politique de prophylaxie de masse a été organisée. Quant au choléra, on ne signale que deux dossiers sur les épidémies de 1868-1869 et 1893. Contrairement aux autres maladies, cette pauvreté s'expliquerait par l'absence de cette affection de la nosologie du continent, ce que Lapeyssonnie désignera sous le vocable de « mystère épidémiologique ».

La série 2G est une collection des rapports d'activité périodiques mensuels, trimestriels, semestriels, annuels des différents gouverneurs, administrateurs et chefs de service, dont ceux des services sanitaires, des commandants de cercle adressés au gouverneur général. Ces différents rapports couvrent la période 1895–1958. Extraits de la série H, on remarque à la lecture des dossiers de cette série le signalement desdits rapports qui auraient dû, selon le principe du respect des fonds, être conservés dans les dossiers d'origine. Bien que constituant une entorse à ce principe archivistique, cette série éclaire et complète la série H. Toutefois, on note dans ces rapports la tendance des médecins à reprendre systématiquement le contenu des rapports de leurs prédécesseurs. On remarquera surtout cet aspect dans les données concernant la variole.

La série P aide à comprendre que les égouts et caniveaux des principales villes de la colonie ont été construits dans le souci de combattre la fièvre jaune. Toutefois, pour des raisons d'inorganisation complète de cette série, nos investigations se sont limitées à 1920.

Les sous-séries 10D et 11D, classées récemment, sont également riches en informations relatives à la santé, sauf en ce qui concerne les thèmes de notre sujet.

En dehors de ces différentes sources, nous signalons au lecteur que les sous-séries 3B (correspondance du gouverneur général avec les différents chefs de la colonie), 4B (correspondance du commandant de Gorée au lieutenant-gouverneur du Sénégal) et 6B (correspondance du ministre des Colonies au commandant de Gorée) relatent brièvement les différentes épidémies. Il s'agit parfois de correspondances destinées à informer le gouverneur général ou le ministre des Colonies, ou des décisions émanant de ces derniers concernant les diverses maladies. À partir de 1908, ces correspondances se retrouvent dans les chronos des différentes Directions, qui les reçoivent ou les expédient. La sous-série 13G, qui est également réservée aux affaires politiques, administratives et musulmanes du Sénégal, contient diverses correspondances des différents administrateurs des cercles, escales et postes du Sénégal. Elles constituent une source complémentaire pour l'étude des épidémies dans les différentes subdivisions administratives de la colonie. La sous-série 1T éclaire sur le budget de la prophylaxie de la fièvre jaune et permet de lire les priorités budgétaires de l'Administration.

On notera également les différents journaux des préfectures apostoliques de Joal et de Dakar classés dans la sous-série 1Z, qui sont une autre source complémentaire dans l'étude sociologique des épidémies. Le journal de la préfecture apostolique de Saint-Louis que nous avons consulté à l'évêché de Saint-Louis est également une source intéressante dans la lecture de l'histoire sociale de cette ville.

On aurait pu croire que les séries et sous-séries réservées aux affaires économiques, notamment la sous-série 3Q (des chambres de commerce, d'agriculture et d'industrie) et la série R des affaires agricoles, sont une source complémentaire dans l'étude de l'impact des différentes épidémies, mais il n'en est rien. Ces séries sont pauvres. Il en est de même des sous-séries 22G et 23G traitant respectivement de la statistique et de l'état civil. Ces dernières livrent des informations globales sur la mortalité sans en spécifier les causes. On note seulement un seul dossier relatif aux décès suite aux maladies épidémiques dans la 23G.

La majorité de ces séries d'archives conservées à Dakar sont accessibles à Paris, au CARAN, et à Aix-en-Provence, au CAOM, sous forme de microfilms et cotées 200MI.

Quant aux archives des instituts Pasteur de Dakar et de Paris, nous retrouvons, à travers les archives privées des pastoriens et celles des laboratoires, des correspondances diverses, des informations techniques relatives aux recherches sur la fièvre jaune, également des chroniques journalières des différents acteurs scientifiques. Dans ces chroniques se trouvent parfois rassemblés différents documents constitués de documents comptables, de correspondances et des publications diverses.

Différents instruments de recherche permettent d'accéder plus aisément à toutes ces sources. Il s'agit du « Répertoire des textes applicables en AOF », communément appelé le SEGEALON (avec 3 éditions), qui présente les références et renvoie aux pages dans les différents journaux dans lesquels ils sont publiés.

L'ouvrage de Charles Becker et René Collignon cité *supra* renferme plus de 3 000 références bibliographiques et couvre l'histoire médicale et démographique de la Sénégambie, des origines à 1960. Toutefois, cet ouvrage ne retient que les travaux publiés.

Les publications officielles du gouvernement général de l'AOF (annuaires statistiques, journaux officiels, divers budgets) sont également des sources incontournables. Parmi les sources imprimées dépouillées, on citera, en premier lieu, *Le Bulletin administratif du Sénégal* (1819-1908). Il regroupe l'ensemble des actes législatifs et réglementaires concernant la colonie du Sénégal. On y trouve les arrêtés et mesures administratives diverses, dont celles portant sur la lutte contre les endémo-épidémies. Il en est de même du *Journal officiel de L'AOF* (1905–1959). Ces deux journaux ont succédé au *Moniteur du Sénégal et Dépendances* qui était en même temps une gazette d'informations générales. On notera, pour cette dernière, une tendance générale à occulter les informations sur l'actualité médicale à chaque début d'épidémie[24]. Il demeure tout de même une source d'information incontournable. Quant aux annuaires statistiques, *L'Annuaire du Sénégal et Dépendances* renseigne sur le commerce et les différents budgets des services de la colonie.

---

[24] Voir PULVENIS, C. : « Une épidémie de fièvre jaune à Saint-Louis en 1881 », *BIFAN*, série B, nº 4, 1968, pp. 1355-1362.

Nous avons dû nous livrer à un patient travail de recoupement afin de dégager les tendances de l'évolution de certaines questions. Les témoignages oraux que nous avons recueillis auprès des populations et des acteurs des services de santé ont également servi à la compréhension de certains faits. Bien que les souvenirs conservés par la mémoire collective sur les épidémies du siècle dernier soient évasifs, ils nous ont permis de percevoir, par un exercice d'archéologie des mentalités, les représentations sociales de la maladie.

Les épitaphes des cimetières coloniaux de Sor, à Saint-Louis[25], et dans la ville de Podor, sont également une source considérable pour la reconstitution de l'histoire des épidémies qui ont marqué la vie de la colonie.

2. - Plan de l'exposé

L'ensemble des informations recueillies a été organisé en deux parties d'une inégale importance. La première partie est une réflexion sur l'itinéraire des contagions et des réponses institutionnelles apportées par l'administration coloniale de 1816 à 1893. Cette période de l'histoire, marquée par l'affirmation de la volonté de la métropole de conquérir la colonie du Sénégal, voit la multiplication des phénomènes épidémiologiques, dont le long martyrologe témoigne de la gravité. Cette partie met l'accent sur le choléra dans la colonie et essaie d'analyser les réponses institutionnelles et scientifiques apportées aux crises sanitaires dans le cadre de la politique de la conquête.

La deuxième partie étudie les transformations du système de santé colonial à travers les modes de régulation sociale, politique et économique liés aux questions de santé. Elle cerne ainsi les différentes facettes par lesquelles les questions de santé ont été pensées et gérées, saisit les principales évolutions, examine les institutions et les groupes sociaux dans leurs rapports aux crises sanitaires à travers les discours relatifs à la connaissance de la fièvre jaune et du choléra, les représentations sociales et les moyens mis en œuvre pour combattre ces maladies dans une perspective de domination et d'exploitation coloniale.

---

[25] Ce cimetière a été malheureusement détruit et transformé en terrain de football par la municipalité de la ville.

PREMIÈRE PARTIE

CHASSÉ-CROISÉ DE DEUX ÉPIDÉMIES, ITINÉRAIRES DE LA CONTAGION ET RÉPONSES INSTITUTIONNELLES : 1816 – 1900

« L'épidémie agit à la manière de la guerre par des sommations successives. Elle empoisonne les derniers jours et donne à penser et à craindre. Contrairement au tremblement de terre ou à l'éruption volcanique, qui choisissent en un instant leurs victimes, les prennent sans avertissement préalable. »

Elias Canetti (1960)

CHAPITRE I

LES MANIFESTATIONS DES ÉPIDÉMIES

La conquête des tropiques ne fut pas seulement une conquête militaire, elle fut aussi une longue bataille livrée contre les maladies spécifiques du milieu. De ce point de vue, les fièvres furent pendant longtemps les vraies gardiennes des côtes africaines contre l'occupant et ont déterminé, pour une grande partie, l'histoire coloniale. La colonisation du Sénégal constitue de ce point de vue un chapitre très intéressant. La fièvre jaune et le choléra, deux affections introduites au Sénégal à la faveur des échanges commerciaux et de la colonisation, marquèrent de manière durable la vie économique, politique et sociale de cet espace. La réflexion sur l'histoire de ces deux affections nous introduit au cœur d'une histoire institutionnelle de la santé et de ses acteurs, de la médecine et de la colonisation.

I. – Chronotopie de la fièvre jaune

A. - Les fièvres gardiennes des côtes africaines

Si au XVIIIe siècle, l'Afrique apparaissait comme un eldorado, dans la deuxième moitié du XIXe siècle, on assiste à la construction d'une image de l'Afrique comme terre inhospitalière où la mort est permanente. Cette image, véhiculée par la littérature[26] et les récits de voyage, trouvait son fondement dans le caractère sévère des maladies qui y régnaient, mais également dans une réputation construite par les médecins eux-mêmes.

---

[26] Lire à ce sujet : LOTI, Pierre : *Le roman d'un spahi*, Paris, Challamel, 1889. Il y décrit la ville de Saint-Louis comme une vaste nécropole et celle de Gorée comme la citadelle de la fièvre jaune. Voir également LE MAIRE, Jacques-Joseph : *Les voyages du sieur Le Maire aux îles Canaries : Cap-Verd,Sénégal et Gambie*, Paris, Jacques Colombat, 1965, pp. 80-81.

Ainsi, sous leur plume, l'Afrique devenait le « pays des fièvres », « le tombeau de l'homme blanc », etc. Le professeur Mahé illustre bien la perception de ces contemporains de la situation sanitaire des tropiques, en produisant, à l'intention des étudiants de l'École de médecine de Brest qui allaient servir outre-mer, une adresse en ces termes :

> *Là-bas, sur les rives empestées de l'Atlantique, vous rencontrerez le redoutable sphinx de la malaria, pernicieux Protée, le fantôme délirant du typhus, le spectre livide et glacé du choléra, le masque jaune du vomito négro. Défiez-vous ! De la terre sort un souffle empoisonné.*[27]

Il est ainsi unanimement admis pendant toute la période coloniale que :

> *Partir aux colonies, c'est partir à l'aventure dont on n'est pas sûr de revenir, c'est accepter de courir les dangers. La plupart des guides de vie sous les tropiques ne se font pas faute de rappeler qu'on y abrège sa vie de 10 ans à 15 ans.*[28]

Les rapports des médecins de la Marine sont catégoriques :

> *L'Européen qui séjourne en Afrique perd le teint fleuri qu'il a rapporté des climats septentrionaux pour prendre une teinte terreuse, indice du changement qui s'opère dans les éléments constitutifs du sang, et prodrome de l'intoxication paludéenne qui commence. C'est l'acclimatement, ou plutôt, l'établissement d'une sorte d'identité entre l'individu et le milieu morbide dans lequel il va exister. Aussi, cet acclimatement ne se fait qu'aux dépens de la constitution qui va toujours en se débilitant.*[29]

---

27 MATHIS, C. : *L'œuvre des pastoriens en Afrique noire*, Paris, PUF, 1946.

28 DOMERGUE-CLOAREC, D. : « La prévention dans la politique sanitaire de l'AOF », BECKER, Charles, MBAYE, Saliou, THIOUB, Ibrahima (dir.) : *AOF : réalités et héritages. Sociétés ouest-africaines et ordre colonial, 1895-1960*, Dakar, Direction des archives du Sénégal, 1995, 2 vol., p. 1236.

29 CORRE, A. : *Traité clinique des maladies des pays chauds*, Paris, Octave Doin, 1887, 862 p.

Ce tableau sombre des colonies fait que celles-ci n'attiraient pas grand monde. En 1829, sur les 392 soldats et officiers arrivés au Sénégal, 143 étaient des « retardataires » conduits de force au corps par les soins de la gendarmerie.

Parmi les colonies françaises les plus insalubres, le Sénégal semble l'une des plus redoutables. La mortalité moyenne est de 140 ‰ de 1832 à 1837. En 1881, les garnisons françaises de Podor, de Bakel et de Kayes, situées sur le fleuve Sénégal, accusaient une mortalité de 400 ‰[30]. Contrairement au ministère de la Marine, qui vante les avantages des nouvelles possessions de la France sur les côtes occidentales d'Afrique, certains fonctionnaires expriment leur scepticisme quant à leur rentabilité. Ainsi, le chirurgien de la Marine en poste à Gorée est catégorique :

> *Ces établissements n'offrent aucune condition de stabilité, mille causes mauvaises combattent leur chance de succès.*

Parmi les raisons invoquées, il y a l'insalubrité. Il régnerait, au Sénégal, pendant l'hivernage, des fièvres pernicieuses dont l'intensité est telle que la médication la plus énergique ne peut seulement que retarder le terme fatal. Dans un article qu'il a publié en 1844 dans les colonnes du *Journal du Havre*, il s'interrogeait en ces termes :

> *Que nous rapporteront ces établissements ? Que nous ont-ils rapporté jusqu'à ce jour ? Des dépenses inutiles, l'augmentation onéreuse de la station, et surtout des mortalités continuelles ; car l'insalubrité ne tient pas à quelques circonstances passagères, mais à un état spécial des localités. Le beau résultat que nous allons atteindre ; pourtant, que de projets ont été caressés à l'occasion de ces blockhaus ; que de promesses faites par la bouche de ceux qui avaient intérêt à les vanter ! Quelle mine d'or théoriquement ! Vrais châteaux de sables, je le répète, sur lesquels on a fondé des espérances chimériques ou politiquement raisonnées et qui s'écrouleront comme les bastions qui les défendent.*[31]

---

[30] LAPEYSSONNIE, L., *op. cit.*

[31] « Les nouveaux établissements de la côte d'Afrique », *Journal du Havre*, mercredi 13 novembre 1844.

On le voit, face aux acteurs qui prédisent déjà la faillite de la colonisation, le ministère de la Marine et des Colonies présente les nouvelles possessions sous un jour favorable et choisit la non-publication des statistiques relatives aux maladies et à la mortalité aux colonies. Cette pratique fut dénoncée par le docteur Corre en 1887[32]. L'attitude des pouvoirs publics s'explique par une volonté de ne pas effrayer les populations métropolitaines et de combattre l'idée fort répandue du caractère malsain des colonies. Le défaut d'information ne saurait être retenu comme justificatif, d'autant plus que depuis 1776, des règles de conservation et de communication des statistiques avaient été mises en place.

Dans ce désastre épidémiologique, selon l'expression de Lapeyssonnie, « le Noir africain apparaissait comme un miracle de bonne santé »[33]. La question sanitaire détermine ainsi le destin de la politique coloniale en Afrique tropicale et fait que la conquête coloniale se présente à la fois comme un défi militaire et comme un défi biologique. Dans un article sur l'épidémie de fièvre jaune de 1881 à Saint-Louis, ayant presque entièrement décimé l'armée, l'auteur fait remarquer que Lat-Joor, en lutte contre la présence coloniale, aurait pu mettre fin à la colonisation en prenant Saint-Louis, où il ne restait que 50 Européens survivants[34]. Une pareille similitude est observée avec la conquête de Madagascar, où le fait médical est prédominant. L'expédition militaire lancée par les Français dans la grande île s'est soldée par 24 soldats tués par les armes et 4 000 par le paludisme[35]. Cette particularité des tropiques oblige la métropole à renoncer à y implanter des colonies de peuplement comme ce fut le cas dans les colonies d'Afrique du Nord ou en Afrique du Sud. Sous les tropiques, les indigènes sont les auxiliaires indispensables de la colonisation. Ils assurent la continuité de l'Administration pendant que les Européens, pour raison médicale, fuient les tropiques pendant les saisons réputées dangereuses.

---

[32] CORRE, A., *op. cit.*

[33] L'auteur explique ce « miracle » par une sorte de sélection naturelle opérée par une effroyable mortalité infantile au sein des populations indigènes.

[34] PULVENIS, C., *op. cit.*

[35] AUBRY, P. : « Comment le paludisme décima le corps expéditionnaire français à Madagascar », *Afrique Histoire*, n° 7, 1983, pp. 32-36.

B. - La marche cyclique de la fièvre jaune

D'origine américaine, la fièvre jaune ou maladie numéro 10 dans la nomenclature médicale coloniale, serait introduite au Sénégal dès 1778 à la faveur des échanges fréquents avec le « Nouveau Monde », occasionnés par la traite négrière[36]. Mais elle n'a jamais revêtu les caractères d'une endémie. Entre 1816 et 1893, elle fait 13 apparitions au Sénégal. À partir de 1830, elle se présente sous forme endémique et occasionne de redoutables épidémies dont les plus sévères sont celles de 1878 et 1881. La maladie, après de longues périodes de latence, réapparaît en formant plusieurs foyers. C'est ainsi qu'après avoir fait des ravages dans les troupes de réoccupation de Gorée en 1816, après une accalmie de 13 ans, elle réapparaît donc à la fin des hivernages de 1828,1829 et 1830. Après un autre intervalle de 7 ans, elle se signale de nouveau à Gorée en 1837. Sur 152 Européens, on dénombre 144 malades avec 55 décès (sur 5 médecins, 4 cas et 2 décès) À Saint-Louis, sur 650 habitants, on note 320 décès. Comme lors des épidémies précédentes, la Sierra Léone est incriminée. Après un silence de 22 ans, la maladie fait son retour dans la colonie au mois de septembre 1859, et la population de Gorée est presque totalement atteinte par la maladie. Sur 267 Européens, on dénombre 244 cas et 162 décès, 40 cas et 11 décès sont signalés à Saint-Louis. En octobre 1866, Gorée est à nouveau atteinte. Sur les 178 malades, on enregistre 83 décès. La maladie se propage à Dakar, Rufisque, Joal et Carabane. En 1867, la maladie se manifeste à Rufisque avant d'envahir progressivement les postes et camps où se trouvent les troupes ségrégées[37].

De 1878 à 1882, la fièvre jaune se manifeste presque annuellement. Entre 1880 et 1882, la maladie se présente de manière endémique. L'épidémie de 1878, particulièrement sévère, débute à Gorée en début d'hivernage et envahit toute la colonie. Elle a profondément marqué les consciences en raison des ravages. Sur 1 474 Européens, 749 ont péri.

---

[36] On doit à Lind la première description indiscutable de la fièvre jaune en Afrique. Celle-ci ayant frappé l'équipage d'un bateau au large des côtes du Sénégal, il ne fournissait pas une description clinique de la fièvre jaune mais sa nature amarile fut démontrée par le fait qu'elle était apparue d'abord chez les hommes qui avaient été à terre, puis qu'elle s'était propagée à tout l'équipage. C'est Shotte qui, en 1782, publia le premier rapport clinique sur l'épidémie de fièvre jaune ou *synochus atrabiliosa* survenue au Sénégal en 1778. Lire à ce sujet : CARTER, H. R. : "Yellow fever : an epidemiological and Historical Study of its place of origin", Baltimore, The William & Wilkins Company, 1931.

[37] Voir annexe 1 : « Chronologie de la fièvre jaune en Afrique occidentale ».

Le corps médical est presque entièrement anéanti (sur 26 médecins et pharmaciens, on note 22 décès). Des stèles sont érigées à la mémoire des médecins à Saint-Louis et à Gorée[38]. Le gouverneur Lanneau est emporté par le mal et on commence, dans les milieux coloniaux, à s'interroger sérieusement sur l'endémicité de la fièvre jaune.

Dans presque toutes les épidémies du XIXe siècle, la fièvre jaune est considérée comme importée des colonies situées au sud de la côte occidentale de l'Afrique. Jusqu'en 1878, en effet, toutes les épidémies ont débuté à Gorée, « la citadelle de la fièvre jaune » et le seul port du deuxième arrondissement en relation directe et constante avec toute la côte d'Afrique. Tout le monde s'accorde à invoquer l'importation par les navires comme l'origine des épidémies de fièvre jaune[39]. On remarque d'ailleurs que les premiers cas observés frappent toujours les sujets ayant manipulé des marchandises provenant des pays d'endémicité. Jusqu'en 1878 donc, on croit la fièvre jaune étrangère au Sénégal. Mais en 1881, quand elle éclate à Saint-Louis, beaucoup s'interrogent. Comment expliquer son apparition ? Il est impossible d'accuser l'importation, car aucun navire venant d'un point contaminé ou supposé contaminé n'est arrivé dans les ports de la colonie. L'inquiétude est grande. La fièvre jaune est-elle devenue endémique au Sénégal ?

Aucun doute ne peut subsister. Pendant la période 1878-1882, la croyance en l'endémicité se répand de plus en plus. Toutefois, tous ne veulent pas y croire et certains considèrent alors les épidémies de 1880, 1881 et 1882 comme une continuation de l'épidémie de 1878 ; pour certains, la démolition d'un vieux bâtiment de l'hôpital, dans lequel la maladie avait fait de grands ravages au cours des épidémies antérieures, a provoqué l'épidémie de Gorée. Le docteur Le Jemble rassure les esprits. Selon lui, en 1878, la fièvre jaune a été introduite par un bateau venant du Brésil. Commentant le rapport du docteur Martialis, le gouverneur Brière de l'Isle écrit en 1880 au ministre des Colonies ce qui suit :

---

38 Voir annexe IV : « Stèle érigée à la mémoire des médecins de la Marine à Gorée ».

39 Cette attitude est constante à travers l'histoire des épidémies. De nos jours, le discours de sur le Sida reproduit le même shéma. L'intérieur des frontières est toujours présenté sous un jour favorable. Les étrangers constituent la menace dont il convient de se méfier.

La fièvre jaune est un fléau dont le caractère endémique paraît s'accentuer au Sénégal. Il ne semble aucun doute sur l'éclosion de la maladie sur place sans influence d'importation quelconque.[40]

Plusieurs théories savantes tentent de justifier la non-endémicité de la fièvre jaune au Sénégal. Parmi celles-ci, on note celle expliquant la complication des pyrexies locales évoluant en « fièvre jaune classique »[41]. Cette volonté de nier l'implantation de la fièvre jaune au Sénégal n'était-elle pas une sorte d'exorcisation inconsciente du mal par la simple peur qu'elle inspire ou une pression des milieux du commerce ? Il nous semble qu'il n'y a pas d'exclusive et que les deux propositions sont possibles.

II. – Les manifestations du choléra en Sénégambie

A. - L'épidémie de 1868

Le *choléra morbus* est attesté pour la première fois au Sénégal en novembre 1868. Aucune nouvelle de l'intérieur n'avait mis en garde l'autorité sanitaire contre la visite de cette terrible maladie. Ce n'est que quelques jours après le premier cas survenu à Saint-Louis qu'on apprit que les Maures Trarza mouraient en grand nombre et que les symptômes de la maladie qui les enterrait étaient précisément ceux du choléra. Voici d'ailleurs la description que nous fait le docteur Roland de la maladie :

Cet air d'anxiété du malade dès le début, cet œil qui s'enfonce dans l'orbite, ce nez pincé effilé, ces lèvres décolorées et bleuâtres, cette langue glacée qui donne la sensation du contact d'un reptile. Ces téguments froids et cyanosés recouverts parfois de sueurs visqueuses qui, pincés, conservent le pli que vous leur avez donné, privés qu'ils sont de toute élasticité, de toute contractivité. Ce pouls, imperceptible chez les uns, ces cris déchirants arrachés par les crampes qui les tordent, chez les autres, cette insensibilité apparente qui ferait prendre pour des cadavres si une lueur de vie et d'intelligence ne s'échappait encore.[42]

---

40 ANS, fonds AOF, « Correspondance du gouverneur au ministre de la Marine et des Colonies, 1881 ».

41 Claude Pulvenis consacre une étude détaillée sur les débats autour de l'endémicité de la fièvre jaune au Sénégal dans : « Une épidémie de fièvre jaune à Saint-Louis », *Buletin de l'IFAN,* t. XXX, série B, n° 4, 1968.

42 ANS, H 27 (AOF) : « Rapport sur l'épidémie de choléra de 1868 », p. 10.

Le mal se propage dans la colonie en suivant le parcours des chalands et des caboteurs et remonte ainsi le cours du fleuve jusqu'au Soudan avant d'embraser toute la colonie.

1. - L'épidémie de 1868-1869 à Saint-Louis

L'histoire de l'épidémie dans le chef-lieu se divise en trois périodes d'inégale durée. La première, la plus meurtrière, va du 25 novembre 1868, date officielle de la présence du premier cas de choléra, au 31 décembre de la même année. L'épidémie fait 1 112 victimes indigènes et 92 victimes européennes[43]. Après une accalmie de 6 mois, elle réapparaît dans les premiers jours du mois de juin 1869 pour prendre fin au début de 1870. Cette période se signale par la fréquence des cas bénins. Les statistiques sont moins précises que celles de la première période ; on signale 9 cas de décès à l'hôpital militaire de Saint-Louis. C'est durant cette seconde épreuve, précisément à la date du 17 août 1869, que le gouverneur Pinet-Laprade est emporté par le choléra. À en croire le docteur Thiroux[44], le dernier cas se serait produit le lendemain. En réalité, le mal a persisté jusqu'au début de 1870 avec des cas dits « isolés », ne concernant que les indigènes.

a. - La première phase de l'épidémie à Saint-Louis (25 novembre 31 décembre 1868)

Du 25 novembre au 31 décembre 1868, la ville de Saint-Louis est *assiégée* par le choléra. Venue du Maroc, la maladie débarque à l'improviste en empruntant le chemin inverse de la fièvre jaune, qui est de direction sud-nord. Constaté dès le 26 novembre par les journaux de la ville, ce n'est qu'à la date du 28 novembre du même mois que le corps médical signale un premier cas de « choléra caractérisé »[45]. En réalité, c'est à cette date que l'on signale la première victime européenne. Aussi, la commission sanitaire, réunie dès le 27 novembre, prend-elle des mesures d'urgence en vue d'arrêter la progression de la maladie. La mortalité a été considérable. Si l'on cherchait à rendre compte du chiffre de la mortalité, on se trouverait en face d'un problème difficile à résoudre.

---

43 Voir tableau : « Liste des victimes de l'épidémie à Saint-Louis ».

44 THIROUX, A. : *op. cit.*, p. 753.

45 ANS, H 27 : *op. cit.* Ce retard dans la connaissance officielle des épidémies est caractéristique de la période coloniale et a souvent été dénoncé par l'opinion publique, surtout métropolitaine. Voir à propos de l'épidémie de fièvre jaune de 1881 à Saint-Louis : PULVENIS, C., *op. cit.*, p. 1357.

En effet les indigènes réclamaient bien rarement les soins des médecins européens et dissimulaient au contraire le plus possible leurs malades. Rendant compte de cette situation, le médecin Roland déclarait à la fin de l'épidémie :

> *La mortalité pendant que l'épidémie sévissait dans toute sa violence a pu être évaluée à 150 décès par jour, bien qu'il ait été impossible d'en obtenir le chiffre exact. Un grand nombre de décès n'était point déclaré. Beaucoup de cadavres avaient été inhumés sans que l'officier de l'état civil ait été prévenu. Parmi les fuyards, que la panique dispersait de tous côtés, il y a eu encore de nombreuses victimes, dont le chiffre est resté inconnu.*[46]

La seule certitude est que l'épidémie a été la cause d'un grand nombre de décès. Ce bilan aurait été plus lourd si l'intensité de l'épidémie n'avait pas changé au cours de son évolution.

Tableau N°1 :

Statistique des décès cholériques à Saint-Louis (27 novembre–15 décembre 1868)

DATE	INDIGÈNES	EUROPÉENS	TOTAL
27 novembre	28	2	30
28 novembre	53	-	53
29 novembre	60	3	63
30 novembre	78	3	81
1er décembre	77	10	87
2 décembre	94	1	95
3 décembre	99	7	106
4 décembre	92	9	101
5 décembre	99	13	112
6 décembre	94	6	100
7 décembre	99	8	107
8 décembre	40	4	44
9 décembre	27	9	36
10 décembre	96	9	105
11 décembre	93	1	94
12 décembre	17	3	20
13 décembre	19	2	21
14 décembre	8	1	9
15 décembre	8	2	10

Source : ANS, H27 : « Rapport sur l'épidémie de choléra, 1868 ».

46 ANS, H 27 (AOF) : « Rapport sur l'épidémie de choléra de 1868 », p. 8.

b. - La période d'accalmie (de janvier à juin 1869)

À la suite de la première période marquée par une forte mortalité, succède un arrêt brusque de l'épidémie qui va de fin décembre 1868 à début juin 1869. L'élément explicatif de l'arrêt de l'épidémie nous est donné par le docteur Thiroux. Ce dernier affirme que suite à une marée un peu forte au niveau de Saint-Louis, l'eau douce de la crue, utilisée dans la plupart des usages domestiques, a été remplacée par l'eau salée de la mer. Ce phénomène entraîne la réduction de la consommation de l'eau du fleuve, source de contamination des populations[47].

Cette explication de la décroissance de la maladie est plausible dans la mesure où l'eau du fleuve constituait une source de contamination notable. Toutefois, la rareté de l'eau douce en période épidémique est également un facteur aggravant.

c. - La troisième phase de l'épidémie à Saint-Louis

La troisième période de manifestation épidémique du choléra dans la ville de Saint-Louis débute en juin 1869. Moins violente que la première dans son évolution, elle est caractérisée par la fréquence des cas bénins. Les services de santé accusent 9 décès sur les 22 cas traités à l'hôpital.

La mortalité cholérique pendant cette période a surtout concerné la population indigène sans toutefois épargner les Européens. La diversité des statuts des victimes fait dire, non sans ironie, à Ibrahima Kâ, que « les épidémies ont été le seul fait démocratique à Saint-Louis durant le XIXe siècle »[48].

2. - L'épidémie de 1868 dans le reste de la colonie

La chronologie du choléra en dehors des escales du fleuve est presque impossible à établir. Car la maladie, perçue et relatée à partir du fleuve, n'intéresse l'Administration que quand elle menace directement les agglomérations européennes ou met en danger le commerce. Ainsi, au niveau des sources d'archives, c'est de manière très laconique et évasive que l'on parle de l'intérieur de la colonie.

---

47 THIROUX, A. : « Le ndiank, choléra nostras du Sénégal. Son agent pathogène », *Revue de la de la Société de Pathologie Exotique*, 1916, p. 758.

48 KA, Ibrahima : « L'évolution sociale à Saint-Louis du Sénégal du XIXe siècle au début du XXe siècle », Dakar, Université de Dakar, 1980, p. 108.

Cependant, il est possible de suivre « pas à pas » le choléra le long des escales du fleuve. Les petites villes, les marchés et les villages, partout où s'arrêtent de préférence chalands, piroguiers ou voyageurs, ont été diversement touchés.

Le réseau hydrographique a donc servi de canal de diffusion de la maladie. Ainsi, les mouvements de flux et de reflux de l'épidémie ont suivi le rythme des mouvements de communication de l'axe fluvial.

a. - L'épidémie dans l'ouest de la vallée du fleuve Sénégal (décembre 1868 mai 1869)

Contaminés par Saint-Louis à la faveur des communications fluviales fréquentes, le poste et l'escale de Dagana avaient, à la fin de décembre 1868, perdu le 1/10e de leur population. Cette hécatombe humaine s'expliquerait, comme pour tout le reste de la vallée, par l'absence d'organisation de secours en direction des populations. L'épidémie était pourtant entrée dans sa phase de décroissance.

Nous remarquons qu'elle persista jusqu'en mai 1869. Rendant compte de la situation sanitaire dans son poste, l'administrateur de Dagana précisait à cette date que :

> *Le choléra est toujours chez les Maures sans cependant faire de grands ravages... Depuis que les Maures sont éloignés, la maladie a cessé dans l'escale. Elle est entretenue dans le village par les voyageurs dont le nombre entre pour les ¾.*[49]

L'Administration a dû recourir à la mise en quarantaine systématique des Maures sur la rive droite du fleuve Sénégal en vue de protéger le poste de Dagana. Cette pratique a été la cause de la constitution d'un foyer intense de choléra sur cette rive.

Continuant son évolution le long de la vallée, Podor est à son tour envahi dans un premier temps par l'épidémie du 14 au 10 décembre 1868. Après un séjour d'environ 15 jours, on notait, d'après les renseignements recueillis auprès des notables de cette localité[50], que le nombre des victimes dans les villages de Podor, Souima, Thioffi aurait été de 180, c'est-à-dire près de 25 % de la population ! Nous remarquons qu'à ce rythme, la totalité de la population aurait été anéantie en deux mois.

---

[49] ANS, 13 G 104 : « Correspondance de l'administrateur de Dagana au gouverneur du Sénégal, 12 mai 1869 », p. 42.

[50] ANS, 13 G 124 : « Correspondance de l'administrateur de Podor au gouverneur du Sénégal, 13 janvier 1869 », p. 31.

La mortalité aurait été plus grande si les populations, occupées dans les travaux champêtres, n'avaient laissé les concessions presque vides au moment du séjour de la maladie dans cette localité[51]. Le poste de Podor, qui correspond au quartier administratif, a aussi payé son « tribut » à la maladie. Il y a eu six victimes : l'infirmier, le boulanger, trois travailleurs et un habitant du village qui faisait office d'infirmier après la mort du titulaire.

Dans les autres villages aux alentours de Podor, la mortalité a atteint, selon l'administrateur de cette dernière localité, la proportion de 1/4. Ce dernier précise que dans le Fouta, le choléra a fait de nombreuses victimes. Si cette appréciation traduit un ordre de grandeur, il révèle également le manque de précision de l'information sur la situation sanitaire aussitôt que l'on s'éloigne du cours du fleuve et des centres administratifs et économiques. Toutefois, comparée à la province du Waalo, celle du Tooro a accusé une réelle hécatombe. Ceci s'expliquerait par une plus grande importance du réseau hydrographique, qui est constitué, en plus du fleuve Sénégal, de deux affluents navigables (le Doué et le Gayo) formant une île, et l'inexistence des secours.

Le Lamtoro Mouley, communiquant la liste des chefs qui ont succombé pendant l'épidémie, dit ceci :

> *La présente a pour but de vous donner les noms de ceux parmi vos chefs (ceux nommés par l'administration coloniale), qui ont succombé pendant l'épidémie : Elimane Ndiawara, Elimane Donaye, Diom Amadi, Diom Selbé et Diawatéré. Ardo Mangay renonce à toute nomination de chef pour lui et plusieurs autres vont faire comme lui... Pendant l'épidémie, tout le monde ici a voulu quitter le pays et les lougans, mais à présent ils n'y pensent plus.*[52]

Ce témoignage laisse percevoir l'ampleur du désastre dans sa province, et révèle également l'état de psychose générale au sein de la population entretenue par la propagande du marabout madiyanké, qui prophétisait la mort assurée à tous ceux qui collaboraient avec le pouvoir « impie » de Saint-Louis.

---

51 Cette pratique, encore courante de nos jours, consiste à s'implanter sur le lieu même de culture jusqu'à la récolte. Le mois de décembre coïncide au retrait de la crue dans le Waalo.

52 ANS, 13 G 137 : « Correspondance de Lamtoro Mouley au commandant de Podor, 1er février 1869 », p. 29.

L'élite du Fouta, face aux chances soudaines décuplées de la mort, a préféré se démettre de toute fonction, confirme cette situation[53]. En effet, en décidant de faire ce geste, ces « chefs » reprennent la liberté de l'homme ordinaire et évitent ainsi toute compromission liée à l'exercice du pouvoir. Toujours est-il qu'aucune action n'a pu mettre fin à la progression de l'épidémie qui, au rythme des chalands, continue sa remontée du cours du fleuve.

b. - Le choléra dans le Fouta central et dans le Haut-Fleuve (janvier–juin 1869)

Dans le Fouta central et le Haut-Fleuve, le choléra a fait des ravages d'inégale importance. Les villages de Mboumba et de Golléré sont sérieusement éprouvés. Dans ceux situés près du poste d'Aéré, la maladie a fait, pour le seul mois de janvier 1869, près de 700 victimes[54]. Cette hécatombe tiendrait-elle du fait que ces localités étaient relativement peuplées ? L'état de la documentation ne nous permet pas de répondre à cette question. Toujours est-il que là non plus, rien de concret n'a été entrepris pour juguler efficacement l'épidémie. Les télégrammes du commandant de Podor témoignent du manque d'intérêt accordé à la présence de la maladie dans certaines localités. En effet, en parlant de l'épidémie à Oréfondé : « Le courrier de Bakel me dit que le choléra sévissait à Oréfondé lors de son passage »[55]. Le caractère laconique du discours peut-il être interprété autrement ? Ce fait est attesté par le docteur Gentilhomme qui, en dressant le bilan de la mortalité au sein de la population indigène, disait :

> *Les documents me manquent pour établir la proportion de décès par rapport aux individus atteints dans la population civile indigène de la ville et des villages de l'intérieur, qui a été à peu près absolument privée de soins sérieux et intelligents.*[56]

Ce qui explique la très grande mortalité à Bakel. Le choléra ne fait son apparition dans cette localité que 5 mois après sa déclaration à Saint-Louis. C'est précisément le 17 mai 1869 que quatre indigènes furent subitement enlevés par la maladie. À partir de ce moment,

---

53 Voir annexe V : « Liste des villages ouolofs, toucouleurs et peuls composant le cercle de Dagana au 31 décembre 1869 (la plupart des villages furent abandonnés à la suite de l'épidémie) ».

54 ANS, 13 G 124 : « Correspondance de l'administrateur de Podor au gouverneur du Sénégal, 13 janvier 1869 », p. 31.

55 *Idem.*

56 ANS, H 35 (AOF) : « Dossier général sur l'épidémie de choléra 1893 », p. 6.

l'épidémie se manifeste de manière foudroyante et ne prend fin que dans les premiers jours de juin 1869. Le temps relativement long mis par l'épidémie pour atteindre l'escale de Bakel pourrait en partie s'expliquer par le ralentissement des transactions commerciales occasionné par l'épidémie dans la basse et moyenne vallée.

Faisant le bilan de l'épidémie dans sa localité, le commandant de Bakel s'exprimait ainsi dans sa correspondance adressée au gouverneur du Sénégal, le 1er juin 1869 :

> *Ma lettre vous apporte une bien triste nouvelle : le choléra s'est abattu à Bakel et y a commis des ravages peu communs. Le 17 mai, ce terrible fléau annonçait sa présence à Bakel par la mort de quatre indigènes enlevés presque subitement. La journée du 18 et celle du 19, il me fut encore possible d'avoir les noms et le nombre des victimes, mais dans la nuit du 19 au 20, l'épidémie avait tellement augmenté d'intensité, le nombre de morts et de mourants avait pris des proportions si grandes, qu'il ne me fut plus possible d'avoir un compte, je ne dirais pas exact, mais même approximatif des malades qui avaient succombé et dont les cadavres restaient en grande partie soit dans les cases, soit dans les rues, soit, enfin, au bord ou dans le fleuve.*[57]

Le même document précisait qu'à la fin de l'épidémie, on notait 582 victimes, soit 25 % de la population totale. Le désarroi de la population fut à l'origine de plusieurs meurtres de personnes accusées de sorcellerie, notamment à Joal. Dans le Rip, les Mandingues constituèrent des brigades pour interdire l'accès à leurs villages aux gens des contrées contaminées. À Bakel, le désespoir des populations est traduit par le télégramme de l'administrateur du Cercle, qui nous informe que :

> *Les cadavres restaient en grande partie soit dans les cases, soit dans les rues, soit, enfin, sur les bords ou dans le fleuve, où plusieurs des malheureux qui étaient atteints croyaient, en se jetant à l'eau, trouver un adoucissement à leurs souffrances. Hélas, là comme partout ailleurs, il fallait se résigner et mourir.*[58]

Le sentiment d'abandon au sein de la population est également responsable des mouvements de désertion, dispersant ainsi l'épidémie à l'intérieur, notamment dans le Xaso et le Kamera.

---

57 ANS, H 27 (AOF), *op. cit.*, p. 47.

58 ANS, H 27, *op. cit.*, p. 52. Dans le Rip, les Mandingues constituèrent des brigades pour interdire l'accès à leur village aux gens des contrées contaminées.

À partir de ce moment, le choléra, qui semble avoir pris le fleuve comme itinéraire, tourbillonne et évolue en dents de scie.

Le flux et le reflux de la maladie ont fait que le moniteur du Sénégal et Dépendances a cru devoir affirmer dans sa livraison du 2 février 1869 que :

> *Le fléau a disparu des escales du fleuve. À Saldé, où il exerçait ses derniers ravages, on ne signale plus aucune mortalité.*[59]

En réalité, le choléra persiste jusqu'au mois de juillet. Cette fausse appréciation de l'organe officiel d'information, conforme à l'attitude des populations, qui consistait à voir dans le plus petit signe de baisse de la mortalité comme une disparition de l'épidémie, relève d'un optimisme conjurateur. Par ailleurs, ledit journal, très tendancieux, avait la fâcheuse habitude de taire les informations sanitaires pendant les périodes épidémiques. Il traduisait ainsi la position de l'Administration : « au début de chaque épidémie, les médecins, par scrupule, le gouverneur par calcul, hésitaient à donner l'alarme »[60]. La pression du milieu des affaires sur les autorités administratives justifie ces hésitations dans l'application des règlements sanitaires préjudiciables à l'activité économique. Cette pratique était en partie responsable du caractère meurtrier de certaines épidémies.

Conclusion

La progression inexorable du choléra dans la vallée du Sénégal soulève un ensemble d'interrogations sur l'état d'esprit des cholériques et du sentiment qui domine la population : résignation dans la foi ou dans l'aveu d'impuissance, désespoir, révolte, etc. D'une manière générale, ce que l'on peut retenir de toute épidémie meurtrière, c'est qu'elle distille une forme particulière de terreur. Selon Elias Canneti :

> *L'épidémie agit à la manière de la guerre par des sommations successives. À la différence du tremblement de terre, de l'éruption volcanique, qui choisit en un instant ses victimes, les prend sans avertissement préalable, n'empoisonne point leurs derniers jours, ne leur donne pas à penser et à craindre.*[61]

---

[59] *Moniteur du Sénégal et Dépendances,* février 1869.

[60] PULVENIS, C., *op. cit.*

[61] Cité dans SIEGFRIED, André : *Itinéraires de contagions : épidémies et idéologies*, Paris, Armand Colin, 1960, 164 p.

L'épidémie de 1868-1869, comme toutes les épidémies du XIXe siècle, en laissant cheminer l'idée de la mort a fait que partout, les noms des localités contaminées ont été décriés et leurs portes interdites au commerce si les populations elles-mêmes n'avaient fait le vide pour fuir devant la forte mortalité.

B. - L'épidémie de choléra de 1893

Comme la première épidémie de choléra de 1868, celle de 1893 est d'origine étrangère. Importée de Bordeaux à Saint-Louis par le biais des communications maritimes, la maladie se manifeste dans un premier temps à Saint-Louis avant de se propager dans les postes et escales du fleuve. Dakar et Rufisque sont à leur tour envahies par l'épidémie, qui a sévi d'une manière à peu près exclusive sur la population indigène et marque une nouvelle étape dans la connaissance de la maladie.

1. - L'épidémie à Saint-Louis et dans les postes et escales du fleuve

Le 2 juillet 1893, le médecin de la municipalité Saint-Louis est alerté par plusieurs cas de diarrhées très suspectes constatés dans la partie septentrionale de la ville. Rue de la Mosquée, une femme atteinte de symptômes chlériformes, « coliques violentes, crampes, vomissements, diarrhée, anurie », succombe des suites de sa maladie. Les selles de la malade, conservées d'après les ordres du Dr Carpot, présentaient les caractères classiques des selles du choléra, « légers grumeaux blanchâtres nageant dans un liquide clair, incolore (selles dites riziformes) »[62]. La malade, une négresse, atteinte la veille au soir, était morte en moins de 12 heures. Quatre décès analogues eurent lieu dans la journée du 2 juillet 1893. Le docteur Gentilhomme décrivait en ces termes les symptômes qui emportaient les malades :

> *Je crois inutile de décrire ici les symptômes du choléra : vomissements, selles caractéristiques, crampes, sueurs froides et visqueuses, pouls filiforme, refroidissement des extrémités, teint cyanosé des muqueuses, altération profonde des traits du visage, voix cassée, anurie, etc.*[63]

La maladie se répand le long des escales du fleuve au rythme des chalands et vapeurs qui remontent et descendent le cours du fleuve.

[62] ANS, H 35 (AOF) : « Rapport général sur l'épidémie de choléra de 1893 », p. 2.

[63] *Idem.*, p. 12.

Ainsi, dès le 4 juillet, un télégramme du médecin du poste de Podor signale qu'une épidémie de diarrhée cholériforme sévissait dans cette localité.

Dagana est contaminée dès le 6 juillet par un chaland en provenance de Saint-Louis. À Bakel, l'arrivée d'un vapeur des Messageries fluviales, le *Brière de Lisle*, venant de Saint-Louis, est tenu responsable de l'introduction de la maladie.

2. - Bilan démographique de l'épidémie

En consultant les registres de l'état civil de Saint-Louis, on constate que du 2 juillet au 2 août 1893, 926 décès cholériques ont été déclarés à la mairie, dont 788 pour le premier mois. Ce chiffre représente un minimum, car un certain nombre de cadavres ont été inhumés clandestinement. Des sources recueillies auprès de personnalités de Saint-Louis par le médecin chef de la ville font dire à ce dernier qu'il faudrait ajouter à ce chiffre le tiers du nombre déclaré à l'état civil. Précisant sa pensée, il affirme que ce chiffre pourrait être évalué à un millier de morts. Extrapolant sur le nombre de décès à Saint-Louis dont la population était de 20 173 habitants en 1893, le docteur Gentilhomme précise que :

> *La mortalité pendant l'épidémie représenterait environ le 1/20e de la population. C'est, on le voit, une proportion de décès très élevée, 5 % en deux mois, soit 30 % par an... Si on compare Saint-Louis à Paris, par exemple, la population de cette dernière ville, qui est au bas mot de 2 000 000 d'âmes, aurait fourni dans les mêmes conditions 100 000 victimes en 2 mois, soit 600 000 pour l'année entière. C'est-à-dire près du tiers de l'effectif actuel.*[64]

Tableau N° 2 :

Mouvement des malades à l'hôpital militaire de Saint-Louis

Choléra de 1893	Européens				Indigènes			
	entrés	guéris	décédés	%	entrés	guéris	décédés	%
Juillet	3	1	2	50	45	22	23	50
Août	3	2	1	50	3	2	1	50
Septembre	0	0	0	0	7	3	4	50
Total	**6**	**3**	**3**	**50**	**55**	**27**	**28**	**50**

Source : ANS, H 35, « Rapport sur l'épidémie de choléra de 1893 », 1893.

64 ANS, H 35 (AOF) : « Rapport général sur l'épidémie de choléra de 1893 à Saint-Louis », p. 5.

Tableau N° 3 :

Mouvement des malades à l'hôpital civil

Choléra de 1893	Européens			Indigènes				
	entrés	guéris	décédés		entrés	guéris	décédés	%
Juillet	0	0	0		53	13	29	54
Août	0	0	0		11	13	9	81,8
Septembre	0	0	0		5	1	4	80
Total	**0**	**0**	**0**		**69**	**27**	**42**	**60,8**

Source : ANS, H 35, « Rapport sur l'épidémie de choléra de 1893 ».

Les statistiques des entrées et sorties dans les structures hospitalières de Saint-Louis montrent que le taux de décès cumulé est de 56,1 %. Cette proportion est, selon le docteur Gentilhomme, qui cite Lavéran et Tessier, à peu près la même en Europe, où l'on compte 50 à 60 décès pour 100 malades, suivant les diverses épidémies.

Le nombre de décès enregistré à Podor du 4 au 22 juillet 1893 est considérable. On a 152 morts, dont 22 étrangers. Cette défalcation faite, on trouve que dans l'espace de 18 jours, le choléra a fait 131 victimes sur 1 396 habitants, soit environ 10 % de la population, ce qui revient à dire que la population entière aurait été complètement anéantie en six mois si le fléau avait continué à sévir avec la même intensité.

L'escale de Dagana, contaminée du 6 au 29 juillet 1893, perd 73 personnes. Cette localité était dépourvue de médecin au moment de l'épidémie. L'administrateur du cercle annonçait le 29 septembre, dans un télégramme reçu à Saint-Louis :

> *Ils sont morts de choléra. 95 personnes dans canton de Diangué dont Matam Diam 16, Ntiguette 12, Débi 6, Kheune 9, Diawa 22, Ronkh 7, Khor 5, Ndekhtène 3, Tiagar 1, Rosso 3, Mbagam 5, Petit Ndombo 2 et 2 chez moi à Richard-Toll, Rive droite Brenne 12, Djeuk 3, Canton Khouma 20 morts, Guédakha 1, Keur Mbaye 1, Camp Peul Doulo 2, Dombo 5, Ntiaggo 2, Tenneye 1, Mbane 2, Saneinte 4, Malé 2. Presque toutes les tribus maures sont atteintes.*[65]

À Matam et à Bakel, le choléra a fait respectivement 36 et 125 décès. Il faut signaler que les statistiques recueillies ne traduisent pas fidèlement la réalité. La difficulté réside dans le fait que le système de l'état civil ne fonctionne pas dans les villages de l'intérieur.

---

[65] ANS, H 47 (Sénégal colonial) : « Télégramme de l'administrateur de Dagana au directeur de l'Intérieur, 29 juillet 1893 ».

CHAPITRE II

FACTEURS D'ÉCLOSION DES MALADIES ET DISCOURS

Si différentes sources s'accordent à rendre compte de la gravité de la situation sanitaire, il n'en est pas de même pour l'explication des causes de l'excessive mortalité. Cependant, il est possible de distinguer plusieurs facteurs concourant à la mise en œuvre du complexe pathogène expliquant l'éclosion de certaines affections comme la fièvre jaune et le choléra. Différents discours explicatifs des causes de l'excessive morbidité de la colonie ont été avancés.

I. – Les facteurs d'éclosion des maladies

Les facteurs physiques et le niveau socio-économique sont deux aspects importants qui conditionnent, d'une part, l'environnement et d'autre part, les préoccupations d'hygiène.

Le Sénégal est caractérisé au début de l'installation du système colonial par un ensemble de facteurs qui président à l'aggravation de la situation sanitaire. Parmi ceux-ci, nous retenons : l'installation des villes sur des sites topographiques généralement malsains du point de vue sanitaire, la carence dans le traitement des eaux usées, la rareté de l'eau potable dans certaines villes malgré le caractère amphibie de celles-ci (Saint-Louis et Gorée), le défaut de gestion des ordures ménagères, la promiscuité et l'accélération des mouvements humains. L'action du Service de santé, limitée par le niveau scientifique et technique de la médecine de l'époque et par le conflit avec les systèmes thérapeutiques concurrents, ne contrebalançait guère son développement.

A. - Les facteurs naturels de la dégradation de l'hygiène

La colonie du Sénégal, entièrement située dans la zone intertropicale, a un climat de type sahélien. La principale caractéristique est d'introduire deux types de saisons aux caractéristiques tranchées. Une saison sèche pendant laquelle le pays est soumis à l'harmattan (vent chaud et sec) pendant une grande partie de l'année, puis à partir du mois de juin s'installe une saison pluvieuse, qui dure généralement trois à quatre mois[66].

L'existence de deux saisons tranchées, l'une humide et l'autre non, a des répercussions sensibles sur la santé des populations. En effet, le climat intervient sur la santé en déterminant dans une certaine mesure les disponibilités alimentaires ou en favorisant plus ou moins la vie des germes ou de leurs vecteurs.

Par ailleurs, les types de sols, limoneux argileux dans le Walo (terre inondable sur laquelle on pratique la culture de décrue) et sableux dans le Diéri (terre non inondable généralement réservée au parcours du bétail et à la culture du petit mil) jouent un grand rôle dans la prévalence d'affections spécifiques[67]. La texture des sols du Walo, en permettant l'emmagasinement des eaux de surface, facilite la création de vastes marécages favorables à la prolifération de certaines maladies, comme le paludisme et la fièvre jaune par exemple. Par contre, celle du Diéri est par sa perméabilité moins sujette à certaines maladies. Par ailleurs, on note une différence du taux de mortalité générale selon les saisons et la zone.

D'une manière générale, la saison pluvieuse passe pour être une saison « funeste » à travers de nombreux récits[68]. Son incidence dans l'éclosion des fièvres apparaît comme un leitmotiv. Entre autres exemples, il convient d'invoquer Claude Pulvenis, qui pense que l'acclimatement de la fièvre jaune à Saint-Louis est dû à la position en latitude (16°) du lieu et à l'identité de son climat avec celui du Mexique, berceau de cette maladie[69]. Déjà au XIXe siècle, Jean-Joseph Le Maire avait trouvé dans le climat de la côte occidentale de l'Afrique les causes de l'insalubrité en disant que :

> *Les chaleurs sont extrêmes sous la zone torride, parce qu'il n'y pleut point, ou du moins fort peu, hormis au mois de juillet, d'août et de septembre au sud de la ligne équinoxiale, les pluies commencent de meilleure heure et tombent en abondance pendant ce temps là : elles sont accompagnées de vents furieux et suivies d'un grand calme et d'une chaleur si excessive qu'à peine on peut respirer.*

---

66 LEROUX, Marcel : *Atlas du Sénégal*, 3e édition, Paris, Éditions Jeune Afrique, 1983, p. 12.

67 BOUTILLIER, Jean-Louis : *La moyenne vallée du Sénégal : Étude socio-économique*, Paris, PUF, 1962, p. 163.

68 La configuration des calendriers universitaires et scolaires qui suppriment toute activité pédagogique pendant cette saison s'expliquerait ainsi par le taux de morbidité élevé de celle-ci.

69 PULVENIS, C., *op. cit.*, p. 1356.

Deux ou trois heures après, la tempête recommence et ainsi consécutivement pendant les trois mois. Cela cause de grandes maladies. Des fièvres, du choléra morbus, des ulcères aux jambes, des vers de quatre à cinq pieds aux extrémités et de fréquentes convulsions suivies de mort et de paralysie.[70]

Monseigneur Kobes explique également l'insuccès de l'évangélisation au Sénégal par le caractère malsain du climat de ce pays, qui affecterait aussi bien le physique de l'individu, par les morts fréquentes causées par une multitude de maladies, que le moral, par une grande impressionnabilité du caractère[71].

Le thème du caractère malsain de la colonie du Sénégal pendant la saison humide est récurrent et sans cesse martelé. Le directeur du Génie, en tournée en 1875 dans les postes de Médine, Podor, Dagana et Richard-Toll, confirme l'idée par ces propos :

Dans la saison sèche, les hôpitaux sont vides et les maladies légères. Dans l'hivernage, tout le monde est plus ou moins malade. Les hôpitaux sont trop petits, la maladie est l'état habituel des Européens et en dehors même des états épidémiques, la mortalité est considérable. Ainsi, le poste de Dagana est entouré de toutes parts par des marécages qui ne sont jamais complètement desséchés, mais dont le diamètre va diminuant. Pendant six mois, les autres deviennent, après le retrait des eaux, de vastes plaines parsemées de mares ordinairement peu profondes. Toutes ces conditions, jointes à une température excessive, donnent lieu à une production fébrigène intense au courant des mois d'octobre, novembre, décembre sur tous les hommes de toutes races. Ces miasmes paludéens font ressentir avec une grande énergie leur puissance nuisible. Mais c'est surtout sur la population blanche qui tient garnison dans le fort qu'on peut constater l'effet de l'empoisonnement maremmatique. On peut dire que ce groupe d'Européens ne se compose que de malades.[72]

Il en est de même des autres postes de la colonie. La ville de Saint-Louis, à cause de son site amphibie, subissait l'emprise de l'eau dans tous les domaines. La potabilité de celle-ci constituait un problème majeur de santé publique. Cette situation n'était probablement pas étrangère à la santé défectueuse des populations.

---

70 LE MAIRE, J.-J. : *Les voyages du sieur Le Maire : aux îles Canaries, Cap-Verd, Sénégal et Gambie*, Paris, Jacques Colombat, 1965, pp. 80-81.

71 ANS, 2 Z 1, « Annales religieuses de Dakar, 1846-1900 », p. 3.

72 ANS, 13 G 33 : « Tournée du directeur du Génie dans les postes du fleuve entre Médine et Richard-Toll, 1880 », p. 10.

Jusqu'à la fin du XIXe siècle, l'eau potable, l'une des principales préoccupations de l'Administration coloniale, a entraîné à Saint-Louis le recours à trois modes d'approvisionnement de cette ressource : la collecte des eaux pluviales dans des citernes et la corvée du puisage aux puits de Sor, qui tarissent pendant la saison non pluvieuse et contiennent des eaux devenant légèrement saumâtres.

Le phénomène de la remontée de la langue salée (remontée de l'eau de mer dans le fleuve) constituait également un handicap qui renforçait la rareté de l'eau douce de Saint-Louis à Dagana pendant la saison sèche, ce qui obligeait l'Administration à recourir à des bateaux-citernes qui allaient chercher l'eau douce jusque vers Dagana pour l'alimentation des troupes et des fonctionnaires. Ce système, qui durait de janvier à juin, obligeait l'Administration à imposer le rationnement de l'eau et à réduire la ration journalière à quatre litres par personne[73].

La principale conséquence de cet état de chose est l'existence de conditions favorables à la fièvre jaune, aux fièvres typhoïdes et au choléra. Car à la faveur de la montée des eaux pendant la saison des pluies, l'eau du fleuve, qui s'est adoucie, est utilisée dans la plupart des usages domestiques (exemple des glaces alimentaires à Saint-Louis) alors même qu'elle demeure infecte, puisque le fleuve constitue en permanence un vaste dépotoir dans lequel on pratiquait le tout-à-l'égout. Les populations apportaient sur les berges toutes les matières fécales, ce qui participait à la pollution de ce cours d'eau.

À ce propos, il serait intéressant de signaler que l'opinion publique de Saint-Louis relatait que le gouverneur Pinet-Laprade est mort du choléra parce qu'il consommait trop de glaces alimentaires[74]. Cela ne prouverait-il pas le fait que les populations percevaient déjà le rôle de la qualité de l'environnement dans la transmission de certaines maladies ? Rien ne nous permet dans l'absolu de l'affirmer. Toutefois, la pratique qui consistait, dans le Fouta, à ajouter certains végétaux (le c*amtorle* et le *gijjile*) ou de l'argile des termitières à l'eau des canaris pour la rendre potable, laisse supposer cette éventualité[75].

---

73 DIOP, Angélique, *op. cit.*, p. 70.

74 THIROUX, A., *op. cit.*, p. 753.

75 Oumar Ba, paysan, Guédé Chantier (Podor), entretien du 7 juillet 1994 (Annexe VI).

Cette pratique sociale le long de la vallée, si elle peut démontrer une quelconque connaissance de la cause de certaines maladies, ne nous permet pas cependant de dire que les populations connaissaient la nature exacte des causes objectives des maladies qui sévissaient dans la vallée.

En effet, les eaux de ruissellement ramenant dans les cours d'eau et les mares, uniques points d'alimentation en eau des populations, tous les détritus sous forme solide ou liquide, entretenaient ainsi plusieurs parasitoses. À Saint-Louis, pendant la saison non pluvieuse, la rareté de l'eau, qui pousse les populations à recourir aux mares pérennes ou semi-pérennes ou encore à l'eau du fleuve, est à invoquer comme source de germination de ces parasitoses. Selon nos informateurs[76], la cause principale du *ndiank*, maladie apparentée au choléra, serait due à la consommation de l'eau du fleuve, qui reste salée pendant la saison non pluvieuse.

La rareté de l'eau potable nous a poussé à nous intéresser à une autre source possible d'alimentation en eau : le puits. Cette source, qui aurait pu régler en partie les problèmes d'alimentation des populations en eau, était, en dehors de la ville de Saint-Louis, presque inexistante. À Dagana, nous signale Makhtar Niang, il n'existait que deux puits, celui du poste et celui du dispensaire. Ce témoignage sur la rareté des puits est confirmé par Oumar Wélé, octogénaire rencontré en 1994 (lors de la préparation de notre mémoire de maîtrise) à Ouro-Sogui. Il nous rend compte de l'histoire de l'unique puits de cette localité.

Dans sa narration, un incident célèbre aurait opposé Umar Futiyu Taal aux habitants de cette localité. Ces derniers lui avaient interdit l'accès au puits lors d'une halte avec ses troupes, halte effectuée pendant son *fergo* (vaste déplacement de populations vers l'est en vue de mener la « guerre sainte » contre les infidèles). Seule l'intervention des femmes vint à bout de l'obstination des habitants et permit de régler le différend.

Ceci démontre le caractère stratégique de l'eau, mais également sa rareté. Les populations conservent ainsi de l'eau dans les citernes et les canaris pour l'utiliser pendant la saison non pluvieuse. En permettant le développement du moustique, cette pratique participe activement au développement de la fièvre jaune et de la malaria. La découverte du rôle du moustique dans la transmission de la maladie entraîne la mise en exécution d'un vaste programme d'adduction d'eau dans les centres urbains.

[76] Mactar Niang, né vers 1910, ancien chef de canton, entretien à Dagana, le 20 juillet 1994.

B. - Du poids des sécheresses et des inondations

Une autre incidence du climat sur la santé des populations est la fréquence des famines et disettes dues soit à la sécheresse, soit aux inondations. Ces dernières, en affaiblissant l'organisme, font le lit des épidémies et enferment la société dans le cercle vicieux des famines et des épidémies. En effet, celles-ci engendrent un manque de bras qui installe logiquement la famine dans une société essentiellement rurale. Mamadou Moustapha Dieng identifie quinze famines et crises de subsistance dans la moyenne vallée du Sénégal durant la deuxième moitié du XIXe siècle[77]. Il faudrait préciser que ces famines ne sont pas exclusivement causées par les épidémies. L'instabilité politique, la pression fiscale, les sauteriaux, les invasions maures, les expéditions punitives de l'armée française et les guerres intestines sont autant de facteurs les déclenchant.

C. - Les facteurs socio-économiques

Le projet colonial, en bouleversant les cadres sociaux et politiques du Sénégal, installe l'ensemble de la société dans une instabilité favorisant des crises de toutes sortes. La situation politique et économique, marquée par la transformation de l'ordre social ancien supplanté par le pouvoir colonial et la néo-monétarisation de l'économie imposée avec l'introduction de l'impôt per capita en 1861, bouleverse les circuits de production. La multiplication des échanges et le déplacement massif de populations à la suite des opérations militaires facilitent également l'introduction et la propagation de maladies nouvelles. Les ports ainsi que les réseaux routiers et ferroviaires ont constitué de ce point de vue les principaux lieux à partir desquels les épidémies ont pris leur départ.

a. - Les facteurs sociaux

Il ressort des facteurs cités *supra* que les populations du Sénégal vivaient dans un environnement particulièrement réceptif aux pathologies. Par ailleurs, la sociologie du milieu semble également expliquer l'état sanitaire général.

---

[77] DIENG, Mamadou Moustapha : « Famines, épidémies et disettes dans la basse et moyenne vallée du Sénégal de 1854 à 1945 », thèse de doctorat de 3e cycle, Histoire, Dakar, Université Cheikh Anta Diop de Dakar, 1992.

Une étude réalisée dans la moyenne vallée dans les années précédant l'indépendance établit un lien entre les formes d'organisation sociale et la réceptivité de certains groupes d'individus à certaines maladies. Cette lecture reste parfaitement valable dans la période étudiée dans l'ensemble de la Sénégambie. Selon ce document :

> *Des études modernes ont montré le rôle que pouvaient avoir les mariages consanguins sur la structure biologique d'une population. Les enfants nés de parents cousins germains ou consanguins ont une chance beaucoup plus forte que les autres non seulement d'être atteints de maladies héréditaires, mais aussi d'être moins résistants à certaines maladies infectieuses telles que la tuberculose.*[78]

Cette remarque est d'autant plus évidente que certaines maladies se transmettant de manière exclusivement héréditaire (drépanocytose) se maintiennent à cause des pratiques de mariages endogamiques et consanguins.

b. - Les conditions de logement

Sur les 201 012 habitants que comptait la colonie lors du recensement de janvier 1866, plus de la moitié se trouvait dans la vallée du fleuve Sénégal et se répartissait dans les principaux centres économiques constitués par les escales et le chef-lieu de la colonie, soit 132 045 habitants, dont 14 845 résidant à Saint-Louis (11,24 % de la population totale). Les escales de Dagana, Podor, Matam et Bakel étaient de grandes agglomérations.

La dernière, la plus importante en 1867, comptait un village indigène de 4 000 habitants, une garnison de 50 hommes et une milice de 200 hommes, formés par les traitants. Dagana comptait 3 000 habitants et une vingtaine de maisons de traitants et 30 hommes de garnison. Podor, 500 habitants et 17 hommes de garnison, et le poste de Matam, une garnison de 17 hommes[79].

Dans le poste d'Aéré, construit en 1866 pour « contenir les Toucouleurs du Fouta, peuplade la plus turbulente de la Sénégambie », selon les termes de l'administrateur de Podor, on comptait (à l'instar de celui de Médine) une garnison de 20 hommes, et pour celui de Saldé, 17 hommes[80]. Pour les derniers points cités, à défaut des chiffres exacts sur la population civile, nous pouvons estimer que la présence militaire

---

78 BOUTILLIER, J.-L., *op. cit.*, p. 164.

79 Statistiques coloniales, *Annuaire du Sénégal et dépendances, 1867-1868*, p. 118.

80 ANS, 13 G 23 : « Situation générale de la colonie du Sénégal, 1867 », p. 12.

est un indicateur de l'importance de celle-ci. Ainsi, on note qu'au total 2 800 militaires, dont 1 500 Européens, étaient stationnés dans la colonie, principalement dans le premier arrondissement de Saint-Louis. Comme nous l'avons vu, la répartition de la population, qui n'était pas figée, subissait de fréquentes variations dues aux mouvements de déplacements saisonniers ou définitifs. Par ailleurs, dans les différentes unités socio-résidentielles, l'espace était différencié racialement.

On notait à Saint-Louis, comme dans les escales, des endroits réservés aux Européens et d'autres aux indigènes en vue de satisfaire une préoccupation sécuritaire des premiers en matière de santé. La cohabitation avec les seconds était jugée dangereuse[81]. Cette division de l'espace a des répercussions directes dans la gestion des épidémies, car entre autres exemples, elle freine l'esprit de solidarité entre les différents groupes devant le danger, crée des sentiments de méfiance et de défiance vis-à-vis de toute initiative venant du groupe « adverse ».

En plus, l'entassement humain dans les principaux centres économiques faisait de ces centres de véritables foyers d'infection.

En effet, tous les auteurs s'accordent à mettre l'accent sur la nocivité de l'état de surpopulation et de l'entassement des populations dans des aires restreintes d'habitat. Ainsi, la ville de Saint-Louis est souvent décrite, non sans exagération, comme une fourmilière.

Le médecin Noury ne croit pas devoir rappeler ce qui, selon lui, a toujours été dit de la ville. Toutefois, il affirme que Saint-Louis :

> *Est une ville irrémédiablement sale, rebelle à l'hygiène, cadenassée dans ses coutumes indigènes, réfractaire à tout progrès en la matière, surpeuplée sur un espace restreint, des habitations faites de bois, de paille où grouillent ensemble, hommes, bétails, volailles, chats, rats, puces, ordures de toutes sortes.*[82]

Si nous ne pouvons accepter dans son intégralité ce discours qui croit trouver dans les formes de la conscience sociale des « indigènes » la cause essentielle de l'insalubrité de Saint-Louis, nous estimons que l'explication fournie par le gouverneur Canard en 1882 semble être plus objective.

---

[81] Les origines lointaines de la Médina, ancien « quartier indigène » de Dakar, trouvent certainement leur explication dans cette attitude.

[82] ANS, 2 G 30/180 : « Rapport du médecin Noury au Gouverneur du Sénégal sur la situation sanitaire », p. 33.

En effet, la création des villages de liberté pour les esclaves en fuite et les nombreux chantiers entrepris dans la ville, attirant sans cesse de nouvelles populations gagnées à l'économie monétaire et provoquant un phénomène de *rush* en direction des maisons à louer (détenues par des propriétaires cupides et habitées par des misérables venus tenter leur chance), ne facilitaient guère l'amélioration de l'hygiène. Le gouverneur explicite tout cela en ces termes :

> *Les captifs viennent chercher à Saint-Louis leur liberté, les nombreux travaux entrepris accroissent chaque jour le nombre des habitants. Les faubourgs de Guet-Ndar, Ndar Toute et Bouet-Ville sont devenus considérables. À Saint-Louis, la plupart des maisons sont des asiles qui abritent un nombre incroyable d'individus. Les cours des rez-de-chaussée, le dessous des escaliers même sont habités, les chambres sont habitées chacune par une vingtaine d'individus. Les maisons appartiennent à des familles indigènes, généralement, c'est une signare qui loue, elle occupe là un petit logement, tout le monde l'appelle tante. Elle pourvoit à la nourriture de tous, moyennant une quinzaine de francs par mois et par tête.*[83]

Il poursuit son explication en disant que :

> *Rarement les maisons sont nettoyées. Les fenêtres ne sont jamais ouvertes, la fumée des feux allumés dans les cours noircit les murs, les boiseries sont vermoulues. C'est cette agglomération d'individus qui est la cause des épidémies terribles qui sévissent à Saint-Louis. L'Administration est impuissante devant ce genre de chose, les tantes appartiennent aux familles influentes de la ville et ne veulent rien entendre. Elles seraient ruinées, car tout ce monde travaille pour elles, les moins paresseux se louent, les autres mendient à leur profit.*[84]

Il convient d'ajouter que les esclaves couchaient sur des nattes à même le sol dans des cases en paille mal équipées contre l'humidité de la ville, ce qui ne manquait pas d'aggraver la situation de l'hygiène. Par ailleurs, les pointes Nord et Sud de la ville, occupées par des quartiers indigènes, étaient érigées sur des marécages.

Cette situation du chef-lieu différait-elle de celle qui prévalait dans le reste de la colonie ? En dépit des belles descriptions de Mollien, le reste de la colonie, principalement les centres économiques, présentait les mêmes similitudes. L'habitat était partout groupé et organisé en

---

83 ANS, 2 B 74 : « Correspondance du Gouverneur du Sénégal au ministre des Colonies, 1882 », p. 131.

84 *Ibidem.*

concessions, ne laissant place qu'à de petites ruelles. Un dépotoir est aménagé non loin des unités socio-résidentielles pour accueillir les ordures ménagères qui forment ainsi un vaste monticule, site d'éclosion et d'entretien de maladies. Le capitaine d'infanterie Jules Rémy, en tournée dans les postes entre Médine et Richard-Toll en 1880, a rendu compte avec exactitude du niveau d'assainissement et de l'urbanisation de cet espace[85].

Les facteurs liés à l'environnement ne sont pas les seuls à favoriser l'entretien d'un milieu morbide. Certaines pratiques sociales participent également à entretenir certaines affections. Parmi ces pratiques sociales, on peut noter celle qui consiste, après l'inhumation, à organiser des prières au domicile du défunt. Certaines épidémies trouvent dans cette pratique des conditions favorables à leur diffusion. Cette association de plusieurs facteurs aggravants était autant de défis pour la médecine de l'époque, presque totalement désarmée contre la plupart des maladies dites tropicales, dont la fièvre jaune.

D. - L'ouverture de la colonie aux influences extérieures : de la logistique transatlantique au chemin de fer

L'intégration du Sénégal dans le commerce transatlantique a créé des pôles économiques dynamiques le long des côtes et des cours d'eau, polarisant des arrières-pays immenses. C'est le cas des escales fluviales et de la ville de Saint-Louis. Ceci renforce le rôle stratégique que joue le fleuve Sénégal, devenu un moyen de pénétration et de circulation des marchandises ainsi que des acteurs du commerce atlantique, et une pièce maîtresse dans la volonté française de contrôler politiquement cette région pour s'assurer irréversiblement l'exclusivité du commerce de la gomme.

La gomme était en effet un produit stratégique nécessaire à l'industrie métropolitaine[86]. Son commerce était en permanence menacé par l'arbitraire des chefs locaux avec leurs taxes élevées ou encore par les bandes de pillards opérant souvent avec la bénédiction de ceux-là. L'instabilité du commerce obligeait les maisons de commerce à faire des pressions sur l'Administration de Saint-Louis pour mettre fin à cet état des choses, en soumettant ces États à l'autorité française.

---

[85] ANS, 1 D 46 : « Tournée du capitaine d'infanterie de Marine Jules Rémy dans les postes être Médine et Richard-Toll, mai 1880 », p. 2.

[86] La gomme perdra sa prééminence à la suite l'invention d'un produit de synthèse : la dextrine. À partir de ce moment, les enjeux stratégiques de contrôle de la région changent.

Il convient également d'invoquer la situation stratégique du Sénégal, qui devait servir au contrôle de l'intérieur du continent. Ainsi, on assiste à la création de places fortes ou escales, lieux d'expression de l'hégémonie militaire où se fait la commercialisation des principaux produits de la traite (gomme, pièces de Guinée, mil, peau de bœuf, plumes d'autruche, etc.). La création de nouveaux pôles économiques entraîne de vastes mouvements migratoires, saisonniers ou définitifs des groupes sociaux impliqués dans la transaction des produits cités.

Les mouvements incessants des flottilles militaires engagées dans la conquête de nouveaux espaces démultiplient le risque d'introduction et de diffusion de nouvelles maladies[87]. L'histoire de la santé de la colonie confirme par la suite cette donnée. En effet, la plupart des épidémies ayant frappé le Sénégal sont liées à ce contact durable avec les forces d'expansion françaises. Aussi, les navires, plus tard le train, sont-ils fréquemment cités comme autant de vecteurs des différentes affections[88], trouvant ainsi des conditions éminemment favorables à leur propagation. Elles s'installent sous forme d'endémies, d'épidémies ou d'endémo-épidémies. Ceci est renforcé dans le dernier quart du XIXe siècle par l'association du chemin de fer et du fleuve, qui soumet la région à des influences plus directes et plus profondes avec l'intérieur de la colonie. Ce mouvement de va-et-vient favorise également l'implantation des hommes dans cet espace, dans des agglomérations relativement importantes et qui sont parfois, de par leur aménagement, un facteur influant sur la santé desdites populations.

II. – Savoir médical et discours social autour du choléra et de la fièvre jaune

A - La constitution du savoir médical

Dans une étude sur le climat et les maladies du Sénégal, le docteur Salva fait remarquer que :

> *Le médecin qui arrive pour la première fois au Sénégal et à qui est confié le précieux dépôt de la Santé publique se trouve dans une situation analogue à celle des navigateurs placés sans cartes au milieu de pays et d'écueils plus ou moins inconnus. Il lui faut donc*

[87] L'introduction de la variole en Amérique par les conquistadores et la diffusion de la syphilis importée du Nouveau Monde à la faveur des guerre napoléoniennes en Europe illustrent bien le cas.

[88] DIOP, Angélique, *op. cit.*, p. 50.

redoubler de vigilance, de prudence et souvent, agir avec tâtonnement.[89]

Le personnel médical des colonies n'était pas préparé par un enseignement spécialisé sur les maladies régnant sous les tropiques. La foule de désignations des fièvres intermittentes et rémittentes était révélatrice des limites des connaissances médicales des maladies régnant sous les tropiques. Le savoir les concernant se constitue sur place. Les médecins coloniaux participèrent activement à sa constitution. Avec l'absence d'un enseignement universitaire spécialisé sur les maladies « exotiques », les archives ont servi, dans la première moitié du XIXe siècle, à la pérennisation des traditions thérapeutiques. Déjà, dans un souci de constitution des statistiques médicales, l'édit de 1776 obligeait les hôpitaux à remettre au dépôt des papiers publics un double des registres des décès.

Des circulaires ministérielles dictent l'envoi trimestriel des rapports médicaux au ministre des Colonies, leur transcription sur des registres et conservation dans chaque hôpital. Cette injonction itérative fait suite au constat que dans certaines colonies, à la suite de fréquentes mutations dans le personnel, il ne restait parfois aucune tradition des moyens thérapeutiques par lesquels avaient été combattues les affections propres aux différentes localités.

Dans des contrées où les épidémies étaient fréquentes, la conservation des archives fut jugée indispensable au progrès. Outre la capitalisation des savoirs, la conservation de celles-ci permit aux différents officiers de santé qui se succédaient dans les divers postes de procéder à des comparaisons des différentes médications contre les diverses fièvres.

Cette disposition fut à l'origine de débats passionnés. Elle suscita des conflits doctrinaux opposant les médecins. En 1854, le rapport d'un chirurgien de deuxième classe sur les maladies régnant au Gabon et les moyens de les traiter fit l'objet d'une vive controverse. Ayant contesté l'efficacité du sulfate de quinine, l'inspecteur général du Service de santé exigea que soit annexé à ce document un deuxième rapport ayant une opinion contraire. Ce dernier estima :

---

[89] CAOM, fonds géographique, Sen/XVI, dossier 27 : « Quelques notes sur le climat et les maladies du Sénégal », par Adolphe Salva, chirurgien de première classe de la Marine, p. 1.

dangereux que de jeunes chirurgiens inexpérimentés adoptassent les idées de monsieur Ricard sur les maladies qu'il a vues et sur le traitement qu'il s'est décidé à suivre... Les doutes sur l'efficacité du seul moyen héroïque par lequel on puisse combattre les redoutables et protéiformes affections paludéennes de la côte occidentale d'Afrique ne peuvent s'expliquer que d'une manière. M. Ricard n'a pas su employer l'alcaloïde du quinquina ; il a volontairement mis à l'écart les préceptes recommandés par tous les médecins pour l'administration de cette substance. Il n'est donc pas en droit de s'étonner qu'elle soit restée sans succès entre ses mains, aussi s'arrêtant à cette étrange conclusion qu'elle était inutile et reculant de deux siècles, il s'est résigné à traiter les fièvres paludéennes sans le secours de la quinquina. Monsieur Ricard n'a pas contribué aux progrès de la thérapeutique des maladies du Gabon, au contraire, son exemple n'est point à suivre.[90]

Ces observations, loin de pallier les insuffisances d'un enseignement universitaire, participent tout de même au progrès de la connaissance des maladies « exotiques ». La lecture de ses différents rapports nous permet entre autres de suivre la construction des différentes étapes de la constitution du savoir médical. Dans la première moitié du XIXe siècle, le discours médical fait recours à des données conceptuelles différentes du langage de la deuxième moitié du XIXe siècle. Le mot clé de cette période prépastorienne ou prémicrobienne est le miasme, agent pathogène mystérieux provenant des milieux malsains. Souffle que le professeur Mahé fait venir des entrailles des terres des rives de l'Atlantique.

Ce regard conditionne les pratiques médicales aux colonies jusqu'à la révolution pastorienne. Sous l'emprise de ces idées, l'aménagement de l'espace et des hôpitaux en particulier est étudié en fonction des principes tendant à éviter l'infection de la ville par les établissements hospitaliers. Ainsi, l'emplacement des hôpitaux doit satisfaire à des conditions suffisantes d'éloignement afin que les vents dominants entraînent les émanations vers des directions opposées aux espaces d'habitation. L'architecture des bâtisses destinées à accueillir les malades doit également répondre à cette exigence, d'où la présence de larges baies laissant circuler l'air. La topographie urbaine est, à une échelle plus grande, le reflet de cette vision. Les quartiers occupés par les Européens sont pour cette raison juchés sur des promontoires donnant naissance aux quartiers dits « plateaux » alors que les indigènes

[90] CAOM, fonds ministériel, série Géographique, Sen/XI, dossier 29b : « Notes de l'inspection générale du Service de santé », 14 février 1854, p. 67.

sont tenus à distance dans des quartiers exclusivement dédiés à cette catégorie de la société coloniale.

B - Du discours social

1. - Les représentations du choléra chez le corps médical français

D'une manière générale, toutes les stratégies adoptées pour lutter contre les maladies de l'époque ont été des feux de paille à cause de l'ignorance de leurs mécanismes de transmission et, par conséquent, de l'inadaptation des réponses qui ont été apportées. Car pour prévenir, il faut savoir qui agresse et comment. C'est parfois simple quand l'agent pathogène est identifié[91].

L'origine des différentes maladies était attribuée à un principe de nature inconnue, supposé être un gaz dont la composition était indéterminée, ce qui ressort du discours du professeur Mahé, qui considérait le sol africain comme dangereux et qui, selon lui, « exhale un souffle empoisonné qui est la cause de toutes les maladies qui sévissent sur le continent »[92]. Les autopsies pratiquées sur les personnes décédées du choléra lors de l'épidémie de 1868 laissent croire que les médecins n'étaient pas avertis des causes premières de la maladie[93]. Cette perception de la maladie change radicalement en 1893, lors de la deuxième épidémie de choléra. Le corps médical recommande l'incinération des effets ayant appartenu aux décédés, procède à la recherche du bacille virgule et fait usage de la chlorure phéniquée pour la désinfection des malades. Elle entre de ce fait dans l'ère de la bactériologie moderne.

2. - Les représentations de la fièvre jaune chez le corps médical français

Véritable hantise des coloniaux, la fièvre jaune est déclinée sous 91 vocables différents. Depuis le « vomito négro », jusqu'au « mal de Siam » ou la « peste rouge », elle reste pendant longtemps le seul maître des côtes africaines.

---

[91] Pendant l'épidémie de fièvre jaune de 1878, on enregistre 22 décès sur les 26 médecins et pharmaciens en poste au Sénégal. Cette hécatombe est à mettre sur le compte de l'ignorance du mode et de l'agent de propagation de la maladie, agent responsable qui sera identifié en 1881.

[92] LAPEYSSONNIE, L., *op. cit.*, p. 38.

[93] Voir annexes n° IX et X.

L'idée de la fièvre jaune sème une telle frayeur dans les équipages que certains officiers de santé y voient une cause prédisposante et n'osent pas prononcer le mot. La peur causée par la maladie en période d'épidémie était en elle-même considérée comme favorisant la maladie.

Dans le dernier quart du XIXe siècle, on ignore quel est l'agent pathogène de la fièvre jaune. Plusieurs théories s'affrontent. Dans la deuxième moitié du XIXe siècle, la révolution pastorienne viendra à bout de l'énigme de la fièvre jaune. Parmi les innombrables thèses sur les causes de cette maladie, nous signalons la théorie malarienne et la théorie chimique. Pour la première, la fièvre jaune serait « une variété de l'empoisonnement paludéen ». D'après Chervin, c'est la malaria qui, en évoluant, se transforme en fièvre jaune. Pour les tenants de cette thèse, la maladie se manifeste par une première période de fièvres intermittentes, une deuxième période typhique, puis une troisième pendant laquelle la fièvre jaune classique se manifeste. Le docteur Corre, défenseur de la théorie chimique de la fièvre jaune, nie en bloc la participation des microbes dans les maladies infectieuses, que ce soit la peste, le choléra ou le tétanos. Pour lui, le « principe nocif » ne pouvait être qu'un agent chimique, un alcaloïde à la rigueur. En 1887, dans son traité clinique des maladies des pays chauds, il écrivait :

> *Le marais, quand il existe, est le foyer d'élaboration des principes multiples dont les effets se combinent ; il peut donner naissance à la malaria et à la dysenterie par ces émanations nécessairement complexes.*[94]

Dès lors, c'est dans les profondeurs de la terre qu'il faudrait rechercher les causes de la maladie. L'auteur se demandait d'ailleurs s'il ne fallait pas rechercher au fond des profondeurs de l'océan, « immense laboratoire dont la science commence à peine à entrevoir les secrets, où se forme la matière ou l'être d'où sortira le principe amaril »[95].

La complexité de l'étiologie de la fièvre jaune était telle qu'on était réduit à chercher l'explication de l'origine de la maladie dans l'action des météores, des circonstances dominantes, des conditions sociales ethniques et individuelles.

---

[94] CORRE, Armand Marie : « De l'étiologie et de la prophylaxie du typhus amaril (fièvre jaune) », *Archives de Médecine navale*, t. 37, Paris, 1882, p. 84.

[95] *Ibidem.*

Il est intéressant de noter que dans la deuxième moitié du XIXe siècle, tous les témoignages s'accordent sur l'immunité des Sénégalais par rapport à la fièvre jaune :

> *Brancardier, courrier, infirmier, interprète ou laptot, l'Africain reste debout pendant les épidémies, au milieu des Européens moribonds ou exténués. Dans Saint-Louis désertée par les Blancs, officiers et soldats sénégalais maintiennent l'ordre.*[96]

Cette immunité est-elle héréditaire ou acquise à la suite d'une attaque antérieure de la maladie ? Pour les médecins de la Marine, les Noirs sont réfractaires à la fièvre jaune et ils le doivent à un caractère héréditaire. Ainsi, la commission sanitaire de Gorée, dans sa délibération du 7 août 1878, peut, sans contradiction avec les règles admises, prendre la décision suivante pour combattre l'épidémie :

> *À partir de demain 8 du courant, les Noirs seuls pourront communiquer entre Gorée, Dakar et Rufisque et réciproquement. Tous les Européens, les Créoles qui seront dans une de ces trois localités devront y rester jusqu'à nouvelle décision de l'autorité sanitaire. Tout contrevenant à la présente décision sera arrêté et traduit devant les tribunaux.*[97]

Dans le dernier quart du XIXe siècle, la colonie du Sénégal est durement marquée par une succession d'épidémies de fièvre jaune. Devant l'immunité prêtée aux Noirs, certains proposent de faire de l'indigène le véritable colon des tropiques, l'intermédiaire chargé de l'exécution de la politique coloniale. Dans un rapport parvenu au directeur des Colonies, le capitaine de vaisseau Baudin propose, à la suite de nombreux décès constatés au sein des équipages d'Européens, d'obliger les navires qui se rendent dans les rivières de Rio Grande, Rio Nunez et Mellacorée à partir du 1er juillet jusqu'au 31 décembre, de déposer les équipages d'Européens à Gorée et de les remplacer par les Africains. Toutefois, pour certains auteurs, la réponse est moins évidente. En effet, les témoignages des épidémies antérieures le prouvent largement. Ni l'épidémie de 1830 ni celle de 1878 n'ont épargné les indigènes. Thévenot peut écrire en 1840 :

---

96 PULVENIS, C., *op. cit.*

97 CAOM, 14 MIOM 1131 : « Délibération de la Commission sanitaire de Gorée, 7 août 1878 », p. 14.

La fièvre jaune, quand elle se montre au Sénégal, n'épargne pas les indigènes. En 1830, elle enleva à Gorée, dans la presqu'île du Cap-Vert et à Saint-Louis, un grand nombre de Noirs en proportion égale à celle des Blancs.[98]

Si dans la deuxième moitié du XIXe siècle, les Noirs sont réfractaires à la maladie, ils le doivent non à un caractère héréditaire, mais à une immunité acquise par une attaque antérieure dans l'enfance. Selon Philip Curtin :

The possibility of some degree of racial immunity is not completely out of the question but recent investigations make it appear to be unlikely or unsignifiant...The ultimate answer must wait for the further studies, not only of sickle-cell trait but of other blood characteristics as well. For the time being, the answer seem to be sufficiently clear for historical purposes : the really stricking immunities of african in eighteen and nineteenth centuries is overweahmingly acquired in childhood and not inherited.[99]

Cette conclusion nous semble la plus plausible. La relative immunité des populations autochtones s'expliquerait non pas par une caractéristique raciale, mais par une atteinte antérieure. Mais la position officielle insistait sur le caractère réfractaire des indigènes à cette affection.

Qu'en est-il des Européens ? Il est admis que les peuples méridionaux de l'Europe ont moins d'aptitude à être atteints de la maladie que les peuples du Nord. L'aptitude des premiers est due à leur constitution sèche et bilieuse, ce qui les rapprocherait davantage de la constitution propre aux habitants de la colonie. Les seconds sont doués d'une trop grande énergie du système sanguin, à laquelle est toujours liée l'activité du système absorbant ; aussi, lorsque la fièvre jaune règne sporadiquement, la voit-on sévir avec plus de fureur contre les Anglais, les Français, les Allemands ou les Américains du Nord que contre les Espagnols et les Italiens. Cette différence est même sensible pour les habitants des contrées méridionales de la France : les Provençaux, par exemple, s'acclimatent plus aisément et avec moins de périls que les Bourguignons, les Champenois ou les Alsaciens. La révolution pasteurienne allait dénoncer l'agent causal de la maladie, mais il a fallu

---

98 THÉVENOT, J. P. F. : *Traité des maladies des Européens dans les pays chauds et spécialement au Sénégal*, Paris, 1840, p. 254.

99 CURTIN, Philip D. : « *The white man's grave : image and reality. 1780-1850* », London Institute of Commonwealth Studies, 1961, p. 94.

attendre plusieurs années avant la mise en évidence des causes de la maladie.

A. - Les pastoriens et la fièvre jaune

Entreprenant ses recherches, en 1880, le docteur Carlos Finlay, de La Havane, signale dès 1882 qu'un moustique, le *culex mosquito*, est le vecteur de la fièvre jaune. Chiffres en mains, expériences à l'appui, il prouve que le degré de froid auquel le moustique succombe est aussi celui auquel cesse la fièvre jaune. En 1884, Finlay publie ses expériences sur la vaccination par des piqûres judicieuses de moustiques infectés[100].

Pour les pastoriens[101], il faut découvrir le germe responsable de la maladie. Le docteur Talmy, assistant de Louis Pasteur, sur les indications du maître, se rend au Sénégal lors de l'épidémie de 1878-1881 pour recueillir le microbe responsable de la maladie dans le sang des malades et des cadavres[102]. Ses recherches furent infructueuses. Pasteur lui-même se rend à Bordeaux faire des prélèvements de sang sur les malades et convalescents venus de la colonie. Le germe avait disparu de leur sang, remettant ainsi à plus tard la mise en évidence de l'agent causal[103].

---

[100] FINLAY, Carlos : *Fièvre amarile expérimentale comparée à la fièvre amarile naturelle dans ses formes bénignes*, Habana, 1884.

[101] Les pastoriens sont les disciples directes du savant Pasteur et qui appliquent les méthodes mises au point par le savant.

[102] Archives de l'Institut Pasteur de Paris, fonds Louis Pasteur, LP.G143 : « Lettre de Talmy à Louis Pasteur », octobre 1881.

[103] Archives de l'Institut Pasteur, fonds Roubaud, Rou.1 : « Lettre d'Émile Roux à René Vallery-Radot », 17 septembre 1901.

CHAPITRE III

L'IMPACT DES ÉPIDÉMIES SUR LA COLONIE

La terreur née du désastre humain causé par la mortalité cholérique a eu pour conséquence une exaltation du sentiment religieux. Celle-ci se manifeste de plusieurs manières : bruits de miracles, conversion massive à l'islam des populations qui, gagnées par la peur, adhèrent au mouvement messianique, le mouvement *madyanké*. Ce dernier, à la faveur des troubles causés par l'épidémie, interpréta celle-ci comme une punition divine à l'encontre des populations qui se seraient détournées des préceptes de l'islam, mais surtout pour s'être soumises à une puissance « infidèle ».

Les effets combinés de la « guerre sainte » lancée par ce mouvement, les désertions massives de populations sous l'effet de la panique et les vides causés par l'hécatombe humaine ont entraîné une crise économique, conséquence logique de la perturbation des travaux agricoles et des transactions commerciales. Cette crise s'est traduite par un déficit céréalier, la chute des entrées fiscales, etc.

I. – L'impact économique

A. - La crise économique et le déficit de la production agricole, 1868

La conséquence immédiate de l'épidémie sur l'activité économique fut la baisse de la production. Consécutivement à celle-ci, les importations ont également accusé une variation négative. Les statistiques économiques traduisent l'impact du choléra sur l'économie.

Pour l'année 1868, la valeur des denrées et autres marchandises exportées pour la métropole était estimée à 6 006 975 F, contre 7 125 520 F en 1867, soit une moins-value de 1 118 547 F due, d'une part, à une baisse assez notable sur la récolte de la gomme du bas fleuve, qui a eu pour cause les « conditions particulières de l'atmosphère », et d'autre part, au déficit dans l'exportation des peaux de bœuf, dont l'explication résiderait :

dans le soin particulier que mettent les indigènes pour reconstituer leurs troupeaux presque entièrement détruits pendant la dernière épidémie.[104]

Cette tendance se précisait en 1869 à travers les statistiques suivantes. Pour ce qui est des exportations, celles de 1869 présentaient par rapport à 1868 une baisse de 688 935 F dont 243 533,29 F, sont constitués par la baisse de transactions en direction des États-Unis d'Amérique. Cette diminution serait en partie liée, selon l'Administration, à « l'introduction de la culture de l'arachide dans le Nouveau Monde ».

Ces différentes explications de la baisse du niveau économique nous semblent fantaisistes. Cette volonté d'occulter le choléra comme phénomène de régression économique s'expliquerait par le désir de justifier la volonté de colonisation qui, malgré son assise, avait encore des détracteurs. Il fallait également que l'image des colonies, en tant qu'espace insalubre, ne transparaisse pas dans les bulletins d'information destinés au public métropolitain. Ainsi, des faits niés dans ces bulletins d'information sont clairement exposés dans les dossiers administratifs à usage interne.

En réalité, l'épidémie a été la cause principale de la baisse du niveau économique. Les mesures quarantenaires imposées aux ports des pays étrangers atteints de maladies contagieuses ont considérablement réduit les possibilités de transaction. Le mouvement de navigation dans le port de Saint-Louis enregistre une baisse de 55 navires entre 1868 et 1869. Ce ralentissement des transactions explique la baisse de 431,25 tonnes par rapport à 1868. Par ailleurs, la crainte qu'inspirait l'épidémie de choléra a fait que les commerçants n'alimentaient plus qu'avec une grande réserve les succursales de la côte Sud de Gorée.

L'une des conséquences du choléra sur l'agriculture a été la réduction des terres mises en culture avec les vides au sein de la population : cette brèche démographique causée par la grande mortalité et aux mouvements de désertion des paysans. Il s'est ensuivi une crise de subsistance marquée par la raréfaction du mil sur le marché.

Dans le cercle de Podor, où les ravages exercés par le choléra et la panique qui en ont découlé ont gravement compromis la récolte du mil, les terrains recouverts par la crue n'ont pu être tous mis en culture en temps opportun, malgré le fait qu'on était en pleine période d'activités champêtres.

---

[104] *Annuaire du Sénégal et dépendances*,1869, p. 137.

L'administrateur de cette circonscription administrative, évaluant la situation après l'épidémie, disait que les pertes occasionnées par l'épidémie pouvaient être estimées aux deux tiers au moins de la récolte. Celle-ci a été :

> *en grande partie abandonnée sur place et n'a été rentrée que lorsque les populations ont commencé à se rassurer . Le manque général de culture de gros mil, il est à craindre que dans quelques mois la famine ne se fasse sentir dans certaines localités.*[105]

Les craintes de l'administrateur de Podor se sont révélées par la suite fondées. À la suite de la disette de 1866-1867, consécutive à l'épidémie de fièvre jaune, la famine s'est installée dans la vallée du fleuve en 1868-1869[106]. Les exportations de mil en direction de Bathurst, où sévit une très grave famine consécutive aux ravages du choléra, ne rendent pas compte de la réalité du marché, car le produit exporté proviendrait des stocks des années précédentes conservés par les traitants saint-louisiens.

B. - La guerre de la gomme

La gomme, principal produit dans les transactions commerciales de la vallée du fleuve Sénégal, a également subi les conséquences du choléra. Les transactions de ce résineux ont subi une baisse de 400 000 kg en 1868[107]. Cette baisse s'expliquerait d'abord par le fait que les Maures, principaux producteurs tenus dès le début de l'épidémie, ont subi l'embargo des traitants de Dagana. L'administrateur de cette localité remarquait que le commerce était stationnaire et que les Maures n'apportaient que peu de gomme, pour se procurer des produits de première nécessité[108].

Profitant de cette situation de crise, les négociants de Saint-Louis essaient d'imposer, par un compromis, leur prix aux Maures. L'initiative a entraîné une guerre commerciale qui s'est manifestée aussi par des heurts entre traitants installés dans les points de traite.

Cette guerre aboutit à une interruption des activités commerciales de ce produit au mois de juin 1869. Une série de compromis entre agents

---

105 ANS, 13 G 124 : « Correspondance du commandant de Podor au Gouverneur du Sénégal, 29 juin 1869 ».

106 DIENG, Mamadou Moutapha, *op. cit.*, p. 54.

107 *Annuaire du Sénégal et Dépendances, 1868-70*, p. 149.

108 ANS, 13 G 104 : « Bulletin agricole, commercial et industriel du cercle de Dagana, mai 1869 », p. 285.

économiques parvient à résoudre la crise. En témoigne celui qui a été passé à Saint-Louis en avril 1869, entre les négociants au sujet du prix d'achat de la gomme à Dagana et à Podor. Déjà, au mois de mars de la même année, les traitants de Podor, sur ordre des négociants de Saint-Louis, avaient cherché a établir un compromis par lequel le prix d'échange de ce produit de rente devait être fixé à 20 kilogrammes la pièce de Guinée.

La concurrence jouant, plusieurs traitants n'ayant pas voulu souscrire à cet arrangement et sollicitant en vain l'intervention de l'administrateur de Podor, virent appliquer des mesures strictes par les négociants de Saint-Louis, qui avaient le monopole du commerce du fleuve, comme la confiscation des marchandises. Se conformant aux termes du compromis, ils procédèrent même à la vente des marchandises confisquées à la fin de la saison et se partagèrent le produit de la vente, s'ils n'étaient pas les principaux fournisseurs des contrevenants sanctionnés. Par ailleurs, pour faire pièce aux exigences des Maures qui, le plus souvent, réclamaient ou imposaient des cadeaux pour faciliter les transactions au profit du plus offrant, il fut désormais interdit de satisfaire ce type de demande et d'organiser la transaction autre qu'avec la pièce de Guinée. L'usage de l'or ou de l'argent fut également interdit.

Cette guerre commerciale n'a pas été bien approuvée par le commandant de Podor, remarquant que « le compromis est illusoire, car il est difficile d'empêcher de faire sous main des cadeaux aux Maures », et il déclarait ensuite que :

> *Presque tous les traitants envoient leurs sous-traitants acheter la gomme dans le marigot et cela est connu des Maures qui préfèrent nécessairement vendre leur gomme là où le compromis n'est pas en vigueur.*[109]

Cette situation était difficilement gérable, d'autant plus que les contrevenants fréquentaient des points de vente non autorisés.

Cette crise générale n'a pas manqué d'affecter les rentrées fiscales. Elle traduit, d'une certaine mesure, l'intégration des populations dans le nouveau système économique mis en place par l'Administration coloniale.

---

[109] ANS, 13 G 124 : « Correspondance du commandant de Podor au Gouverneur du Sénégal, 29 juin 1869 », p. 37.

C. - La crise financière : ajournement des rentrées de recettes fiscales

Dans cette situation de crise, la perception de l'impôt est à l'origine de quelques troubles dans le Dimar, où les populations ont montré une vive résistance, ce qui obligea l'administrateur de Dagana à procéder à son ajournement. Par mesure de prudence, il déclare attendre que les craintes inspirées par le choléra soient dissipées pour procéder d'abord au recensement de la population, ensuite au recouvrement. Faisant après l'épidémie une estimation de la population de la partie orientale du cercle de Dagana, il déclara que le Dimar était « bien plus peuplé que ne l'ont déclaré les chefs auxquels avait été confié jusqu'à ce jour le soin du recensement » et qu'il en a acquis la preuve :

> *Puisque, malgré le choléra et les immigrations, il n'est pas un village ou camp dont les habitants ne doivent payer un chiffre d'impôt égal, supérieur et même, comme Langobé, double de celui de l'année dernière.*[110]

Cette déclaration pose un certain nombre de problèmes par rapport à l'intérêt qu'accordait l'administration coloniale à la surveillance et au dénombrement des victimes des épidémies. Les considérations de statistiques médicales sont clairement occultées et le décompte est conçu comme instrument de fiscalité. Toutefois, la sévérité de la situation l'obligeait à ne pas imposer la dictature dans la perception de l'impôt.

L'administrateur du cercle de Podor est allé jusqu'à remarquer l'impossibilité de procéder au recouvrement de l'impôt à la suite des ravages causés par l'épidémie. À Bakel, l'administrateur signifiait à son supérieur hiérarchique ce qui suit :

> *En raison des recommandations contenues dans votre lettre du 24 avril relative au recouvrement de l'impôt pour 1868, la désolation dans laquelle se trouvent encore les habitants par suite des ravages du choléra, je suspends provisoirement la mesure que vous me prescrivez de faire rentrer immédiatement l'impôt de 1868, d'autant plus qu'elle n'est pas exécutable pour le moment. Une grande partie de la population ayant succombé aux atteintes du choléra.*[111]

---

[110] ANS, 13 G 104 : « Correspondance de l'administrateur de Dagana au Gouverneur du Sénégal, 28 avril 1869 », p. 31.

[111] ANS, 13 G 180 : « Correspondance du commandant de Bakel au Gouverneur du Sénégal, 11 juin 1869 », p. 11.

Il reconnaissait, quelque temps après, avoir procédé au recouvrement de la cote personnelle (qui s'élevait à 3 âcres par tête) due par les traitants et leurs employés. Face à l'exaspération des populations aux injonctions répétées, il soulignait de nouveau au gouverneur les difficultés de procéder à la levée de l'impôt chez ces derniers en ces termes :

> *J'attends vos ordres pour savoir ce qu'il y a lieu de faire à l'égard des perceptions à opérer pour les villages de Bakel et de Layna. Quant aux villages du Guoy annexés, il ne faut pas y songer à moins d'employer la force. Les chefs de villages ne répondent même pas à mes lettres soit qu'elles soient relatives à l'impôt, soit qu'elles traitent d'autres questions de services.*[112]

Aussi, face au mutisme des chefs africains chargés de la collecte de l'impôt, l'Administration dut finalement se résoudre à constater la situation. L'administrateur du cercle de Podor, après avoir constaté le déficit des rentrées fiscales dans certaines localités de sa circonscription, avoue avoir essayé, en vain, d'en avoir l'explication de la part des chefs des villages concernés. Ainsi crut-il devoir présumer le choléra et l'émigration comme causes de ce déficit[113]. À Matam, les populations les plus démunies ont préféré demander un délai supplémentaire pour s'acquitter de l'impôt[114].

Ces différentes manifestations de la crise économique sont venues s'ajouter au « malaise » social latent. Tout cela n'a pas manqué de se traduire en une crise sociologique ouverte, visible à travers diverses attitudes.

---

112 ANS, 13 G 180 : « Impôt personnel et recensement depuis 1863, que sont devenues les sommes perçues ? », p. 12.

113 ANS, 13 G 103 : « Correspondance du commandant de Podor au Gouverneur du Sénégal, 6 octobre 1868 », p. 83.

114 ANS, 13 G 171 : « Bulletin agricole, commercial et industriel du cercle de Bakel, mai 1869 », p. 14.

II. – Les conséquences politiques

A. - Le choléra et la propagande politico-religieuse

Face à la résurgence de l'émigration vers Nyoro du Sahel et en dépit des stratégies adoptées pour arrêter ce mouvement de dépopulation, la situation empirait et devenait d'autant plus préoccupante qu'aucun chef du Tooro et du Dimaat, excepté Samba Oumhané, n'avait la volonté politique de s'y opposer. Au Waalo, l'administrateur de Dagana, faisant part de ses inquiétudes au gouverneur, proposait la suppression des prières en public qui, selon lui, favoriseraient grandement la propagande religieuse responsable du mouvement migratoire.

Ce rapprochement entre l'émigration et la religion était d'autant plus justifié qu'il était en partie organisé sous l'instigation de certains marabouts. À la faveur des troubles occasionnés par l'épidémie, des marabouts et émissaires de Nyoro du Sahel parcouraient la vallée du fleuve et appelaient les populations à émigrer vers cette destination. Rapportant l'activité de ces agents, l'administrateur de Dagana affirmait ce qui suit :

> *Amadou Khan m'apprend qu'un nommé Amadou Baro, frère du chef de Dialmath, décoré pendant le choléra, est arrivé à Langhobé depuis 3 à 4 jours venant de Nyoro et porteur d'une lettre d'Allagui appelant dans l'Est les populations du Tooro.*[115]

Face à cette situation, l'Administration décida d'utiliser la force pour punir les instigateurs. Le gouverneur Pinet-Laprade demanda alors à l'administrateur de Dagana de :

> *faire fusiller par les soins de Latyr Boye, un marabout qui parcourait les villages de ce dernier et incitait les populations à se retirer sur la rive gauche du fleuve.*[116]

L'incitation des populations à se retirer sur la rive gauche ou à se rendre à Nyoro du Sahel était savamment organisée par les héritiers de Umar Futiyu Taal. En effet, le bruit courait dans la région que ce dernier avait réapparu dans le Macina et ordonnait aux musulmans de la vallée de quitter la rive gauche ou de se rendre à Nyoro pour « laisser le

---

[115] ANS, 13 G 10 H : « Correspondance de l'administrateur de Dagana au Gouverneur du Sénégal, 30 avril 1869 », p. 32.

[116] ANS, 13 G 104 : « Correspondance du commandant de Dagana au Gouverneur, 3 avril 1869 », p. 17.

chemin libre entre lui et Saint-Louis, parce que le nombre d'hommes qu'il devait conduire était tellement considérable qu'ils auraient trop à souffrir ». Cette rumeur, véhiculée par des lettres que ce dernier était supposé avoir écrites, alimentait la peur au sein des populations et augmentait les départs vers Nyoro.

Face à la gravité de la situation, Samba Oumané, chef de Guédé, réunit en avril 1869, à Podor, tous les chefs du Tooro en vue de s'opposer à l'émigration des gens de sa province[117]. Mais cette réunion fut sans effet sur l'évolution de la situation, car sur le chemin de Nyoro du Sahel, le commandant de Bakel, observant le flux migratoire, déclarait dans son télégramme du 29 avril 1869 que :

> *Les habitants du Tooro continuent leur migration dans l'est depuis le commencement du mois, deux caravanes assez fortes sont passées de Bakel se dirigeant vers Nyoro. La première a traversé le fleuve entre Bakel et Cirabo le 3, elle se composait de 200 personnes, femmes et enfants compris : elle marchait sous les ordres d'Alpha Boubacar venant lui-même de Ndiaen.*
>
> *La seconde caravane était beaucoup plus nombreuse que la première ; elle se composait de 475 hommes armés (fantassins et cavaliers), de 80 femmes et 50 enfants. Comme la première caravane, elle se dirigeait sur Nyoro et marchant sous les ordres de deux indigènes, nommés Elimane Manguey et Alpha Amadou.*[118]

S'il nous est difficile d'évaluer le nombre des émigrants, nous pouvons par contre tirer de la recrudescence du mouvement migratoire en direction de Nyoro du Sahel un certain mal-vivre assimilable à une crise du sentiment religieux. Il découle du désir de renouer avec l'islam des origines que seul Nyoro du Sahel semblait encore représenter à l'époque. Car, comparée aux États de la vallée du fleuve, cette localité constituait l'un des derniers bastions où les ambitions de l'islam militant étaient encore affichées[119].

---

[117] ANS, 13 G 104 : « Commandant de Dagana au Gouverneur, 28 avril 1869 », p. 31.

[118] ANS, 13 G 171 : « Correspondance du commandant de Bakel au Gouverneur du Sénégal, 29 avril 1869 », p. 11.

[119] La soumission à Saint-Louis et la déviation de la doctrine originelle du régime théocratique avaient fait naître un mouvement de contestation de la part d'Umar Futiyu Taal, qui estimait que le Fuuta était devenu un *Dar el arb* ou « terre soumise à une puissance infidèle ». En créant Maqama dans le Sud mauritanien, Ceerno Brahim demandait aux gens de la vallée de quitter cette région devenue impure par la faute de ses dirigeants. Cf. KANE, Mouhamadou Moustapha : « Le Futa Tooro », Cours d'histoire de Licence, Université Cheikh Anta Diop, 1993.

Par ailleurs, ce mouvement répondait à une manière d'expier les fautes commises afin de conjurer le mal et d'éviter ainsi le choléra, expression de la colère divine. C'est ce qui explique la conversion massive à l'islam des candidats à l'émigration et la défection de certains chefs indigènes liés à l'administration coloniale. La situation dans le Tooro, où plusieurs chefs, dont Ardo Mangay, abandonnent les charges administratives que leur avait confiées le pouvoir de Saint-Louis, répond à cette logique. Toutefois, l'émigration n'avait pas pour cause que des motifs religieux. Les raisons politiques et économiques ont également déterminé le départ des populations.

B. - L'émigration, une forme de contestation politique

Les turbulences causées par l'épidémie étaient mêlées aux problèmes politiques de l'époque. Aussi, face à l'arbitraire de l'Administration et à celle des chefs autochtones installés par celle-ci, les populations ont-elles utilisé l'émigration comme moyen de résistance politique.

Dans le Waalo, le retour de Sidya Lewon Joob d'Algérie a servi de prétexte à la population, excédée par la tyrannie des chefs autochtones, pour émigrer ou menacer de le faire vers Nyoro du Sahel ou vers la rive droite du fleuve. L'administrateur de Dagana, rendant compte de cette situation, affirmait que :

> *Tout le canton de Mbilor est exaspéré par son chef Samba Dieng, qu'ils disent tyran et despote. Ils menacent d'émigrer et de quitter le pays et d'aller s'installer ailleurs. Ils clament leur préférence pour Sidia, qu'ils veulent pour Brak tout en sachant que le seul Brak est le gouverneur qui a conquis le Oualo en plein jour.*[120]

Il précise plus loin que ces derniers disent qu'ils auraient « accepté le commandement du dernier des Toucouleurs si ce dernier était juste et respectueux des gens qu'il administre ».

Cette crise s'est traduite par le déplacement de villages entiers sur la rive droite, ce qu'atteste le télégramme du chef de poste de Richard-Toll du 6 août 1869 :

[120] ANS : « Correspondance de l'administrateur de Dagana au Gouverneur du Sénégal, 13 novembre 1869 », p. 225.

Les villages riverains du fleuve entre Mbagam et Guiaouar, refusant obéissance a leurs chefs, sont tous passés du côté des Maures.[121]

Dans le cercle de Podor, on notait le même sentiment de défiance à l'endroit des chefs autochtones. Ainsi, les Odabés (segment lignager peul), protestant contre l'arrogance et les exactions de leurs chefs, ont préféré émigrer vers Nioro après la récolte du gros mil. Les Peuls de Botol Hamzka et de Thillé Boubacar se disposaient à faire de même si l'on n'autorisait pas de représailles à l'encontre des Maures ou si l'on ne les protégeait pas assez contre les pillages de ces derniers.

C. - La résurgence des mouvements messianiques en 1868

À la suite des ravages causés par l'épidémie, la crise morale s'est traduite par une exaltation religieuse cristallisée autour du mouvement *madyanké.* Amadou Madiou ou Amadou Sékou profita de ces circonstances pour tirer son mouvement de la léthargie dans laquelle il s'était installé depuis la mort du fondateur, son père. Il interpréta la maladie comme la manifestation de la colère divine provoquée par la persistance du « paganisme » par une mauvaise pratique des enseignements coraniques et de la soumission à l'autorité des infidèles. Il saisit donc habilement le désarroi moral des populations pour leur annoncer que l'adhésion à sa secte était le seul moyen d'échapper à la maladie. Il promettait le chemin du paradis à ceux qui le suivraient dans la guerre sainte qu'il était chargé de mener contre l'administration coloniale, symbole de l'impiété. La réaction de celle-ci ne se fit pas attendre. Une longue guerre opposa les Madyankés à l'Administration et à ses alliés.

Prêchant ainsi la purification par la guerre sainte contre les infidèles et leurs alliés indigènes, le mouvement *madyanké* connut des progrès très rapides de décembre 1868 à mars 1869. Des foules venaient du Cajoor, du Waalo et du Jolof grossir les rangs des Madyankés. Les Peuls sowonabé Botol et beaucoup de Wodaabe de Dekollé se convertirent à l'islam et rejoignirent le mouvement[122].

121 ANS, 13 G 104 : « Télégramme du chef de poste de Richard-Toll à gouverneur, 6 août 1869 » p. 116.

122 Ceci nous amène à la constatation que l'islamisation de la région était incomplète et que certains groupes sociaux étaient encore attachés aux religions traditionnelles.

Les sermons du marabout, qui avaient lieu tous les vendredis après la prière, étaient l'occasion de remobiliser les troupes. Ce vaste mouvement d'adhésion préoccupa l'administration coloniale. Elle dépêcha des espions pour suivre les animateurs du mouvement et cerner les ambitions réelles du leader. Dans le cercle de Dagana, l'administrateur décrivait la situation en ces termes :

> *Il est répandu dans le pays un bon nombre de gens qui disent les prières d'Alagui et de Madiou en commun et prennent le nom de Tiyanes (sic). Le Cayor, le Walo et le Dimar en sont inondés depuis le choléra. D'après les renseignements qui m'ont été fournis par Amadou Khan et Justin Kayar, il y aurait lieu de se préoccuper de ces gens dont beaucoup cherchent des armes.*[123]

Dans le cercle de Podor également, les populations étaient acquises au discours du marabout. Cherchant à comprendre les motifs du succès du marabout dans sa circonscription administrative, l'administrateur disait ceci :

> *Partout où il passe, il prêche la guerre sainte et fanatise les populations. On peut dire que la majeure partie du pays, depuis le poste d'Aéré jusqu'à celui de Dagana est avec lui. Il connaît parfaitement le caractère des Toucouleurs et s'y prend très adroitement pour les attirer à lui. Le mouvement religieux qui se produit ici depuis 9 mois est loin d'être une exaltation passagère, il s'étend de jour en jour : c'est d'ailleurs dans ce fait que le marabout puise le prestige dont il s'entoure.*[124]

En réalité, les progrès rapides du mouvement *madyanké* sont à mettre sur le compte de la peur face à la marche inexorable du choléra plutôt que sur la conviction de ses membres[125]. Toutefois, nous nous interrogeons sur les raisons de la circonscription de ce phénomène dans les cercles de Podor et de Dagana alors que ceux de Matam et Bakel, où le choléra a agi avec la même intensité, semblent peu touchés par ce phénomène. L'état de la documentation ne nous permet pas de répondre à la question. Cependant, nous pouvons remarquer que tous les

---

[123] ANS, 13 G 104 : « Correspondance de l'administrateur de Dagana au Gouverneur du Sénégal, 23 mars 1869 », p. 10.

[124] ANS, 13 G 124 : « Correspondance de l'administrateur de Podor au Gouverneur du Sénégal, 17 octobre 1869 », p. 43.

[125] Dans le Sine-Saloum, on notait également un phénomène similaire qui a expliqué la progression de l'évangélisation. Sous l'effet de l'épidémie, on a noté la construction d'églises par les populations et l'organisation de processions invocant les saints patrons de l'Église et des prières.

mouvements d'essence religieuse qui ont eu lieu dans la vallée ont eu lieu dans les deux premières régions citées. Ainsi, la guerre lancée contre l'administration coloniale et ses alliés eut comme champ de bataille les deux premiers cercles, le Cajoor et le Jolof, où le marabout a des liens de parenté.

D. - La guerre sainte des Madyankés

À la suite de la propagande développée par le *madiou* ou *mahdi*, le pays était selon l'expression de l'administrateur de Dagana « embrasé par un fanatisme absorbé, mais ardent »[126]. Ainsi, pour faire face à la progression de la doctrine mahdiste, l'administration coloniale proposa la suppression des réunions et des prières en public, qui favoriseraient puissamment la propagande religieuse. Le gouverneur Pinet-Laprade déclarait :

> *J'autorise à ce que l'on fasse tout le mal possible aux parents et partisans d'Amadou Sékou partout où ils seront.*[127]

Le conflit armé était devenu alors inévitable. Les Madyankés avaient un allié de taille : l'inondation. En août 1869, le niveau de la crue est de 4,67 m à Podor, donc il était difficile pour une colonne d'opérer par terre à cause de l'inondation. Profitant de la situation, le marabout répand le bruit que les armes des Blancs sont devenues inoffensives et que la preuve de sa prophétie en est que ces derniers ne se hasarderaient jamais à l'attaquer sur terre, et la sévère défaite qu'il a infligée à ces derniers à Mekhé.

En octobre 1869, les Madyankés sont incontestablement maîtres de la région. Le marabout brûle le village de Ndioum, se proclame chef de l'ancien Tooro et s'installe en face de Guédé, dont il organise le siège en réquisitionnant toutes les pirogues. Le village de Guédé et les deux Fanaye étaient les seules localités ouvertement alliées à l'Administration pour lutter contre les Madyankés. Le commandant de Podor constatait déjà en août 1869, que « les habitants massacrent sans trêve ni merci tous nos partisans et ceux de Lamtoro »[128].

---

126 ANS, 13 G 92 : « Oualo. Correspondance avec les chefs indigènes (1862-1880) ».

127 ANS, 13 G 104 : « Correspondance du Gouverneur du Sénégal au commandant du poste de Dagana, 25 juillet 1869 », p. 118.

128 ANS, 13 G 104 : « Correspondance du commandant du poste de Podor au Gouverneur du Sénégal, août 1869 », p. 114.

Et il y ajoutait :

> *qu'il n'y avait d'autres moyens de conserver cette province qui est le boulevard de nos possessions sur le bas fleuve que d'en imposer à ses habitants une vengeance prompte et implacable.*[129]

Pour mener cette guerre, l'Administration se livra à des calculs politiques. Il lui fallait un allié fort pour arriver à bout des Madyankés. Aussi organise-t-elle le coup d'État de Guédé. Le Lamtoro Mouley, alors au pouvoir, était en dépit de son dévouement à l'Administration, d'un caractère faible. Voici d'ailleurs ce que disait de lui le commandant de Podor :

> *Lamtoro Mouley n'a aucune influence dans le Tooro. C'est un homme craintif. Il contribue lui-même à discréditer son autorité en ne tenant aucun compte du vœu des habitants pour le choix de leurs chefs en se faisant payer par ces derniers leur nomination.*[130]

Ainsi, dès le 28 octobre 1869, le Lamtoro Mouley est destitué et remplacé par le Lamtoro Samba Oumané. La nomination de celui qui fut l'ennemi juré de l'administration coloniale s'expliquait par un calcul stratégique bien pensé. En effet, selon l'administrateur de Podor, instigateur de cette destitution, Samba Oumané :

> *est comme caractère et comme influence, l'homme qu'il nous faut à la tête de Tooro pour maintenir la tranquillité et l'unité de commandement dans cette province. Bien qu'ayant été l'un de nos ennemis pendant la guerre du Fouta, nous pouvons compter sur son dévouement à notre cause, tant par suite de ses intérêts que par sa parenté avec plusieurs chefs qui nous sont dévoués. Mais je crois qu'il aurait besoin que nous le soutenions par une démonstration faite par 1 ou 2 vapeurs de l'État, ce qui lui donnerait le prestige nécessaire pour punir les chefs de villages qui se sont prononcés pour Amadou Sékou et pour faire reconnaître son autorité par tout le pays. Car notre domination est méconnue par la plupart des chefs et notables du Tooro.*[131]

L'Administration essayait donc de jouer sur le réseau de relations des gens qui exerçaient un pouvoir réel sur les populations. Ainsi, dès sa nomination, le Lamtoro Samba Oumané, aidé par l'Administration, dirige la répression du mouvement *madyanké* et organise la lutte contre

---

129 *Idem.*

130 ANS, 13 G 124, *op. cit.*, p. 36.

131 ANS, 13 G 124 : « Correspondance de l'administrateur de Podor au Gouverneur du Sénégal, 8 septembre 1869 », p. 40.

l'émigration. Mais ce fut le marabout qui prit l'initiative de la guerre. En novembre 1869, il somma le Lamtoro Samba Oumané de se convertir à l'islam et de venir se joindre à lui dans la lutte contre le colonisateur. Ce dernier rétorqua qu« 'il ferait mettre à mort tout homme qui viendrait de nouveau lui porter semblable proposition »[132]. Cette réponse révèle une certaine pratique du droit de la guerre qui confère l'impunité aux émissaires.

Les hommes du marabout, qui avaient organisé le siège de Guédé, investirent la capitale du Lamtoro le 7 novembre 1869. L'administrateur de Podor, qui avait fourni 2 000 cartouches au Lamtoro, rapporte la bataille en ces termes :

> *Les hommes d'Amadou Sékou sont arrivés devant Guédé en entonnant des versets de Coran et se sont fait tuer comme des fanatiques, la perte du marabout est grande, car c'est dans la première division qu'il avait placé les hommes les plus dévoués. Il avait été ramassé sur le champ de bataille plus 80 fusils, et on évaluait à 120 le nombre de cadavres étendus près du palissadement.*[133]

La victoire du Lamtoro, facilitée par le soutien français, mais aussi par la géographie du terrain (Guédé était entouré aux 3/4 par la crue, n'était accessible que par le fleuve), fut un coup sévère aux Madyankés. Mais en fin stratège, le marabout interpréta la défaite comme une épreuve que Dieu faisait subir aux Madyankés pour éprouver leur foi.

Après la défaite, il pansa ses plaies et tenta de reconstituer son armée dans le but de réinvestir Guédé. Samba Oumané lui aussi, de son côté, voulut en découdre définitivement avec les Madyankés et prépara une expédition sur Tarédji, où le marabout s'était réfugié avec ses troupes. Au moment où les deux protagonistes se préparaient à une guerre totale, la situation politique dans le Fouta décida de l'issue. Le Fuuta, débarrassé par les soins d'Abdul Bubakaar du défi que représentait Ceerno Brahim de Maqama[134], menace d'envahir le Tooro et de le replacer sous sa domination. On réunit 3 000 soldats à cet effet.

---

[132] *Idem,* p. 46.

[133] *Idem,* p. 47. Nous signalons l'extraordinaire conformité du récit de cette bataille consignée dans les archives avec la version de la tradition orale que nous a délivrée le regretté Mamadou Camara, chef du village de Guédé. Le discours de ce dernier, teinté de surnaturel et de merveilleux, expliquait la victoire du Lamtoro par le soutien surnaturel d'une *jihnn* nommée Coumba Tiennel.

[134] L'expédition de Maqama du 4 mai 1869, dirigée par Abdul Bubakaar, détruit la capitale de Ceerno Brahim et fait fusiller ce dernier par le Tounka du Kaméra. Cf. ANS, 13 G 171, 4 mai 1869, p. 14.

Cette menace dirigée par Abdul Bubakaar et l'almamy Saada, récemment réélu, profitait à quelques chefs du Tooro qui étaient opposés au projet de Samba Oumané de marcher sur Tarédji. Certains le forcèrent à renoncer à cette attaque. Ils lui demandèrent de se soucier d'un ennemi encore plus redoutable : le Fouta.

Dans cette situation de bruit de bottes aux portes du Tooro, le marabout démobilisa subitement son armée et décréta unilatéralement la trêve. Cette trêve découle d'un calcul stratégique du maître des Madyankés. Se sachant désormais vulnérable, avec la possibilité pour les troupes coloniales d'opérer par terre à la suite de la décrue, le marabout essayait ainsi d'éviter la confrontation directe qui ruinerait les assises de son succès auprès des populations. Analysant la situation, l'administrateur de Podor affirmait :

> *qu'Amadou Sékou sait donc qu'il n'a rien de sérieux à craindre de notre côté et que le moment est venu où nos troupes pourraient arriver jusqu'à lui. Il sait que ce ne sont pas ses jongleries ni son influence religieuse qui ont soulevé le pays en sa faveur. Il n'a réussi encore à lui persuader qu'une chose, c'est que nous n'irons jamais l'attaquer par terre : en cela, les circonstances l'ayant servi, il veut qu'elles le servent encore. Il n'ignore nullement que c'est à la haine pour notre administration et non pas à son mérite personnel ou à la mission religieuse dont il se pare qu'il doit le prestige inespéré dont il est entouré depuis quelque six mois. Ce prestige, il ne veut pas le perdre, c'est sa force : pour cela, il faut qu'il calme la crainte réelle que nous inspirons à ses partisans, en justifiant à leurs yeux les prédictions. En outre, il était urgent qu'il les satisfît en ne leur imposant un sacrifice inutile à tous les autres fanatiques de bonne foi, l'abandon même momentané de leur plus précieuse culture, le gros mil. Il sent enfin que son monde se lasse d'une situation inutile et dangereuse, qu'il lui faut donner un peu de repos et de tranquillité pour les retrouver plus tard mieux animés par la haine qu'il exploite. Il a semblé faire une concession là où il allait avoir la main forcée et de plus, il espère par cette tranquillité écarter le danger d'une expédition qui pourrait détruire l'effet de ses mensonges.*[135]

La principale conséquence que l'on tire de la popularité du marabout pendant cette crise réside certes dans la peur de la mort, mais également dans le malaise profond que vivait la société tout entière. Ce malaise a pour origine le démantèlement par la colonisation de l'ancien ordre social et la perte de repères culturels des populations. Cette situation,

[135] ANS, 13 G 104 : « Rapport du commandant du poste de Dagana sur la situation politique dudit poste, 30 décembre 1869 », p. 279.

que vivaient déjà si difficilement les vaincus, s'exprimait de temps en temps à travers des mouvements de ce genre. Les populations se lient alors à tout mouvement ou leader représentant la volonté de démantèlement de l'ordre colonial. Les collaborateurs du système colonial furent ainsi désavoués par la population. Ainsi, des chefs populaires et influents dans le Tooro lorsqu'ils étaient hostiles au pouvoir colonial ou lorsqu'ils étaient de simples notables virent leur popularité décroître subitement en raison même de leur dévouement à l'administration coloniale. C'est le cas de Samba Oumané de Guédé.

CHAPITRE IV

LES RÉPONSES DU POUVOIR COLONIAL

La politique sanitaire de la France au Sénégal s'est érigée au fil de la colonisation et des crises sanitaires en un système organisé dans une perspective de domination et d'exploitation coloniale. À partir de 1822, elle s'est appuyée sur un embryon de réseau hospitalier, qui s'est densifié par la suite, d'un ensemble de structures administratives et d'une législation coercitive en vue de « médicaliser » la société.

I. – Les infrastructures

On retient de l'évolution des institutions sanitaires deux étapes distinctes caractéristiques toutes deux d'orientations politiques différentes. La première va de la conquête à la « pacification », pendant laquelle la politique de l'action sanitaire est exclusivement tournée vers la protection de l'élément militaire sans lequel aucune conquête n'est possible. Puis, au fur et à mesure que se développait la colonie, elle fut élargie aux principaux centres administratifs et économiques des Quatre Communes, pour atteindre ensuite les centres secondaires des pays de protectorat. Jusque-là, seuls les Européens et les agents du service sont pris en charge dans la politique sanitaire de la France aux colonies. La deuxième orientation de la politique sanitaire de la politique coloniale est dessinée au début du XXe siècle, c'est-à-dire avant que ne se mette en place la cartographie des institutions sanitaires.

A. - L'hôpital militaire de Saint-Louis

L'hôpital militaire de Saint-Louis, terminé en 1822, est considéré à l'époque comme le modèle des hôpitaux coloniaux[136], de l'hôpital de Gorée, puis des postes médicaux, structures sanitaires simplifiées. Ces derniers étaient constitués d'une pièce en banco qui servait à la fois de bureau et de salle de consultation. Ils s'échelonnent le long de la vallée du fleuve Sénégal (Richard-Toll, Dagana, Podor, Saldé, Matam, Bakel).

[136] Annexe VII : Fig. 1, « Hôpital militaire de Saint-Louis ».

À l'intérieur du pays, nous avons les postes de Nguiguis, Lompoul, Loro, et Sédhiou, et sur la côte, les postes de Rufisque[137], Joal et de Portudal. Institutions militaires, ces différents postes sont exclusivement destinés aux troupes. Cette origine militaire des structures de santé a laissé tout un héritage conceptuel à nos structures actuelles. Ainsi, les titres de la hiérarchie militaire sont restés (infirmier-major, surveillant général).

B. - L'hospice civil de Saint-Louis

Actuel lycée des jeunes filles de la ville, dont la date de création remonterait probablement vers 1853-1854, l'hospice avait, en 1868, une capacité d'accueil de quarante lits. Il n'y avait, selon le médecin Carpot, ni salle de bain, ni matériel approprié pour accueillir les fous qu'il recevait régulièrement[138].

Malgré sa dénomination, les conditions d'accès à l'hospice civil étaient extrêmement difficiles pour les indigènes de Saint-Louis. Ces derniers devaient présenter une attestation d'indigence du maire de la ville certifiant que le demandeur était natif de la commune. En fait, cette structure était destinée aux cadres et agents de l'Administration et aux Européens ou assimilés. L'accès était interdit aux indigènes étrangers à la commune. Ces derniers n'étaient admis qu'à titre exceptionnel, en cas de maladie grave par exemple.

C. - Les infrastructures de Dakar et de Gorée

Toutes ces structures étaient contrôlées par les troupes de la Marine. Dakar, localité comptant environ 1 556 habitants en 1878, ne disposait que d'une infirmerie alors que Gorée et Saint-Louis, siège du gouvernement, bénéficiaient déjà d'une ambulance et d'un hôpital. Pendant l'hivernage, le nombre de malades évacués à Gorée en provenance des établissements de la côte ouest-africaine dépassait de loin les capacités d'accueil. Pour remédier à ce problème, deux propositions ont été données : augmenter le parc des lits de l'hôpital de Gorée ou envisager la construction d'un hôpital à Dakar.

---

137 Annexe VIII : Fig. 3, « Dispensaire de Rufisque ».

138 ANS, H 16 (AOF) : « Dix ans de nosologie à Saint-Louis, 1900 », non paginé. L'hospice civil, actuel lycée des jeunes filles qui porte le nom de Ahmet Fall. L'identification du parrain de l'établissement est controversée, comme l'indique la plaque de l'entrée du lycée. Ahmet Fall, ancien agent du cadre du personnel militaire puis enseignant ou concierge gardien ?

L'épidémie de 1878 précipite le choix de la construction d'un hôpital militaire à Dakar, d'autant plus que l'hôpital de Gorée est démoli pour éviter le réveil du typhus amaril.

Le projet est lancé en 1881 et l'hôpital est inauguré en 1884. Le résultat attendu est de permettre l'isolement complet de l'île de Gorée, qui était considérée comme la porte d'entrée de toutes les épidémies et où se trouvait l'unique hôpital du deuxième arrondissement. L'inspecteur du Service de santé choisit comme emplacement le plateau qui surplombe la ville, dont il est éloigné d'environ 1500 mètres et élevé à 45 mètres au-dessus du niveau de la mer. Trois idées ont présidé à sa construction :

- permettre un isolement facile en cas d'épidémie ;
- donner aux malades le plus de bien-être possible, en assurant une bonne ventilation et en élevant de larges abris contre les rayons du soleil ;
- lutter autant que possible contre l'endémie locale, l'infection paludéenne.

Ceci se traduit sur le plan architectural par une orientation particulière des bâtiments et les nombreuses ouvertures dont ils sont percés, permettant en toute saison l'accès facile de la brise (pour chasser l'air des marais).

D. - Le laboratoire de microbiologie

En 1896, Marchoux, un disciple de Pasteur, est désigné pour le Sénégal ; il fonde à Saint-Louis un modeste laboratoire de microbiologie, première ébauche de l'Institut Pasteur[139]. Il y étudie des questions variées : il poursuit tout d'abord des recherches sur l'origine hydrique de la fièvre typhoïde à l'occasion d'une épidémie observée sur les contingents de troupes amenés en France lors de l'affaire de Fachoda et consacre sa thèse de doctorat sur l'hygiène antityphique[140]. Il se consacre à l'étude du paludisme à Dakar et à Saint-Louis et fait connaître pour la première fois le cycle du parasite de la tierce maligne chez l'homme . Il réalise des expériences de prévention par la quinine.

---

139 Le laboratoire sera transféré à Dakar en 1913 et constitue l'ébauche du premier Institut Pasteur en Afrique noire (voir annexe VII, figure n°1).

140 MARCHOUX, Émile : « Histoire des épidémies de fièvre typhoïde dans les troupes de marine à Lorient », thèse de Médecine, Université de Paris, 1887.

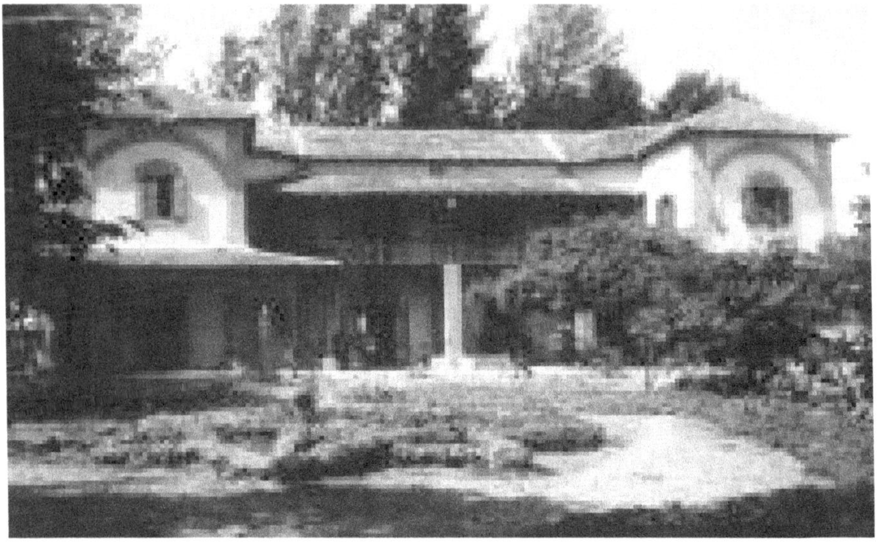

Laboratoire de microbiologie (premier en Afrique) de Saint-Louis du Sénégal, créé par E. Marchoux en 1896 et transféré à Dakar en 1913.

Il devient l'Institut Pasteur de Dakar en 1923.

© Institut Pasteur - Musée Pasteur

II. – La mise en fonctionnement de rouages institutionnels

Face à la réputation d'insalubrité du continent, la pacification biologique, plus que la pacification politique, était la première étape de toute entreprise de colonisation. L'histoire des institutions sanitaires au Sénégal se confond à ses débuts avec celle de la conquête militaire. En effet, la carte géographique des différentes structures sanitaires suit et se superpose à celle de la présence militaire.

L'insalubrité notoire de la colonie, aggravée par les risques de plus en plus importants d'introduction de maladies épidémiques, va décider de la mise sur pied d'une véritable police sanitaire en vue de défendre la colonie des fréquentes introductions de germes pathogènes et de l'éclosion de maladies épidémiques sur place. Ainsi, le Conseil de Santé institué en 1841 est suivi par la création des commissions sanitaires en 1859, et des conseils d'hygiène et de salubrité publique en 1866.

A. - Le Conseil de Santé

Institué en 1841 dans le chef-lieu de la colonie à Saint-Louis, il est constitué de trois membres, à savoir le médecin le plus élevé en grade, le plus ancien chirurgien et le pharmacien en chef. Il est consulté par le gouverneur sur toutes les questions touchant à l'hygiène et à la santé des troupes et de leur casernement. Il statue également sur les demandes de congé de convalescence et de mutation ou de rapatriement pour cause de santé, et veille également à la sécurité des ports, conformément à la législation internationale[141].

B. - Les commissions sanitaires

Leur création est consécutive à une menace d'invasion de fièvre jaune. La première commission sanitaire est instituée d'abord à Gorée le 10 août 1859, par arrêté du commandant supérieur du deuxième arrondissement. Il est procédé le 16 août de la même année à l'institution d'une autre commission, à Saint-Louis. Elles étaient chargées d'examiner et de proposer les mesures propres à préserver la colonie d'une épidémie de fièvre jaune qui sévissait en Sierra Léone. Mais ce n'est qu'en 1874 qu'un arrêté fixa la composition de ces commissions et essaya de déterminer leurs compétences. L'article 4 de l'arrêté du 19 mars 1874 disposait :

> *Les commissions seront principalement consultées sur les mesures à prendre à l'égard des bâtiments venant du dehors ou d'un point quelconque de la colonie avec une patente brute ou au bord de laquelle il y aurait lieu de craindre quelque maladie suspecte. Leurs délibérations serviront de base aux décisions du gouverneur ou du commandant supérieur de Gorée en matière de quarantaine. Elles donnent leur avis sur les questions hygiéniques relatives au régime intérieur des lazarets, au choix des emplacements à affecter aux navires en quarantaine ou à tout autre détail du service sanitaire.*[142]

Ces commissions avaient sensiblement la même composition. Celle de Saint-Louis était constituée par l'ordonnateur, qui en était le

---

[141] Selon le Code international, tout navire entrant ou sortant d'un port étranger doit présenter une patente de santé sur laquelle est fait mention l'état de santé du port de départ et de l'état de santé à bord. Selon que la patente est nette ou brute, le Conseil de santé décide de la mise en quarantaine ou en libre pratique.

[142] « Arrêté portant création des commissions sanitaires », *Bulletin administratif du Sénégal*, 1874, p. 180.

président, le médecin en chef, le maire, le major de la garnison, le chef de service pharmaceutique, un médecin de première classe de la Marine, le chef de service des douanes, le capitaine du port et deux habitants notables nommés chaque année par le gouverneur. Un commis de la Marine faisait office de secrétaire. Ces commissions vont fonctionner jusqu'en 1884, date de la première réorganisation du service sanitaire du Sénégal, qui en institua deux autres à Rufisque et à Dakar.

C. - Les conseils d'hygiène et de salubrité publique

Ils ont été créés à la suite d'une épidémie de fièvre jaune (1866-1867). Les premières structures ont été mises sur pied par arrêté du gouverneur de la colonie du 25 août 1867. Il s'agit des conseils d'hygiène et de salubrité publique de Saint-Louis et de Gorée. Consultés sur les objets ayant trait à l'assainissement de leur localité, la salubrité des édifices publics (écoles, hôpitaux, prisons, etc.) et les mesures à prendre pour prévenir les épidémies et les épizooties, les Conseils, au-delà de leurs missions réglementaires, ont quelquefois apporté le secours médical aux populations indigènes.

III. – L'élaboration d'un cadre réglementaire

La pacification biologique ou la lutte contre les redoutables épidémies nécessitait aussi l'adoption d'un ensemble de lois et de règlements en rapport avec les questions sanitaires.

A. - Des décrets pour contrôler les frontières

L'histoire de la fièvre jaune a démontré qu'à chaque fois que la colonie a été atteinte, la maladie existait toujours depuis plusieurs mois sur un autre point de la côte d'Afrique (bouches du Niger, Sierra Léone, Côte d'Ivoire) avant d'arriver dans les possessions françaises où elle a toujours été importée. Avant 1884, toutes les épidémies de fièvre jaune qui ont régné sur cette côte ont été introduites au Sénégal. C'est sous l'emprise de ces idées qu'a été pris le décret de 1884.

La croissance de l'économie de la colonie entraînant inévitablement des relations sans cesse croissantes avec cesdites contrées, il fallait alors, pour éviter l'introduction de maladies contagieuses, une police sanitaire veillant sur les frontières.

Celle-ci exerce un contrôle sur tout navire entrant ou sortant de la colonie. Selon l'état de santé à bord, elle procède à la mise en quarantaine, à la désinfection des marchandises ou, le cas échéant, à sa mise en « libre pratique ». Ces dispositions étaient formalisées sur le plan international par l'instauration de passeports sanitaires. Ces dispositions sont rigoureusement exécutées, surtout quand la colonie est menacée par une épidémie qui a atteint un port étranger quelconque en relation avec elle.

Ainsi, l'extrême rigueur dans l'application des mesures sanitaires portait atteinte aux intérêts du commerce. Les représentants des Chambres de commerce (constituées depuis 1869) ne manquaient pas de faire pression sur l'Administration. Ceci se traduit au début de chaque épidémie par des atermoiements et des hésitations à donner l'alerte, qui mettaient en branle les inévitables mesures sanitaires, dont la plus redoutée est la quarantaine et les cordons sanitaires.

Le décret du 31 mars 1897, complété par celui du 20 juillet 1899[143], institue la vérification de l'état de santé à l'embarquement et au débarquement des personnes et vise à prendre des mesures en cas d'épidémie. Les navires trafiquants étaient mis en quarantaine pour 3 ou 9 jours sous le régime de suspect et devaient subir la visite médicale des passagers et équipage, la désinfection des vêtements et objets de literie[144]. Ce texte institue en même temps le régime du passeport sanitaire. Par ailleurs, dès qu'une région est déclarée infestée, toutes les autres sont interdites de communication avec elle y compris les territoires étrangers. Pour rendre ces mesures efficaces, des représentations sanitaires diplomatiques avait été créées, avec pour mission de suivre la situation sanitaire de la colonie concernée.

La difficulté de la lutte contre la fièvre jaune est renforcée par le fait que le Sénégal est un espace ouvert, où il est presque impossible de se protéger contre l'importation des maladies pestilentielles. La colonie est en relation constante avec la France par quatre lignes régulières de navigation : les Messageries maritimes, les Transports maritimes, la compagnie marseillaise de navigation et les Chargeurs Réunis. Deux de ces compagnies, qui continuent jusqu'au Brésil et à la Plata (lieux où la fièvre jaune est presque à l'état endémique), font escale à Dakar à leur retour. Les deux autres compagnies touchent dans tous les autres ports de la côte occidentale de l'Afrique et s'arrêtent à Dakar à leur retour. On le voit donc, il est difficile de protéger le Sénégal de l'importation

143 ANS, fonds AOF, 2 G4-22 : « Rapport annuel du Service de Santé, 1904 », p. 3.

144 ANS, 2 G3-19 (AOF) : « Rapport annuel du Service de Santé, 1903 », p. 16.

des maladies contagieuses qui sévissent dans les différents ports avec lesquels il entretient des relations constantes. C'est ce que les lois quarantenaires essaient d'obtenir par l'imposition de mesures de préservation.

Par ailleurs, en plus de la protection des frontières, les communications à l'intérieur du pays posent problème. À partir de 1885, Dakar est reliée à Saint-Louis par un chemin de fer d'une longueur de 265 kilomètres qui ne marche que le jour pour les voyageurs et de nuit pour les marchandises. Le trafic est très actif pendant la saison de traite des arachides, principale production de la colonie. Plusieurs escales sont desservies par le chemin de fer. Il s'agit de Rufisque, Thiès, Tivaouane, Pire Goureye, Ngaye Mekhé, Kelle, Ndande, Louga et Mpal.

En arrivant par la mer, on peut se rendre à Saint-Louis sans passer par Dakar, et aussi gagner Saint-Louis sans passer par la voie du chemin de fer en empruntant les multiples sentiers. C'est la pratique la plus usitée par les indigènes. La multiplicité des portes d'entrée est en période épidémique un problème majeur. L'administration coloniale avait été contrainte de mettre cette police sanitaire. Son recours aux cordons sanitaires, à la pratique de l'arraisonnement et à la mise en quarantaine des bateaux en provenance de zones suspectées de maladies contagieuses entraîna des immobilisations préjudiciables au commerce. Ainsi, pour éviter la perte de temps liée à la mise en quarantaine, certains navires brûlaient les escales déclarées atteintes, ce qui posait le problème du débarquement des marchandises destinées à une autre colonie dans une tout autre.

Les acteurs économiques estimaient que ces quarantaines portaient atteinte au commerce, ceci d'autant plus qu'en vertu de l'article 113 du décret du 29 août 1884, dans la première quinzaine de juin de chaque année, une quarantaine de 5 jours était systématiquement appliquée aux navires en provenance des colonies situées au sud de Gorée.

D'après les présidents des chambres de commerce de Gorée, de Rufisque et Dakar :

> *Cette mesure destinée à sauvegarder la santé publique devient purement illusoire et ne sert qu'à entraver le commerce.*

Dans sa séance du 12 octobre 1893[145], le Conseil supérieur de Santé, statuant sur une pétition de ces Chambres demande la suppression de l'article 113 du décret du 29 août 1884. À ces documents sont venus s'ajouter :

- une lettre des commerçants de Carabane ;
- un vœu de la Chambre de commerce de Sierra Léone ;
- une délibération de la Commission sanitaire de Saint-Louis, Dakar, Gorée et Rufisque au sujet de ces mêmes quarantaines, les commissions sanitaires de Dakar, Gorée et Rufisque.

La Commission sanitaire mit au vote cette proposition. 9 voix votèrent pour le maintien et 6 voix votèrent pour l'abrogation pure et simple de l'article 113. Le médecin en chef du Sénégal proposa alors de modifier l'article 113 et 114 du décret précité et de les remplacer par les suivants :

> *Article 113. Chaque année du 1er juin au 15 octobre, les provenances des pays situés entre la pointe de Sangomar et le Gabon seront considérées comme suspectes. Lesdites provenances ne pourront avoir libre pratique qu'après arraisonnement fait par le médecin, à l'arrivée dans les ports de Gorée, Dakar, Rufisque et Saint-Louis.*
>
> *Article 114 : En cas de maladie ou de décès d'un caractère douteux pendant la traversée et dans le cas où l'autorité sanitaire aurait des motifs sérieux de contester la sincérité des renseignements reçus des pays du Sud, les navires en provenant, lors même que leur patente serait nette, pourraient être soumis à une quarantaine d'observation de 5 jours.*

On passe ainsi d'un régime jugé prohibitif à celui d'une « trop grande indulgence ». C'est pour ces raisons que les services administratifs, pressés par les réclamations des milieux d'affaires, sollicitèrent la création d'un personnel de santé spécial, ambulant et vaccinateur, analogue à celui qui fonctionnait à Madagascar et en Indochine et dont la mission primordiale était de s'occuper surtout de la population noire[146].

---

[145] CAOM, Série Géographique, Sénégal/XI/dossier 47.

[146] ANS, 2 G4-22, *op. cit.*, p. 2.

B. - Un dispositif de contrôle administratif

Les indigènes dissimulaient les cas de maladie aux autorités sanitaires, ce qui ne manquait pas de causer des confrontations avec l'autorité médicale pendant les épidémies. Des mesures administratives seront rendues obligatoires chez les indigènes, telles que la déclaration des naissances et des décès auprès de l'officier de l'état civil[147]. En plus des peines de prison et des multiples amendes pour faire plier les récalcitrants, le dispositif des institutions sanitaires joua le rôle de sentinelle d'observation de l'état de santé des indigènes. Lors des épisodes épidémiques, les dispositions sanitaires étaient exécutées avec rigueur et célérité par un arsenal répressif sans appel.

Au regard des maladies qui nous préoccupent, nous pouvons noter au sujet du choléra, parmi les décisions préventives, l'interdiction de délivrer des patentes nettes aux navires partant de Saint-Louis, ceci pour parer à la diffusion de l'épidémie par ces derniers. L'éviction est également pratiquée par la dispersion des troupes militaires hors des villes, dans des camps de dissémination. Lors de l'épidémie de choléra de 1868, on a aussi fermé les écoles des frères et des sœurs de la congrégation de Cluny et remis les élèves à leurs parents après que deux cas mortels se soient produits dans le pensionnat tenu par les sœurs. Enfin, pour éviter que le choléra ne s'introduise dans l'hôpital militaire, qui comptait à l'époque 164 malades hospitalisés pour d'autres affections, les ordres furent donnés pour que tous les malades ayant le droit d'être admis dans cette structure soient directement envoyés dans un hôpital de fortune installé dans un bateau-écurie flottant, qui avait déjà été utilisé lors de l'épidémie de fièvre jaune de 1866-1867.

Malgré ces mesures, le choléra s'introduisit dans l'hôpital militaire, de sorte que la plupart des malades contractèrent la maladie. Le service de la levée des corps des malades et des morts, institué dès le début de l'épidémie, présente des insuffisances par suite de la désertion des Noirs. On fit alors appel à la compagnie des disciplinaires.

Concernant les mesures curatives, la ville essaie de lutter contre le mal en organisant les soins à donner aux cholériques. En plus de l'hôpital flottant, deux ambulances (hôpitaux de fortune) furent installées dans les extrémités de l'île. Mais, faute de matériel et de personnel infirmier suffisant, on dut renoncer à l'ambulance du Nord.

---

[147] « Arrêté concernant l'enregistrement des actes de l'état civil des musulmans dans les mairies de Saint-Louis », *Moniteur du Sénégal et Dépendances*, n° 936, 10 février 1874, p. 22.

Les cholériques de la ville furent alors dirigés vers les deux autres structures. La plupart des personnes admises dans ces structures étaient ramassées sur la voie publique ou abandonnées dans des cases.

Dès le 21 janvier 1869, la décision qui interdisait aux débitants de boissons de vendre aux troupes de la garnison et aux marins de la station est rapportée[148]. Toutefois, la levée des mesures quarantenaires ne signifiait pas pour autant la disparition des mesures de surveillance. Le moniteur du Sénégal et Dépendances signale à la même période, dans sa rubrique « Justice », des peines d'emprisonnement et d'amende infligées à des indigènes pour défaut de balayage ou pour divagation d'animaux domestiques : les femmes des tirailleurs, qui avaient envahi le camp d'isolement de Gandiole, sont expulsées et maintenues à bonne distance des baraquements. Malgré toutes les mesures coercitives en vue de prévenir le retour du choléra, la maladie réapparaît dans les premiers jours du mois de juin 1869.

Au poste de Podor, dès le début de l'épidémie, des instructions sont données à l'administrateur d'interdire l'accès aux fuyards de l'épidémie, qui tentent de se réfugier dans cette localité[149]. Ceci témoigne du désarroi de la population. Lors de l'épidémie de 1893, la même attitude est constatée par l'administrateur L. Vincent, qui rend compte au directeur des Affaires politiques de la situation :

> *Je reçois de Barabi une lettre de Madior Thioro Fall m'annoncant qu'une femme de Saint-Louis qui était allée à Mbaye-Mbaye pour fuir le choléra est morte sur une route.*[150]

Ainsi, pour combattre le choléra à Saint-Louis, la pratique consistait à brûler de grands feux dans les coins des rues chaque soir pour purifier l'air. Se conformant à l'esprit de ces pratiques, le prêtre de Ngasobil, rapportant les mesures prises dans sa paroisse, déclare :

> *Ce jour-là, il mourut une dizaine de personnes, ce qui dépeuple un grand nombre de cases. Aussi pûmes-nous, afin de détruire les miasmes, mettre le feux à tout le quartier désormais inhabité.*[151]

---

[148] *Moniteur du Sénégal et Dépendances*, 1868, p. 14.

[149] ANS, 13 G 137 : « Correspondance de Lamtoro Mouley au Commandant de Podor, 1er février 1869 », p. 29.

[150] ANS, H 47 (Sénégal) : « Télégramme de L. Vincent, à Monsieur le Directeur des Affaires politiques, le 16 juillet 1893 ».

[151] ANS, 2 Z 1 : « Annales religieuses de Ngasobil, Casamance, Sérères et Soudan, 1846-1900 », p. 275. En France, lors de l'épidémie de choléra de 1832, les médecins parisiens, à l'unanimité, déclaraient que la maladie n'était pas

Les soins apportés aux cholériques se limitent à une potion d'éther associée à de l'essence de menthe et des bouteilles d'eau chaude que l'on appliquait au ventre du malade pour éviter les crampes. Le prêtre de Ngasobil prétend avoir obtenu quelques réussites avec ce traitement. À Saint-Louis, le traitement utilisé après défécation accompagnée ou non de vomissements correspondait à une potion ainsi composée[152] :

- Éther sulfurique : 1 gramme
- Laudanum : 1 gramme
- Sirop de gomme : 20 grammes
- Eau gommée : 20 grammes

On donnait en même temps comme boisson au malade du thé punché chaud. On lui frictionnait les membres avec de l'eau-de-vie camphrée, l'enveloppait dans des couvertures de laine et le chauffait avec des briques chaudes ou des bouteilles remplies d'eau chaude. Le médecin-chef Rulland remarque dans son rapport sur l'épidémie que l'exécution de ce traitement dépendait plus de l'inspiration du médecin traitant que de pratiques éprouvées valables[153].

Le traitement était modifié selon l'état du malade, le thé punché était remplacé par le thé léger d'abord, ensuite par le tilleul aromatisé avec de l'eau de fleur d'oranger. Le bouillon et le vin sucré étaient ordonnés aussitôt que le malade pouvait les supporter.

De telles pratiques ne pouvaient donner de meilleurs résultats. Les statistiques prouvent largement l'échec des médications, même si les contemporains pensaient le contraire.

Quant à la thérapeutique indigène, l'état de la documentation ne nous permet pas de faire avec exhaustion sa description. Il est simplement fait mention par le docteur Rulland de l'introduction d'une médication indigène dans le traitement de la maladie chez ces derniers, ce qui, selon lui, a limité le succès des traitements européens.

Quoiqu'il en soit, l'évolution de la maladie au sein de la population indique que les traitements usités n'ont pas agi favorablement sur la marche de la maladie. Il faut ajouter à ce fait que les structures de prise en charge des malades ne pouvaient répondre à leur mission du fait de leur insuffisance numérique et de la faiblesse des équipements techniques.

---

contagieuse. Cf. Patrice Bourdelais : *Visages du choléra*, Paris, Belin, 1987, p. 75

152 ANS, H 27 (AOF), *op. cit.*, p. 8.

153 *Ibidem.*

L'épidémie de 1893 marque une évolution dans la connaissance de la maladie. La recherche de l'agent causal est entreprise avec succès. Le médecin de la ville de Saint-Louis affirme :

> *Nous nous sommes livrés aussi à la recherche du bacille virgule et nous l'avons trouvé dans presque tous les cas où nous l'avons cherché : le mode de préparation est des plus simples, il consiste à étaler à la surface d'une lame porte-objet un petit fragment d'un de ces flocons blanchâtres qu'on rencontre dans les selles cholériques et à colorer ensuite à l'aide d'une solution aqueuse de violet de méthyle. On voit alors les bacilles virgules très nombreux et animés de mouvements très vifs. Ils rappellent ceux de la tuberculose, mais ils sont moins longs et plus larges.*[154]

La Commission sanitaire de Rufisque, réunie le 11 juillet 1893 en vue de délibérer sur les moyens de se prémunir contre l'invasion du choléra qui sévissait alors à Saint-Louis, préconise un procédé nouveau à la suite de recherches bactériologiques précises :

> *la stérilisation de l'eau du point de vue cholérique à l'aide de l'acide citrique, dont il suffit d'une très faible dose (0,08 centigrade par litre). L'acide citrique, à cette dose, est absolument inoffensif pour l'économie et ne donne pas de goût appréciable aux liquides. Le tout était évidemment de faire accepter par la généralité des Noirs.*

À Rufisque, la municipalité fait réunir à plusieurs reprises les chefs de villages pour vulgariser l'usage de l'eau additionnée de jus de citron.

Analysant les caractéristiques de l'épidémie à Rufisque, le maire de la ville faisait remarquer que les seuls villages épargnés par le choléra sont situés à proximité des fontaines (sources naturelles d'eau potable) qui leur ont procuré une eau abondante et saine, préservée des souillures grâce aux ordres sévères donnés aux chefs des villages voisins par le maire, ordres dont l'exécution a été souvent vérifiée par le commissaire de police. La plupart des cas de choléra observés à Rufisque se sont montrés sur des personnes faisant usage d'eau de puits[155]. Le tableau ci-après semble confirmer ce constat.

---

[154] ANS, H 35 (AOF) : « Rapport sur l'épidémie de choléra de 1893 ».

[155] H 35 (AOF) : « Rapport du docteur Monssoir sur l'épidémie de choléra à Rufisque de 1893 », p. 178.

Tableau N° 4 :

Géographie du choléra à Rufisque en rapport avec la distribution des fontaines

Désignation des localités	Population recensée en 1891	Mortalité	Pourcentage	Observation
Diokoul Diouren	314	8	2,5	
Deumkou	240	4	1,6	
Guendelle	254	4	1,5	
Diokoul Wagna	562	8	1,4	
Thiawlène	421	5	1,1	
Dangou	112	8	1,1	
Rufisque	2054	9	0,4	
Mérina	255	1	0,3	
Thiosso	644	2	0,3	
Diokoul Ranvoo	757	2	0,2	
Diokou Diaene	800	1	0,1	
Village de forgerons	86	0	0	Situés au nord de Rufisque près des fontaines
Diobène	501	0		
Thiarene	501	0		
Village en formation au nord	30	0		
Total	**8131 (sic)**	**52**	**Moyenne 0,6**	

Source : ANS, H 35 « Rapport sur l'épidémie de choléra de 1893 ».

C. - Réactions des indigènes aux mesures sanitaires

Devant les échecs thérapeutiques, les indigènes ont opposé une vive résistance au corps médical. Le chef de Service de santé met cette résistance sous le compte du « fatalisme musulman » et de la répugnance instinctive qu'éprouvent en général les Noirs pour les méthodes de traitement européens. À Saint-Louis, pour faciliter l'application des mesures sanitaires, le maire décide de partager la ville en un certain nombre de petits quartiers, et de placer ces quartiers sous la surveillance d'une ou de plusieurs personnes ayant la mission de rechercher les malades, de leur donner les soins les plus urgents en attendant l'arrivée des médecins et aussi de faire connaître à la municipalité les localités contaminées, qui sont immédiatement désinfectées par des agents spéciaux placés sous la direction du commissaire de police.

À Dakar, les indigènes égarés par des bruits malveillants venus de Saint-Louis se cachaient des médecins dont ils avaient peur, et pour arriver à leur but, se cachaient aussi des personnes qui auraient pu les soigner. Je fis redoubler de surveillance. C'était une vraie chasse aux malades, mais on les découvrait quand ils étaient mourants, et le médecin les trouvait morts[156].

Nous pensons que la raison essentielle de cette défiance réside dans la méfiance du traitement prodigué, qui faisait plus de morts que de guéris. Ainsi, lorsque les médecins ont voulu pratiquer des injections hypodermiques d'éther ou de caféine, les marabouts ont insinué à leurs fidèles que ces piqûres avaient tout simplement pour but de faire mourir le malade plus tôt. Les populations avaient à l'esprit les méthodes utilisées contre les troupeaux lors de l'épizootie de 1892, qui a consisté à abattre les bêtes malades pour arrêter la propagation de l'épizootie. Elles se sont donc opposées physiquement au personnel médical pour empêcher l'accès aux cases. Contestant les choix thérapeutiques proposés par l'Administration est réduit à constater que :

> *Si les indigènes refusaient constamment nos soins, en revanche, ils suivaient scrupuleusement les conseils de leurs marabouts, qui leur prescrivaient les pratiques les plus fantaisistes et les plus bizarres, parmi lesquelles je citerai l'absorption d'eau contenant des feuillets de Coran en macération, des bains prolongés dans le fleuve, des frictions de courges fraîches sur le ventre et enfin l'usage d'un remède composé d'une décoction de fiente d'âne dans de l'urine de mouton.*[157]

La gestion de l'épidémie de choléra à Dakar s'est heurtée à l'opposition de la population lébou, réputée hostile à la médecine européenne. Cette résistance portée par le groupe socio-linguistique lébou n'est pas spécifique à l'épidémie de choléra, mais elle est portée à tout le système thérapeutique européen. Analysant les causes de la résistance des Lébous, le maire de la ville constate que :

> *Le Lébou s'adresse peu à la médecine européenne comme aux écoles. Il ne va pas à l'école française ou arabe parce qu'il est lébou, vous réplique-t-il. De même, il ne s'adresse à nous que pour des maladies durant depuis assez longtemps pour qu'il ait perdu confiance en lui-même et son savoir.*

---

156 ANS, H 35 (AOF) : « Rapport du maire de Dakar au Directeur de l'Intérieur, octobre 1893 », p. 2.

157 ANS, H 35 (AOF), *op. cit.*, p. 20.

Il reconnaît néanmoins que quelques chefs de villages ont, lors de cette épidémie, rendus de réels services en propageant les idées relatives à la prophylaxie. Dans une demande adressée au directeur de l'Intérieur à la fin de l'épidémie, en vue de décerner la médaille des épidémies, le maire de Rufisque demandera une médaille d'argent de 1re classe pour Samba Dieng, le chef du village de Thiawlène. Cette récompense a pour but avoué de vaincre la défiance des Lébous musulmans, réfractaires aux remèdes européens. En outre, cette distinction décernée à l'un des leurs est destinée à flatter leur amour propre en vue de les rapprocher de l'Administration et de ses méthodes.

La question de l'acceptation de la médecine coloniale n'est pas une spécificité du groupe socio-linguistique lébou. Elle est une constante chez la plupart des groupes socio-linguistiques de la Sénégambie. L'analyse de Frantz Fanon sur les rapports entre le colonisé et le pouvoir dominant résume bien la question de la complexité des attitudes. Son analyse sur la société algérienne est valable à plusieurs points de vue sur l'espace sénégambien. Parlant de la médecine, il dira :

> *La science médicale occidentale introduite en Algérie en même temps que le racisme et l'humiliation a toujours, en tant que partie du système oppressif, provoqué chez l'autochtone une attitude ambivalente. On retrouve d'ailleurs cette ambivalence à propos de tous les modes d'être présent de l'occupant. Avec la médecine, nous abordons l'un des traits les plus tragiques de la situation coloniale.*[158]

Il y a ainsi, chez le colonisé, une volonté de se mettre à l'écart du système colonial et même les indigènes qui acceptent de « prendre la pénicilline ou la digitaline tiennent à suivre le traitement du guérisseur du quartier ». Ce qui signifie que la persistance des systèmes thérapeutiques indigènes, la volonté de négation de ces pratiques par les tenants de la nouvelle médecine, est la source des conflits et rejets de celle-ci par les indigènes.

---

[158] FANON, Frantz : *Sociologie d'une révolution : l'an V de la révolution algérienne*, Paris, Maspéro, 1959, p. 107.

IV. – Les autres mesures de lutte

A. - L'exemple de Saint-Louis

Lc mairc dc Saint-Louis convoquc, lc 2 juillct 1893, lc Conscil d'hygiène, en vue d'arrêter la marche de la maladie. C'est ainsi qu'on décida le nettoyage et l'assainissement des rues et des quais, l'isolement des malades dans les limites du possible, la désinfection des maisons contaminées, l'incinération des paillasses, nattes et effets en usage ayant servi aux décédés, la surveillance rigoureuse des cimetières et l'inhumation rapide des morts dans des fosses profondes (1,50 m de profondeur). Cette dernière mesure allant à l'encontre des rites religieux n'était pas sans poser problème. Ces mesures furent complétées par le licenciement des écoles publiques et la suppression de la fête nationale de juillet dans le but d'éviter les agglomérations de population, qui sont toujours dangereuses en temps d'épidémie.

Des affiches furent apposées sur les murs et des instructions furent communiquées aux notables pour indiquer les premiers soins à donner aux malades en attendant l'arrivée du médecin. Enfin, des médicaments et des substances désinfectantes furent distribués gratuitement à la mairie et à l'hospice civil, en même temps qu'un Service médical constitué par les médecins de la Marine fut organisé afin de soigner de jour et de nuit les cholériques à domicile.

La Commission sanitaire se réunit le 3 juillet 1893 et constate officiellement le caractère épidémique de la maladie. Il convient de noter que la Commission est divisée sur la nature de la maladie. Certains estiment que cette période de l'année est souvent marquée par des cas assez nombreux de cholérine dans la population indigène. Ces accidents seraient dus « aux dires des gens du pays, à la consommation de jeunes requins et de crabes qui apparaissent en cette saison et aussi à l'injection de viandes abattues pour célébrer la fête de la Tabaski et que les Noirs, ne pouvant l'absorber en une seule fois, gardent pendant plusieurs jours et mangent à un état souvent très avancé ».

B. - Cas de Dakar

En juillet 1893, alors que Saint-Louis est en pleine épidémie, la municipalité de Dakar organise la défense de la ville en vue de se protéger contre une éventuelle importation de la maladie. Le maire impose la propreté de la ville en organisant des corvées encadrées par la police. Les populations enfouissaient ou brûlaient toutes les immondices que les tombereaux ne suffisaient pas à porter à la mer. Le 15 juillet 1893, un homme atteint de choléra se signale dans le train à destination de Dakar. Il est conduit au lazaret[159] où il meurt le 17 juillet sans avoir communiqué avec la ville.

Après avoir évité une première fois l'introduction de la maladie, le choléra se déclare le 27 juillet 1893 au centre-ville de Dakar, chez un Noir en provenance de Saint-Louis. Pour endiguer le fléau, le malade est absolument isolé, un agent de police en faction posté dans la cour de la maison avec consigne d'interdire toute visite. La mairie met deux personnes à la disposition du malade avec interdiction de toute visite. Du 8 au 14 septembre, la ville compte plusieurs décès cholériques. Ce n'est qu'au 15 septembre que la maladie est reconnue officiellement. Le marabout Limamoulaye indique à l'autorité administrative que la maladie était connue à Yoff depuis le 11 septembre, sans qu'il soit possible de dire d'où elle était venue – la première victime, selon les dires du marabout, n'avait pas quitté le village depuis longtemps. La maladie est contenue entre la rue Vincent et les dunes[160]. Le marabout indique à l'autorité administrative les statistiques de décès dues au choléra. La maladie a fait à Yoff beaucoup de victimes (environ 80) au mois de septembre, soit 4,7 victimes par jour. Face à la gravité de l'épidémie, le docteur Moreau, médecin de deuxième classe de la Marine et Fara Biram Lô se rendent le 23 septembre à Yoff, font rassembler les habitants du village et leur indiquent les précautions à prendre. Il s'agit entre autres de la désinfection et de l'incinération des effets ayant appartenu ou ayant été touchés par le décédé, ainsi que l'inhumation à au moins à 1,50 m de profondeur, et du bichlorure d'acide phénique et de la chaux répandus sur les tombes. Un lazaret fut construit dans l'îlot de Ngor, avec obligation d'y transporter tout malade, quelle que soit la durée de sa maladie.

---

159 Le lazaret est un établissement généralement implanté à proximité d'une agglomération importante, destiné à l'origine à isoler les pestiférés de façon à éviter que l'épidémie ne se répande en ville. Le premier établissement de ce genre fut fondé au XIVe siècle sur l'île Notre-Dame de Nazareth, près de Venise. À partir du début du XIXe siècle, les lazarets sont établis spécifiquement auprès des ports de façon à mettre en quarantaine équipages, passagers et marchandises des bateaux suspects.

160 ANS, H 35 (AOF), *op. cit.*

Tableau N° 5:

Décès cholériques à Dakar à la date du 27 août 1893

Quartier	Nombre de décès	Nombre d'électeurs
Hock	22	144
Santiaba	9	238
Tiédéme	17	151
Tiérine	19	58
Ngaraff	0	36
Mboth	4	93
Kaye	3	81
Diéko	2	45
Tann	5	26
Yakhadieuf	1	50
Dakar (centre-ville)	5	430
Total	**87**	**1352**

Source : ANS, H 35 : « Rapport sur l'épidémie de choléra de 1893 ».

1. - Les mesures de lutte contre l'épidémie

Les mesures de lutte contre l'épidémie à Dakar sont similaires à celles prises à Saint-Louis : désinfection, incinération des effets ayant été touchés par les décédés, inhumation à au moins 1,50 m de profondeur et arrosage des tombes avec du bichlorure d'acide phénique et de chaux. L'Administration procède à la construction d'un lazaret sur l'île de Ngor en face de Yoff, où sont transportés tous les malades du village. Fara Biram Lô, interprète de l'administrateur du Cercle de Dakar-Gorée, constate que le village était très propre et le bichlorure largement employé. L'Administration recommande à la population de ne boire que l'eau préalablement bouillie. Le marabout Limamoulaye participe activement à la prévention.

2. - Le traitement du choléra en 1893

Le traitement employé dans les hôpitaux a été, avant tout, un traitement de symptômes. On s'efforçait d'abord de réchauffer les malades par tous les moyens possibles : on combattait les crampes douloureuses par des frictions rapides et énergiques faites sous les couvertures avec de l'eau de vie pure ou camphrée, comme boisson courante, du thé punché chaud, le vin chaud à la cannelle, les vins généreux, le champagne ont été utilisés pour exciter la circulation et relever les forces abattues. L'opium sous toutes ses formes, l'éther le chloroforme, l'acétate d'ammoniaque et l'alcool constituent pour ainsi dire la base de la thérapeutique usuelle du choléra ; ces différentes substances associées et dosées dans les proportions indiquées pour chaque cas particulier et administrées sous forme de potion par cuillerée toutes les demi-heures ont donné souvent de bons résultats, selon le corps médical. Les grands bains à la température du corps soulageaient parfois beaucoup les malades.

Les injections hypodermiques d'éther et de caféine ont été fréquemment employées contre la prostata des forces et la tendance au *collapens*. Le docteur Dunand, médecin de première classe de la Marine, chargé du service des cholériques à l'hôpital militaire, a eu recours plusieurs fois aux injections intraveineuses de sérum artificiel (formule de Hayem). Dans un certain nombre de cas, le pouls et la température ont paru se relever un peu à la suite de ces injections. Parmi les observations cliniques du suivi médical du sergent Moumar, des Tirailleurs sénégalais, suite au traitement, on lit ceci :

> *Entré le 17 juillet à 5 h 30 du soir, avait été pris des premiers symptômes à 2 heures. Température à l'entrée 35°, optomie état comateux, aspect presque cadavérique. À 6 heures du soir, on pratique une injection intraveineuse de 1 800 grammes du sérum artificiel. Le pouls devient sensible aussitôt, la voix reparait, la température se relève à 38°. À 8 heures du soir, température 38,1°. Le pouls a disparu de nouveau. Décès à 10 heures. Dans deux ou trois autres cas, des effets analogues ont suivi les injections intraveineuses, mais l'amélioration ne s'est pas maintenue et les malades ont tous fini par succomber. Quoique nous n'ayons pas obtenu de résultats sérieux à l'aide des injections intraveineuses, je crois pourtant qu'il ne faut pas pour cela abandonner ce mode de traitement : s'il n'a pas mieux réussi jusqu'ici, c'est peut-être parce qu'on a attendu trop longtemps avant d'y avoir recours.*[161]

De tels échecs poussaient à la suspicion de la part des malades et de leur entourage. Il est par ailleurs intéressant que certains produits entrant dans la médication (le rhum) ne pouvaient être admis pour des raisons religieuses par certains groupes sociaux. Cette raison poussa Limamoulaye à substituer le rhum à l'alcool de menthe.

---

161 ANS, H 35 : « Rapport sur l'épidémie de choléra qui a sévi au Sénégal pendant le 3e trimestre de l'année 1893 », p. 19.

Conclusion

Dans la deuxième moitié du XXe siècle, la conjonction d'un ensemble de faits environnementaux, politiques et socioculturels participe à l'aggravation de la situation sanitaire dans la colonie du Sénégal. La mise en place des structures médicales nouvelles permet l'élaboration d'une nouvelle discipline scientifique, la médecine tropicale, et favorise l'exportation des modèles culturels européens dont la finalité était le démantèlement des structures sociales et l'instauration d'un ordre social nouveau à travers « l'hygiénisme » imposé par la force coloniale, et l'urbanisation avec ses modèles de comportement sociaux. Cette évolution s'accompagne de profonds bouleversements multiformes (crise économique, politique et sociale), mais également du renouvellement des idées et pratiques médicales.

DEUXIÈME PARTIE

LA FIÈVRE JAUNE EN QUESTION : DISCOURS ET PRATIQUES DES ÉLITES COLONIALES (1900–1960)

CHAPITRE I

LES MANIFESTATIONS DE LA FIÈVRE JAUNE EN 1900 ET 1927

Le début du siècle coïncide avec un développement fulgurant de la colonie du Sénégal, dont la construction du port de Dakar constitue l'élément le plus visible. Ce bel élan est brusquement remis en cause par l'épidémie de fièvre jaune de 1900, qui vide la colonie de plus de la moitié de sa population européenne fuyant le foyer d'infection.

Les répercussions politiques de l'épidémie en France sont énormes. La presse se saisit de l'affaire et indexe le laxisme des autorités coloniales accusées de livrer les coloniaux à la mort. Par ailleurs, l'analyse des réponses apportées à la lutte contre l'épidémie montre clairement le retard de la recherche médicale française sur la maladie et l'immobilisme scientifique des acteurs de la recherche biomédicale dans les colonies.

L'épidémie de 1927 constitue un tournant dans la lutte contre la maladie. Celui-ci se réalise à travers la mise en réseau de savants coloniaux de plusieurs puissances coloniales (France, Angleterre) et d'un laboratoire de recherche américain de la fondation Rockfeller, ainsi que par l'organisation d'une conférence intercoloniale, qui permirent une avancée notable dans la recherche médicale, qui aboutit à la mise en place du vaccin français contre la fièvre jaune. Le discours et les pratiques médicales se transforment et aboutissent à une politique progressive de mise à l'écart de la population indigène et syrienne, jugée désormais comme élément vecteur de la maladie.

I. – L'épidémie de 1900

A. - Un terrain favorable

Au début du siècle, on assiste à un redéploiement des centres économiques de la colonie du Sénégal de Saint-Louis vers Dakar. Ce déplacement s'explique en partie par le développement de la culture de l'arachide dans les régions périphériques de Dakar, la construction du port et l'érection de la ville comme capitale de l'AOF, en 1902. L'importance militaire, économique et administrative de la nouvelle capitale favorise l'implantation des firmes françaises intéressées dans la commercialisation de l'arachide. La ville de Dakar devient ainsi l'une des plus grandes concentrations de populations européennes. Elles représentaient autour de 10 % de la population totale de 20 000 habitants en 1905. À la même période, la population des Quatre Communes comptait autour de 68 000 habitants, soit 6 % de la population de la colonie[162].

La majorité des migrants attirés par la capitale fédérale étaient composée, selon Echenberg, d'anciens esclaves. Ces derniers, que les Lébous désignaient sous le vocable de *Dokhedem*, étaient perçus avec méfiance, redoutant une concurrence de la part de cette population que nous retrouvons dans les textes officiels sous le vocable de « population flottante ». Les statistiques la concernant sont difficiles à établir. En 1910, alors que les statistiques officielles fixaient le nombre de la population de Dakar à 17 000 habitants, celui des populations flottantes était de 30 000 habitants. Les conditions d'existence effroyables dans lesquelles vivent ces derniers, décrites par C. Jojot, sont éminemment favorables à l'éclosion des maladies de toutes sortes. Selon cet auteur :

> *Their misery is only too frequent. Many blacks don't eat enough to curb their hunger, biscuit soaked in water, a little rice and sugar. Most are poorly dressed and if they pay a high price in the winter season with respiratory infection, this is because they are cold. Many live in insalubrity houses where the rain penetrates.*[163]

Le déplacement des centres économiques s'accompagne d'un changement dans la géographie des épidémies. L'apport massif de populations ainsi que leurs conditions d'existence sont avancés comme éléments explicatifs du développement des épidémies et de leur sévérité. Ceci se vérifie dans le cas de la ville de Dakar et des escales, lieux de traite de l'arachide.

---

162 ECHENBERG, Myron: *Black death, white medecine : bubonic plague and the politics of public health in colonial Senegal, 1914-1945*, Oxford, David Phillip, 2002, p. 29.

163 *Ibidem.*

B. - Géographie de l'épidémie de 1900

Le 16 avril 1900, un employé de l'entreprise Hersent est dirigé d'urgence à l'hôpital pour *angine grave.* Le malade, arrivé à 10 heures du soir, meurt en moins d'une heure après avoir eu un vomissement noirâtre. Température : 39°, il était malade, paraît-il, depuis quatre jours. L'autopsie conclue à un *accès pernicieux.* Le 19 avril, un autre malade est hospitalisé, présentant un tableau clinique ressemblant fort à la fièvre jaune : « ictère, vomissements bilieux contenant du sang, épigastralgie, anurie, épistaxis, etc. ». Ce cas fort suspect est également confondu aux 6 cas de décès analogues qui se sont produits pendant les 5 précédents mois. Toutefois, le médecin principal Lafage émet pour la première fois des doutes sur la nature de la maladie et fait remarquer à ses jeunes camarades :

> *En d'autres temps ou en d'autres lieux, cela ressemblerait fort à un cas de fièvre jaune.*[164]

Ces doutes ne furent pas considérés comme fondés, étant donné l'époque de l'année où l'on se trouvait. Généralement, l'expérience a montré que la maladie ne se manifeste au Sénégal que pendant l'hivernage. Le fait que la maladie ne se soit pas manifestée depuis 1881 fit qu'on ne songea pas à elle. Plusieurs décès analogues eurent lieu à des périodes différentes jusqu'au 8 mai 1900. À cette date, les symptômes des malades à l'hôpital sont tels que le diagnostic de fièvre jaune s'impose. Le 17 mai 1900, le gouverneur général fait parvenir au ministère des Colonies le télégramme ci-après :

> *J'ai l'honneur de vous communiquer, à titre d'information très confidentielle, ce qui suit : depuis le 16 avril, six cas suspects de maladie revêtant le caractère analogue fièvre jaune suivis de mort sont survenus dans la population de Dakar ; nous veillons !*[165]

Le même jour, le directeur de la Santé donnait l'ordre de porter sur les patentes des navires la mention suivante : « il existe quelques cas isolés de fièvre jaune à Dakar et dans ses environs ». Ce libellé concerne également Rufisque et Gorée.

---

[164] KERMORGANT, M.-A. : « Épidémie de fièvre jaune au Sénégal du 16 avril 1900 au 28 février 1901 », *Annales d'Hygiène et de Médecine Coloniales*, Paris, 1901.

[165] *Idem*, p. 16.

La fièvre jaune est ainsi reconnue officiellement, mais trop tard pour que Saint-Louis puisse prendre des mesures efficaces de prévention contre Dakar et Gorée. L'annonce de la déclaration officielle du fléau n'effraya pas outre mesure la population de Dakar. Celle-ci ne porta pas de crédit aux déclarations des médecins. Rendant compte de cette situation, Kermorgant écrit :

> *Il fut bon ton de proclamer que les médecins se trompaient. Les vieux Sénégalais ne pouvaient croire à la réapparition de la fièvre jaune. Ce n'était pas là la marche des anciennes épidémies ; ces cas isolés, se produisant sur des points différents et très éloignés les uns des autres, n'étaient que des formes graves de paludisme occasionnées par les travaux effectués à Dakar.*[166]

Cet état d'esprit des populations au début de l'épidémie relève le divorce entre le corps médical et les populations. Il explique mieux les raisons des nombreuses protestations et pétitions de la part des populations contre le bien-fondé des mesures prises par le corps médical.

C. - Les mesures de défense

La dissémination des troupes fut prescrite et exécutée le 22 mai, que des mesures quarantenaires furent en même temps édictées contre les provenances du deuxième arrondissement. Les différents arrêtés pris par les municipalités renforcent les mesures de propreté, d'hygiène et de salubrité publique. Les bulletins sanitaires de Dakar et de Rufisque furent affichés tous les jours à la porte de la mairie, de l'hôpital et de la Poste dans les principales villes de la colonie (Dakar, Saint-Louis, Thiès, Tivaouane, Rufisque et Dakar).

Pour circonscrire le développement de la maladie et éviter que le chemin de fer ne serve de moyen de diffusion de la maladie, il est décidé, par arrêté du gouverneur général, en date du 20 mai 1900, de procéder à un contrôle des voyageurs en provenance du 2e arrondissement et d'établir une quarantaine. À cet effet, une étuve de désinfection et des baraquements furent établis dans l'escale de Kelle, où les voyageurs en provenance du premier arrondissement devaient passer une quarantaine d'observation de 9 jours, au bout desquels ils pouvaient rejoindre la ville de Saint-Louis par un train sanitaire spécial.

---

166 *Idem*, p. 25.

À la demande des habitants de la ville de Thiès, les stations du chemin de fer situées entre Rufisque et Kelle ne pouvaient recevoir des passagers en provenance des villes de Dakar, Gorée et Rufisque qu'à la condition que ces derniers subissent une quarantaine d'au moins égale à 9 jours. Les voyageurs venant par voie maritime sont mis en quarantaine d'observation au lazaret de Baba-Gueye. Des gardes sanitaires placés sur les ponts de Khor et de Leybar ainsi que sur certains points du Gandiolais surveillent strictement toutes les entrées de la ville de Saint-Louis. Les indigènes provenant du second arrondissement ne sont autorisés à se diriger du côté du chef-lieu qu'après avoir consenti à la désinfection complète de tous les vêtements en leur possession.

La mise en pratique de ce dispositif se heurte à des difficultés énormes. Les populations des villes de Thiès et de Tivaouane se trouvent confrontées à des problèmes de ravitaillement du fait des restrictions sur la circulation des trains, qui ne doivent plus prendre de passagers ni livrer des marchandises dans les stations de ces villes. Les habitants de ces localités rédigent des pétitions réclamant aux autorités de surseoir à ces mesures. On procède au remplacement de la quarantaine par l'obligation du passeport sanitaire. Celui-ci oblige le voyageur à se présenter devant le médecin pendant les 9 jours suivant son arrivée, pour vérifier son état de santé. À Dakar, les propriétaires des immeubles dits « cases », en bois, sont tenus de faire passer à la chaux l'intérieur et l'extérieur de leurs demeures[167]. Une surveillance stricte des cimetières est organisée. Le 21 juin 1900, un cas caractérisé de fièvre jaune suivi de décès est signalé à Rufisque. Un arrêté mettant la ville en quarantaine et instaurant un cordon sanitaire à un kilomètre autour de la ville, de façon à l'isoler du reste de la colonie, est immédiatement pris. Le service du chemin de fer est suspendu entre Rufisque et Thiès. Des dispositions sont prises pour assurer l'évacuation immédiate de la population européenne vers la métropole. À Gorée, l'évacuation de la garnison sur un point de la côte aux environs de Yoff est également décidée. Pendant que les populations quittent la colonie, les villes s'organisent et se protègent contre les risques d'introduction de la maladie. La surveillance se fait beaucoup plus rigide au mois d'août. Désormais, les maisons dans lesquelles se manifestaient des cas de fièvre jaune sont mises sous surveillance

[167] « Arrêté du maire de la commune de Dakar prescrivant certaines mesures sanitaires », *JOAOF*, 25 mai 1900, p. 222.

policière, les cimetières surveillés, et les conditions d'inhumation des personnes décédées de la maladie réglementées. À Saint-Louis, l'arrêté du maire de la ville précise :

> *Article premier - Conformément aux dispositions de l'arrêté du 26 juillet de M. le Gouverneur général, dès qu'un cas de fièvre jaune ou suspect de fièvre jaune se manifestera dans un magasin, atelier, établissement public ou habitation privée, le malade devra être complètement isolé dans la maison même. Le commissaire de police, prévenu par les soins de Monsieur le Directeur de la Santé, enverra immédiatement un agent pour surveiller la maison.*[168]
>
> *Article 9 - Toute personne décédée de la fièvre jaune, de quelque religion qu'elle appartienne, sera mise en bière. Dans le cas de décès de musulman, la police sera chargée de veiller à ce que cette prescription soit observée. De la chaux vive sera mise dans le cercueil et, plus tard, au moment de l'enterrement, il en sera encore répandu dans la fosse. Un agent de police veillera à ce que, s'il s'agit d'un musulman, le corps ne soit pas retiré de la bière au dernier moment.*

La gravité de telles dispositions n'a sans doute pas manqué de soulever des résistances et des conflits ouverts entre ceux qui étaient chargés d'appliquer la loi et ceux qui subissaient sa rigueur. L'état de la documentation ne nous permet pas d'affirmer avec certitude cette réalité. Toutefois, le fait que l'Administration ait cru devoir rappeler aux populations les dispositions de la loi sur la police sanitaire de 1822, prévoyant, entre autres, la peine de mort aux contrevenants des dispositions des règlements sanitaires, nous laisse croire que l'application de ces mesures ne fut pas aisée. Ceci d'autant plus que les literies, draps et effets ayant appartenu aux malades devaient être livrés aux flammes.

Au mois d'octobre 1900, l'épidémie apaise ses fureurs. Des services de désinfection publique sont institués à Saint-Louis, Dakar et Gorée. Toutefois, l'ampleur des désertions est telle que le Conseil général ne peut se réunir pour procéder au vote du budget de 1901, du fait du départ de la majorité de ses membres. Les insertions du service de la curatelle dans le Journal officiel de la Colonie invitent les créanciers et débiteurs des personnes décédées à produire leurs titres de créance en vue de la liquidation des successions.

---

168 « Arrêté du maire de Saint-Louis prescrivant les mesures à prendre en cas de fièvre jaune », *JOAOF*, 1er août 1900, p. 386.

II. – L'épidémie de 1927

Après l'épidémie de 1900, la fièvre jaune se manifeste à nouveau au Sénégal en 1912. L'épisode de 1912 fit quelques victimes et fut rapidement circonscrit par des mesures énergiques proposées par la mission Roubaud. À la suite de cette épidémie, la fièvre jaune disparut à nouveau de la nosologie du Sénégal, pour ne réapparaître qu'en 1926.

A. - Géographie de l'épidémie

Après un sommeil de près de quatorze ans, la fièvre jaune s'est « réveillée » au Sénégal vers la fin de 1926, et d'octobre jusqu'à fin janvier 1927, elle a donné 34 cas (18 Européens et 16 Syriens) avec 29 décès (14 Européens et 15 Syriens), non compris 15 cas, dont le diagnostic n'est pas avéré. Les escales du Saloum ont été atteintes en premier lieu et l'arrivée d'un convoi de Syriens tout nouvellement débarqués dans la colonie a joué un rôle important dans la dissémination de la maladie, puis Diourbel a été atteinte avec 4 cas, Mbacké également avec 4 cas, enfin Rufisque, avec 8 cas dont 7 décès. Dakar n'a pas eu de cas propre, mais a hospitalisé un sous-officier provenant de Rufisque, un entrepreneur provenant de Diourbel et a enregistré en ville un troisième cas contracté vraisemblablement aussi à Diourbel[169]. Après ce cas de Rufisque, tout paraissait rentré dans l'ordre et jusque vers le milieu du mois de mai 1927, un cas isolé se produit à Tivaouane, puis vers la fin du même mois, plusieurs cas explosent et l'épidémie se propage à travers les villes de la colonie. Le nombre total des cas de fièvre jaune depuis mai jusqu'à fin décembre a été de 190, dont 135 décès, soit une mortalité de 70,89 % des atteints[170]. À part quelques cas au Dahomey (4 cas à Porto Novo, dont 4 décès) et en Côte d'Ivoire (3 cas avec décès à Abidjan, Grand Bassam et Tabou), la maladie est exclusivement localisée au Sénégal. C'est à Tivaouane qu'a eu lieu le premier cas de fièvre jaune chez un commerçant européen décédé le 14 mai 1927, puis du 20 au 30 du même mois, plusieurs cas se déclarèrent et fournirent 24 cas, dont 12 décès. Mbour présenta à la même époque une poussée de 13 cas, avec 7 décès. Au début de juillet, le petit groupe du village et du camp d'aviation de Ouakam fut atteint ;

---

[169] Dr LASNET : « Fièvre jaune au Sénégal en 1927 », Conférence Africaine de la fièvre jaune, Dakar, 1928, p. 23.

[170] ANS, 1 H 15 : « Rapport de l'Inspection générale des Services sanitaires et médicaux : aperçu d'ensemble de la fièvre jaune de 1927 », janvier 1928.

il donna 7 cas, dont 3 décès, et menaça directement Dakar. Il semble qu'il y ait eu au début du mois de juillet quelques cas passés inaperçus à Thiès. En août, les cas graves surviennent et sur 15 malades, on enregistra 13 décès. L'île de Gorée qui, depuis 27 ans, n'avait pas eu de fièvre jaune, est atteinte et fournit 5 décès sur les 5 malades. La ville de Dakar, à partir de juillet, a été en perpétuelle alerte et a présenté un total de 56 cas, dont 37 décès. C'est encore par foyers successifs qu'a procédé la maladie, frappant les quartiers de l'agglomération européenne et déterminant des zones d'infection assez exactement déterminées. Les foyers ont été au nombre de 6[171] :

- le foyer de la rue Parchappe a atteint les immeubles de la S.C.O.A., les magasins Peyrissac, la Banque commerciale et une maison particulière : au total 8 cas dont 6 décès ;
- le foyer de la Marine, de fin juillet à mi-août, a frappé tout le quartier de l'Arsenal ; il a donné 6 cas, dont 5 décès ;
- le foyer de l'hôtel du Globe situé sur la rue Vincens a donné, d'août à fin septembre, 8 cas avec 7 décès ;
- le foyer de l'hôpital colonial, 9 cas, dont 7 décès ;
- le foyer de la rue Kléber, dans le voisinage de l'hôpital colonial, a enregistré à la mi-septembre 7 cas, dont 5 décès, l'extrémité du boulevard William Ponty, 4 cas.

Les autres centres du Sénégal ont donné des cas isolés qui n'ont pas constitué de foyer : à Saint-Louis, 3 cas dont 2 décès, à Khombole, 4 cas dont 2 décès, à Pout, 4 cas dont 3 décès, à Kaolack, Bambey, Thieppe, Guéoul, Kelle, Louga, Mekké, le camp de Rufisque, on enregistra quelques cas isolés.

La lecture des statistiques laisse percevoir que la maladie se développe dans les localités de production et de commercialisation de l'arachide. Toutefois, une lecture attentive nous amène à porter quelques réserves sur l'étendue de l'épidémie. La production de statistiques ne concerne généralement que les localités dont la surveillance épidémiologique intéresse l'Administration. D'autre part, les Syriens essaient la plupart du temps de se réfugier à Dakar, dès les premières manifestations de la maladie à l'intérieur du pays, dans la perspective de bénéficier des soins médicaux et de la solidarité familiale.

---

[171] Voir la cartographie des foyers de la fièvre jaune à Dakar.

Carte N° 1 :

Cartographie des foyers de fièvre jaune à Dakar en 1927

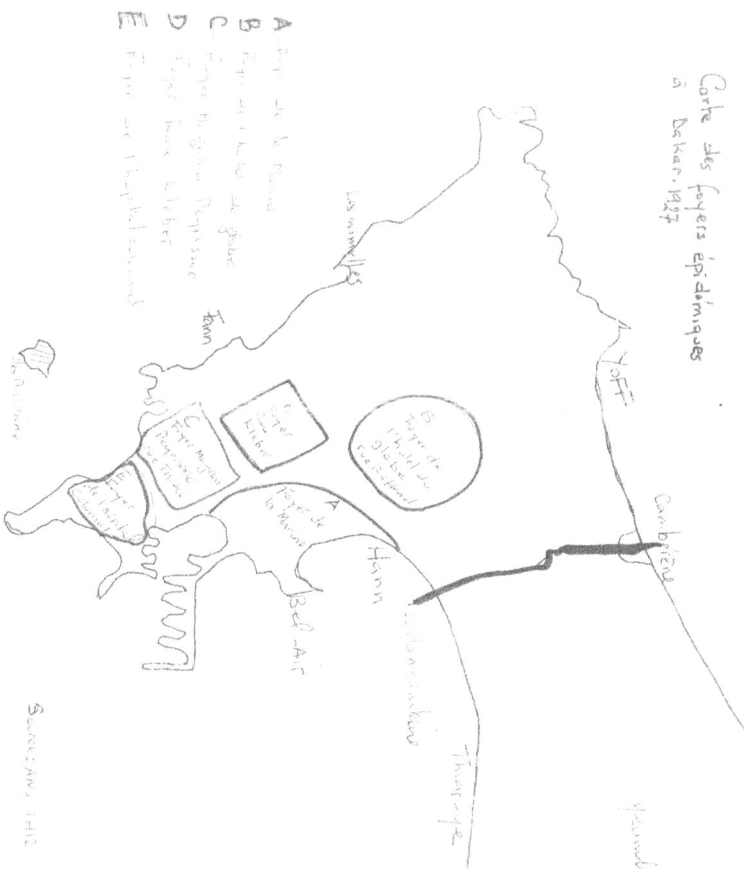

Tableau N° 6 :

Répartition des cas de fièvre jaune par localité en 1927

LOCALITÉ	NOMBRE DE CAS	DÉCÈS
Dakar	82	58
Thiès	22	21
Tivaouane	21	11
Mbour	12	6
Ouakam	7	3
Sébikotane (camp)	6	2
Gorée	5	5
Mékhé	5	3
Louga	5	5
Pout	4	3
Khombole	3	2
Kelle	3	2
Ndande	3	2
Kébémer	2	2
Keur Samba Kane	2	2
Bambey	1	1
Saint-Louis	1	1
Diourbel	1	1
Thieppe	1	1
Kaolack	1	1
Guéoul	1	1
Rufisque (camp)	1	1
Keur Madiop	1	1
Total	**190**	**135**

Source : Docteur Lasnet, « Fièvre jaune au Sénégal en 1927 », dans : *Conférence Africaine de la fièvre jaune*, 1927, p. 25.

Tableau N° 7 :

Répartition mensuelle des cas de fièvre jaune 1927

Mai	13	7
Juin	25	12
Juillet	12	9
Août	24	21
Septembre	41	29
Octobre	46	32
Novembre	23	19
Décembre	6	6

Source : Docteur Lasnet, « Fièvre jaune au Sénégal en 1927 », dans : *Conférence Africaine de la fièvre jaune*, 1927, p. 25.

Répartition par race

Les cas ont été plus nombreux chez les Européens, puis chez les Syriens, chez les Portugais plus ou moins métissés, qui viennent des îles du Cap-Vert et enfin, chez les Marocains.

Tableau N° 8 :

Répartition des cas selon la race

Race	*Nombre cas*	*Décès*
EUROPÉENS	133	88
SYRIENS	44	32
MÉTIS PORTUGAIS	9	8
MAROCAINS	4	4

Source : Docteur Lasnet, « Fièvre jaune au Sénégal en 1927 », *Conférence Africaine de la fièvre jaune*, 1927, p. 25

À côté des cas confirmés, un certain nombre de cas (30 dont 20 décès) n'ont pas présenté de signes suffisamment caractéristiques pour être comptabilisés comme des cas avérés de fièvre jaune. Ils apparaissent dans les statistiques sous la rubrique de « Cas atypique, cas associé ou cas fruste »[172]. Ces cas sont essentiellement dénombrés au sein de la population syrienne qui, redoutant les mesures sanitaires de désinfection, a caché la plupart du temps les malades à la connaissance de l'Administration. Celle-ci n'a pu prendre connaissance des cas que lorsque le médecin de l'état civil, allant constater les cas de décès, a remarqué les caractéristiques de la maladie sur le décédé (suffusion sanguine, ictère, etc.), ou lorsque la famille du malade, prenant peur, décidait d'envoyer celui-ci à l'hôpital dans un état comateux. À cette étape de la maladie, il n'était plus possible de poser un diagnostic avec certitude.

L'inquiétude des populations européennes est exacerbée par les descriptions technicistes des médecins. Il s'ensuit une vive contestation de la part des populations, estimant que le corps médical essaie de cacher la réalité derrière des descriptions fantaisistes. Cette contestation, relayée par les politiques et la presse, est un épisode révélateur du divorce entre le corps médical et une partie de la population, qui ne fait plus confiance aux praticiens de l'art médical.

Devant l'angoisse grandissante et le mutisme de l'Administration, des mouvements de contestation dirigés par les syndicats des maisons

---

172 Dr LASNET, *op. cit.*, p. 25.

de commerce se matérialisent par la publication de plusieurs pétitions[173] exigeant la transparence sur la situation sanitaire et réclament aux autorités des mesures sanitaires en vue de circonscrire la maladie. Ils demandent :

- que la déclaration de la quarantaine à Dakar soit faite ;
- que l'autorisation de rentrer en France soit accordée aux employés qui le désirent sans résiliation de contrat ;
- l'augmentation du traitement des employés volontaires qui décident de rester au Sénégal pendant la durée de l'épidémie ;
- les mesures de protection efficaces contre les moustiques dans les magasins et les locaux de travail.

Le principal enseignement que l'on tire de cette crise est, d'une part, la marque de la rupture de confiance entre une partie de la population et l'Administration, d'autre part, que les lois de protection sociale en métropole ne sont pas appliquées aux colonies. Les contrats de travail sont draconiens et il n'existe aucune indemnité pour maladie qui pouvait survenir de l'influence du climat, ni à l'employé, ni à ses ayants droit en cas de décès. Cette situation explique le fait que les employés se précipitent à la moindre alerte pour rentrer en métropole. Il s'y ajoute que certains ont voulu marchander leur présence dans la colonie et exiger de leur employeur de revoir les salaires en fonction des risques encourus. À Paris, on signale des tendances spéculatives et des manœuvres à faire baisser les valeurs de l'AOF à la bourse[174].

B. - Les mesures de défense

Le Comité supérieur d'hygiène et de salubrité publique de l'Afrique Occidentale française se réunit le 15 octobre 1927 en vue de prendre les mesures propres à enrayer la marche de l'épidémie. Un projet d'arrêté est pris dans ce sens. Ce texte repose sur deux notions essentielles :

- la nécessité du dépistage et l'isolement immédiat des suspects qui représentent pendant les premiers jours un réservoir redoutable ;
- la destruction de l'insecte transmetteur, le stegomyia, et la protection contre ses piqûres.

---

[173] Voir annexe nº XXI : « Pétition des employés des maisons de commerce de Dakar ».

[174] ANS, 1 H 12 (163) : « La fièvre jaune en bourse », *L'Économiste colonial*, 18 août 1927.

Il était prévu, selon la gravité de la situation, trois régimes : le danger imminent pour la santé publique, la surveillance sanitaire (appliquée dans un centre ou un quartier nettement isolé où sont signalés quelques cas sporadiques de fièvre jaune ne constituant pas de foyer d'expansion), et l'observation sanitaire (de rigueur lorsque se produisent plusieurs cas constituant ou menaçant de constituer un foyer d'expansion).

Le grillagement des locaux de 18 heures à 6 heures fut conçu de manière graduelle. L'arrêté du 15 octobre 1927, qui prévoyait une pièce protégée par appartement, était conçu comme un premier stade dans la protection des populations. L'arrêté du 26 novembre généralisa la mesure et le grillagement des locaux de repos et de travail pour les races sensibles au virus amaril.

Les services sanitaires sont renforcés à Dakar et font l'objet d'une réorganisation complète. Ils comprennent 4 médecins, 120 gardes sanitaires et 150 hommes de corvée. Le nettoyage de la ville est entrepris. On achète des appareils Claytons avec le soutien de la Chambre de commerce. La désinfection systématique de la ville est organisée grâce au concours des élèves de l'École de médecine. La décision de réouverture du port de Dakar est prise le 6 janvier 1928, tandis que l'on rapporte à des dates variables les arrêtés plaçant les localités contaminées sous le régime de l'observation sanitaire.

L'épidémie de 1927 marque un changement dans l'attitude des officiels dans l'imposition des normes d'hygiène. L'Administration cherche la collaboration volontaire des indigènes par le biais d'affiches, de tracts et de conférences accompagnées de films cinématographiques sur la fièvre jaune.

III. – Les répercussions des épidémies

Les crises épidémiques aux colonies mettent au grand jour les contradictions de la société coloniale. Celles-ci s'expriment à travers des mouvements de contestation portés par certains groupes sociaux par des moyens pacifiques (pétitions) ou violents (refus de se soumettre aux mesures sanitaires). Les épidémies de fièvre jaune au Sénégal ont valu au gouverneur Chaudié son poste en 1900 et ont secoué la classe politique en 1927.

A. - Désertion et évitement : l'affaire Chaudié

Le 14 août 1900, en pleine période épidémique au Sénégal, le gouverneur de l'AOF, Jean-Baptiste Chaudié, rentre en France « pour raison de santé ». La presse et le Parlement se saisissent de l'affaire et accusent le gouverneur d'avoir déserté la colonie. Présenté comme « le néfaste gouverneur de l'AOF », il est publiquement accusé par le Parlement d'avoir déserté son poste. Démis de ses fonctions par le ministre des Colonies, il exige sans succès à plusieurs reprises la constitution d'une commission d'enquête. Les répercussions de l'affaire sont telles que le fils du gouverneur général Chaudié se suicide à Aix-en-Provence[175].

B. - La presse « métropolitaine » et le traitement de l'épidémie de 1927

Au Sénégal, à l'occasion de chaque épidémie, l'Administration, à défaut de pouvoir nier l'existence d'une épidémie, en minimise la gravité en lui donnant dans un premier temps un nom rassurant ou manipule les informations. Ainsi, dans le *Moniteur du Sénégal*, organe officiel d'information de la colonie, on cesse systématiquement de publier la liste hebdomadaire des décès à l'occasion des grandes épidémies. Cette pratique est décriée à plusieurs reprises[176]. La politique du silence pratiquée par l'Administration du Sénégal n'a pas été suivie en métropole. En effet, à côté des journaux proches des milieux économiques, qui avaient intérêt à maintenir la réputation d'un Sénégal salubre, d'autres journaux, eux, à chaque épidémie, alimentaient la controverse autour des chiffres et la nature des épidémies[177]. Dans *Le Républicain Lorrain* du 7 octobre 1927, on lit ceci :

> *Au Sénégal règne actuellement une sécheresse inconnue à ce jour, et la fièvre jaune fait journellement des centaines de morts.*[178]

Six mois après le premier cas de fièvre jaune au Sénégal, le journal *Le Petit Var* publiait, le 18 octobre 1927, l'information suivante :

> *Malgré le silence officiel, on commence à connaître la vérité. Et la vérité est infiniment triste. La fièvre jaune fait au Sénégal de nombreuses victimes. Cette épidémie niée par l'Administration étend ses ravages et ce sont les pauvres bougres qui sont les plus atteints.*

---

175 « Suicide du fils du gouverneur général Chaudié », *Journal officiel du Sénégal et Dépendances*, 1901.

176 En juillet 1881, en pleine crise épidémique, alors que l'armée est engagée dans la conquête du Niger, elle perdait de jour en jour des bataillons à la suite d'une épidémie de fièvre jaune, le grand thème du *Moniteur du Sénégal*, la marche des troupes vers l'Est. Aucune mention n'est faite de la situation sanitaire.

177 La situation sanitaire du Sénégal en 1927 est suivie par divers journaux (Madagascar, Indochine, Toulouse, Marseille, etc.). La diversité géographique des organes de presse renseigne sur l'intérêt que constituait la colonie.

178 ANS, H 12 (1) : *Le Républicain Lorrain*, 7 octobre 1927.

Malgré les nouvelles inquiétantes rapportées par la presse et les voyageurs arrivant du Sénégal, Blaise Diagne, député du Sénégal, déclare dans une interview accordée au journal *Le Matin* :

> *Il n'y a pas d'épidémie ; mais il y a, depuis 1926, une poussée endémique de fièvre jaune. Les quartiers indigènes sévèrement surveillés et où les habitants ont dû se plier aux prescriptions du service d'hygiène ont échappé à la maladie. Les Européens, par contre, vivant dans des intérieurs souvent défectueux, mais inviolables, ont été beaucoup plus touchés et je puis dire sans crainte d'être contredit que tous les cas de fièvre jaune constatés l'ont été dans des quartiers européens de Dakar.*[179]

Les services du ministère des Colonies à Paris sont du même avis. Cette position officielle des services du ministère peut être interprétée comme une volonté de banalisation de la fièvre jaune en la faisant entrer dans la catégorie des maladies endémiques. Cette position était également défendue par Camille Guy, ancien gouverneur de la colonie de Guinée française qui estimait :

> *qu'il n'y avait pas de fièvre jaune en AOF, que seuls les semeurs de fausses nouvelles, les pêcheurs en eau trouble et les esprits agités avaient prononcé le gros mot d'épidémie et semé méthodiquement la panique.*[180]

Choquées par les déclarations du parlementaire sénégalais, les populations européennes protestent à travers la presse et jugent les déclarations de Blaise Diagne indignes[181]. Les déclarations du député peuvent être interprétées de deux manières : la première est qu'elles sont politiquement motivées.

En effet, les populations indigènes devenues un électorat important, l'exploitation des frustrations découlant de la « dictature sanitaire » était un argument politique de taille. En second lieu, Blaise Diagne a retenu la leçon de l'épidémie de peste de 1914 et l'exploitation politique qui en avait été faite. Il inscrit sa réaction dans la perspective des élections législatives de 1928.

Il explique les raisons de la sélectivité de maladie aux seuls Européens par le fait que ces derniers ne soient pas inquiétés par les lois très

---

[179] ANS, H 12 (1) : Voir en annexe n° XIV, reproduction de l'article dans *Le Petit Marocain.*

[180] *Le Petit Marseillais*, 13 septembre 1927.

[181] Voir en annexe la reproduction du télégramme de protestation relayé par la presse.

sévères de l'hygiène publique, alors que les indigènes, eux, sévèrement surveillés, sont restés indemnes. D'autre part, il essaie de protéger l'Administration des accusations de négligence et d'incurie ayant conduit à l'épidémie.

Le député du Sénégal rappelle qu'il a déjà été pris un décret qui sanctionne par la prison les infractions aux arrêtés des lieutenants gouverneurs de l'AOF, pris en vue de mesures sanitaires quelconques et que si le texte est appliqué impartialement, le député du Sénégal estime que ce ne sont pas les indigènes qui s'en plaindront le plus, dans les localités de l'intérieur notamment.

La deuxième interprétation possible des déclarations du député est une volonté de ce dernier de s'aligner derrière la position des maisons de commerce et des services du ministère des Colonies dans le but de dédramatiser la situation sanitaire en vue de protéger les intérêts économiques en jeu.

Le gouverneur Carde, en congé en France au moment où éclate la controverse sur l'état sanitaire de la colonie, est accusé par la presse d'avoir abandonné son poste pour fuir la maladie. Le journal *Le Petit Var*, dans sa livraison du 18 octobre 1927, en pleine crise épidémique au Sénégal, publie les lignes qui suivent :

> *Les administrateurs responsables, très courageusement, ont fait leurs malles. Ils ont mis entre la colonie et leurs précieuses personnes quelques milliers de kilomètres. Et comme par hasard, les grands chefs de la colonie se sont tous retrouvés en France à la même date. Singulière coïncidence. La fièvre jaune n'est, évidemment, pour rien dans ce retour précipité et simultané en France. Du moins, ils le disent ; mais on n'est pas forcés de les croire. Le fait brutal est là : le Sénégal est en partie décimé par la fièvre jaune et tous les chefs dirigent courageusement la lutte contre le fléau... de la ville d'eau française où ils sont allés installer provisoirement les services administratifs de la colonie. En bon français, cela s'appelle une désertion. Dans le jargon administratif, ce n'est plus qu'un congé ou une permission.*[182]

La presse a joué un rôle important dans la gestion de l'épidémie de 1927. En portant au grand jour la situation réelle ou supposée sur la maladie au Sénégal, elle a contraint l'Administration à réagir et à prendre des mesures qui se sont par la suite révélées efficaces.

---

182 ANS, 1 H 12(1) : « Nouvelles brèves : la fièvre jaune au Sénégal », *Le Petit Var*, 18 octobre 1927.

Le gouverneur Carde fut contraint de rejoindre son poste à Dakar et le ministère des Colonies commit par la même occasion une mission[183] chargée de combattre activement l'épidémie[184]. Celle-ci fut dirigée par M. Pettit, professeur à l'Institut Pasteur, membre de l'Académie de médecine. Elle avait pour objectifs :

- l'organisation de la prophylaxie contre la maladie ;
- des recherches scientifiques portant d'abord sur le choix d'un animal réceptif sensible à la piqûre du stegomyia et ensuite sur la vérification des causes du caractère « réfractaire » des nègres à la maladie.

---

183 Annexe XXVIII : « La guerre contre la fièvre jaune », article relatant le départ de cette mission dans la presse française.

184 Voir en annexe l'article sur le départ de la mission Pettit.

CHAPITRE II

IDÉOLOGIES COLONIALES OU FIGURES ET REPRÉSENTATIONS DE LA VICTIME

La maladie est une construction sociale avant d'être une réalité biologique[185]. La confrontation avec la fièvre jaune au Sénégal porte un éclairage sur ce constat. Dénommée par les populations indigènes par le vocable de « maladie de l'homme blanc », la fièvre jaune est présentée par ces dernières comme une affection touchant exclusivement les Européens[186]. Se fondant sur le constat empirique que les populations indigènes ne présentaient pas les symptômes « bruyants » de la maladie, les médecins de la Marine développent l'idée selon laquelle les indigènes sont réfractaires à la maladie. Le cheminement des idées de la connaissance de la maladie est de ce fait empreint des croyances populaires et les médecins français accusent un sérieux retard dans la connaissance de la maladie, malgré les découvertes décisives faites aux États-Unis. Ces idées persistent jusqu'en 1927, date à laquelle le corps médical admet l'idée selon laquelle non seulement les indigènes sont susceptibles de contracter la maladie, mais qu'ils sont de ce fait de dangereux éléments de diffusion et de persistance de la maladie. Ils partagent ce sort avec la population syrienne, dont l'immigration pour des raisons économiques est de plus en plus mal vécue par les Français de la colonie du Sénégal. Cette idée est à la base d'un nouveau dispositif de lutte contre la maladie, dont les motivations ne sont pas toujours d'ordre médical. La collaboration d'un réseau de savants coloniaux de plusieurs nations (Angleterre, États-Unis, Afrique du Sud, France) permet de vaincre la fièvre après moult péripéties.

185 Georges Canguilhem apporte de ce point de vue une analyse critique à l'origine d'une rupture du normal et du pathologique dans le dogme médical. L'auteur analyse la relativité de ces deux concepts en relation avec les aires culturelles différentes. CANGUILHEM, Georges : *Le normal et le pathologique*, Paris, PUF, 2005.

186 Lire à ce sujet : SENE, Mamadou Moustapha, *op. cit.*

I. – Immobilisme scientifique en France et aux colonies

A. - La recherche médicale en panne

Malgré la facilité des communications et aussi des échanges d'idées avec les États-Unis, où des progrès notables ont été réalisés dans la lutte contre la fièvre jaune, on reste en France et dans les colonies attachés à des pratiques héritées des siècles passés. Dans le traitement de la maladie, on continue à purger et à saigner les malades. Le rôle du stegomyia dans la transmission de la fièvre jaune, affirmé et démontré en 1881 par un médecin cubain, Carlos Finlay, reste ignoré du public comme des médecins au Sénégal. Cette ignorance est telle que lors de l'épidémie de fièvre jaune de 1900, qui sévit au Sénégal, à Saint-Louis et à Dakar et qui cause la mort de 225 personnes de race blanche, les habitants, la nuit venue, montent sur les terrasses de leur maison dans l'espoir d'y respirer un air pur, s'exposant ainsi aux piqûres des stegomyia infectés. Le service médical émit l'hypothèse que l'épidémie qui régnait à Dakar serait due aux travaux en cours d'exécution à Hann, pour l'alimentation en eau de cette ville. La raison invoquée est que des tranchées auraient été ouvertes à quelques mètres des tombes de disciplinaires morts de la fièvre jaune en 1878[187].

Malgré les progrès réalisés en Amérique, faisant du moustique le vecteur de la maladie, les idées régnantes au Sénégal dans la lutte contre la fièvre jaune sont caractérisées par une sorte d'immobilisme scientifique faisant recours à une rhétorique scientifique anachronique et des pratiques médicales désuètes. Les recommandations faites aux populations lors de l'épidémie de 1900 permettent de voir la réalité des connaissances du corps médical :

II. Désinfection

> *C'est le plus souvent par les matières de vomissements et les selles que la fièvre jaune se propage, il faut donc les désinfecter et les faire disparaître le plus tôt possible de la chambre des malades.*
>
> *Le désinfectant le plus énergique de tous est le bichlorure de mercure, à la dose de un gramme par litre. Cette substance à l'avantage de coûter bon marché et d'exiger des doses minimes. La solution de bichlorure de mercure devra être colorée en bleu par du sulfate de cuivre.*

---

187 MALENFANT, R. : « Rapport sur les travaux entrepris à Hann pour l'alimentation en eau de la ville de Dakar », *JOAOF*, 1900, p. 284.

À défaut de ce désinfectant, on pourra employer de l'eau phéniquée, à raison de 50 grammes d'acide phénique pour un litre d'eau. Il faut mêler à chaque selle ou à chaque litre de matières liquides vomies un grand verre de la solution bleue. Il est préférable de déposer par avance le désinfectant au fond du vase destiné à recevoir les déjections.

III. Linges

Le linge de corps ou de literie souillé par les déjections doit être plongé, avant de sortir de la chambre, dans un baquet en bois contenant 20 litres de solution bleue. On le retirera du baquet en le tordant, au bout d'une demi-heure d'immersion dans ce liquide, qu'il suffit de renouveler tous les jours. Mais il faut remettre le linge, humide encore, au blanchisseur, qui le rincera immédiatement dans de l'eau bouillante avant de le soumettre à la lessive commune.

IV. Tapis et tentures

En temps d'épidémie, il est prudent de supprimer les tapis, les tentures, les rideaux qui sont autant de réceptacles de germes infectieux. Dès qu'un cas de fièvre jaune vient d'être confirmé, aucun objet mobilier ne doit sortir de la chambre du malade ; les tapis et les tentures, s'il y en a, doivent y rester, de façon à y être ultérieurement désinfectés.

V. Planches, couloirs et escaliers

Les abords de la chambre du malade, pendant tout le temps que durera la maladie, devront être lavés abondamment avec les désinfectants indiqués plus haut.

VI. Visite aux malades

Il est dangereux de visiter les malades atteints de fièvre jaune. Les vêtements étant, dans l'espèce, les véhicules des germes infectieux, les conseils suivants doivent être considérés comme de véritables obligations pour tous ceux qui approcheront d'un malade :

1- *autant que possible, le visiteur devra être vêtu d'effets en toile ou de vêtements susceptibles d'être lavés ;*

2- *avant de sortir de la chambre du malade, il se lavera abondamment les mains et la figure sans omettre la barbe et les cheveux avec de l'eau phéniquée ou bichlorurée ;*

> *3- il devra regagner son logis le plus rapidement possible en évitant de s'arrêter à causer avec les personnes de connaissance qu'il pourrait rencontrer ;*
>
> *4- une fois rendu chez lui, il changera de vêtement et mettra à tremper dans de l'eau bichlorurée les effets qu'il avait au moment de sa visite.*[188]

Comme on le voit, la part faite à la contagion par le moustique est bien petite encore, c'est même à peine s'il est cité. Les constats empiriques l'emportent sur des recherches éprouvées scientifiquement. Les morts de fièvre jaune devaient être enterrés dans « un triple cercueil et défense absolue de transporter les restes mortels avant une période de 5 ans »[189]. Ceci dans le souci d'éviter le réveil des miasmes enfermés dans les tombes. Il va de soi que la remise en cause des certitudes du milieu scientifique aux colonies ne fut pas aisée. Les nouvelles découvertes sur la maladie furent ainsi réfutées avec force démonstrations par plusieurs médecins, dont le docteur Corre, en France, qui jouissait d'une grande réputation au sein de ses pairs. Ce dernier avec ironie s'étonnait de « la puissance nocive qu'un insecte aussi petit que le moustique peut tout à coup acquérir en puisant, avec le sang des malades, le principe de la contamination spécifique »[190]. Son scepticisme est partagé par la presse française, qui rendait compte de la découverte et des expériences américaines avec une certaine ironie. Reprenant l'information publiée par le journal britannique *Times* « à titre d'information susceptible d'intéresser le commerce bordelais en relations étroites avec la colonie du Sénégal », *Le Bordelais* écrivait, non sans ironie, les lignes suivantes :

> *Les moustiques sont en train de se faire une bien mauvaise réputation et les méfaits dont on les accuse deviennent de plus en plus nombreux. Déjà, on leur attribuait la propagation des fièvres palustres ; voici maintenant qu'on en fait les agents de la transmission de la fièvre jaune.*[191]

---

188 « Recommandations aux populations », *JOAOF*, 1900, p. 331.

189 La croyance à la survivance du germe chez les personnes décédées des suites de la fièvre jaune, justifia pendant longtemps les difficultés de transporter en France les restes mortels des personnes mortes de cette maladie.

190 CORRE, A. M., *op. cit.*

191 CAOM, série géographique/Sen/XI/dossier 47 : « Nouvelles et intéressantes recherches. Les moustiques. Expériences concluantes ».

Plusieurs découvertes de germes prétendus responsables de la maladie furent tour à tour abandonnées. En 1919, Hideyo Noguchi[192] (1876–1928), célèbre savant japonais, publie un mémoire dans lequel il affirme que la fièvre jaune est causée par un germe visible, le *Leptospira icteroide*. L'autorité du savant était telle qu'on ne mit guère en doute la réalité de sa découverte. Tous les traités médicaux de l'époque adoptèrent la conception spirochétienne.

Lors de la réunion de la conférence sanitaire de Paris en 1926, cette conclusion fut adoptée par la sous-commission épidémiologique. Celle-ci affirmait dans ses conclusions que « la fièvre jaune se propage par la transmission d'un germe spécifique (*Leptospira ictéroide*) par l'intermédiaire du *Stegomyia calopus* »[193]. Cette conclusion fut adoptée par tous les traités et inspira les mesures de lutte contre la maladie. Toutefois, la mission américaine de la fondation Rockefeller, envoyée en 1925 à Lagos, mit une première fois des doutes sur l'agent causal de Noguchi.

Sur instructions du gouverneur général de l'AOF, l'inspecteur général Lasnet s'est entendu avec M. Roux, directeur de l'Institut Pasteur, pour la fabrication de vaccin et de sérum de Noguchi. Dans la correspondance que le gouverneur général adresse au président de l'Union coloniale, il précise que ces vaccinations seront pratiquées de manière facultative au personnel destiné aux colonies dans les services coloniaux de Paris (ministère), Bordeaux et Marseille[194].

La Commission de la fièvre jaune du Bureau d'Hygiène internationale de la fondation Rockefeller a été organisée en 1925. Le quartier général fut établi à Jahi, près de Lagos. Pendant 18 mois, de janvier 1926 à mai 1927, toutes les recherches ont eu pour but d'isoler le *Leptospira icteroide* du sang des jauneux et de reproduire la maladie chez les animaux de laboratoire. 67 cas de fièvre jaune ont été étudiés (8 dans le Nigeria et 59 dans la Gold-Coast). Plus de 1 000 cobayes ont été inoculés. Aucun animal n'est mort de lésions suggérant la fièvre jaune. Par contre, ces mêmes animaux infectés avec des cultures

[192] Bactériologiste japonais de la fondation Rockfeller, il avait réussi à cultiver le tréponème de la syphilis. Il jouissait de ce fait d'une très grande réputation au sein de la communauté scientifique.

[193] MATHIS, C. : « Progrès réalisés au cours de ces dernières années dans l'étiologie et la prophylaxie des maladies des pays chauds », *Science médicale pratique*, Paris, sans date, p. 17.

[194] ANS,1 H 12 (1) : « Correspondance entre le Gouverneur Général de l'AOF à Monsieur le Sénateur François Mansal, Président de l'Union Coloniale, 3 septembre 1927 », p. 2.

virulentes de leptospira sont morts des symptômes typiques de leptospirose. Des essais d'inoculation ont été faits sans résultat sur d'autres animaux d'Afrique, rats, souris, chèvres, petits chats, lapins, petits chiens[195].

B. - La remise en cause des certitudes

Les recherches effectuées au laboratoire de l'Institut Pasteur de Dakar dans le but de vérifier la présence du leptospira dans le sang des malades atteints de la fièvre jaune en adoptant la technique expérimentale de Noguchi, concluent à des résultats négatifs. Les recherches sur les singes infectés n'ont pas non plus confirmé la doctrine du savant japonais. On arrive à la conclusion que les malades chez lesquels Noguchi avait découvert le leptospira étaient atteints de la spirochétose ictérohémorragique. D'ailleurs, Noguchi lui-même constata, en avril 1928, son erreur. Le leptospira n'était pas responsable de la fièvre jaune et son isolement par certains chercheurs ou bien signifiait une pure erreur de diagnostic clinique en prenant pour de la fièvre jaune, des cas de fièvre ictéro-hémorragique, ou bien ce qui, selon Carlos Chagas :

> *paraît plus probable, qu'il s'agisse là de la présence accidentelle de ce germe dans le sang. Cette dernière hypothèse trouverait sa base dans le fait que l'on a fréquemment isolé d'eaux de provenance diverses des leptospiras pathogènes.*[196]

Parmi les zones d'ombre de la recherche médicale sur la maladie, figure la question ancienne de savoir pourquoi les Noirs sont réfractaires à la maladie. C'est l'objectif fixé au docteur Pettit, envoyé en mission au Sénégal en 1927.

C. - L'ébranlement du mythe de l'immunité raciale du Noir

La Conférence intercoloniale de la fièvre jaune tenue à Dakar en avril 1928 mit fin au mythe de l'immunité raciale des indigènes face à la fièvre jaune. Ce constat a pour conséquence la mise en place de nouvelles règles de surveillance et de contrôle de ces derniers.

---

195 ANS, 1 H 15 (1) : Dr BEUWKES. : « Études récentes de laboratoire sur la fièvre jaune », Conférence Africaine de la fièvre jaune, Paris, 1928, pp. 188-224.

196 CHAGAS, Carlos : « Recherche expérimentale effectuées à l'Institut Oswaldo Cruz », *Bulletin de la Société de Pathologie Exotique*, Paris, 1929, pp. 398-407.

Au même titre que les indigènes, les Syriens, les Marocains et les Portugais sont également considérés comme des agents actifs de diffusion de la fièvre jaune. Toute la stratégie de lutte contre la fièvre jaune intègre à partir de ce moment la notion de « classe dangereuse » à mettre sous surveillance à défaut de pouvoir la mettre à l'écart. Par ailleurs, l'épidémie de 1927 révèle certaines caractéristiques épidémiologiques notamment :

- que la fièvre jaune suivait les routes commerciales : fleuves, routes et voies ferrées ;
- que la maladie était surtout urbaine ;
- les épidémies survenaient néanmoins souvent dans des sites isolés dans la jungle ;
- presque inévitablement, les épidémies succédaient à l'arrivée d'un grand nombre de sujets non immunisés, à l'incursion de troupes susceptibles dans un territoire infecté ou à d'autres mouvements de populations ;
- les nouveaux venus dans les foyers d'endémies étaient presque les seuls à être atteints par la maladie, avec un pourcentage d'infection élevé chez les sujets non immunisés alors que les populations indigènes présentaient un degré d'immunité relativement important ;
- le taux d'attaque était plus élevé en cas de visite nocturne des localités infectées.

Ces conclusions entraînent un nouveau départ avec des mesures beaucoup plus accrues pour éviter le retour de la maladie et des recherches systématiques pour la mise au point d'un vaccin efficace. Cette lutte visait surtout à renforcer la prophylaxie antiamarile dans le souci de mieux protéger la santé publique. Elle fut rendue possible d'abord par un fléchissement très sensible des atteintes. En effet, les statistiques ne signalent aucun cas en 1928 et deux cas seulement sont enregistrés en 1929. À partir de 1931, la maladie se signale dans la colonie avec 3 cas déclarés à Podor, Saint-Louis et Thiès, dont deux décès.

À partir de cette période, tous les cas connus ou dissimulés sont isolés, ce qui limite le pourcentage de diffusion. Cette mesure, issue des recommandations de la Conférence africaine de fièvre jaune tenue à Dakar en 1928, a été très importante dans la lutte contre la maladie. Par ailleurs, les indigènes sont reconnus pour la première fois comme pouvant contracter la maladie et la transmettre.

Il fallait donc surveiller leur état de santé comme celui des Syriens. On étudie, à Paris, les moyens de restreindre leur immigration en Afrique française. Ils sont tenus pour responsables de la diffusion de la maladie à Thiès lors de l'épidémie de 1926-1927 et lors des bouffées épidémiques de 1933. Dans le but d'endiguer le mal et surtout pour calmer la vague de protestations métropolitaines suite à l'épidémie de 1927, le gouverneur général Carde envoie une mission d'études dirigée par le professeur Pettit et donne les instructions suivantes aux lieutenants-gouverneurs[197] :

- le renforcement des services d'hygiène urbains et l'élargissement de leurs attributions sous la direction d'un médecin spécialisé ayant le contrôle technique de tous les services qui concourent à la protection de la santé publique ; surveillance des eaux potables, évacuation des eaux usées et des eaux de pluie, l'hygiène des habitations, etc. ;
- l'organisation, l'encadrement, la fixation du nombre des équipes de gardes d'hygiène d'après l'importance sanitaire des secteurs, la surveillance à exercer sur les opérations de démoustication à réaliser et en particulier les recherches domiciliaires de stegomyia à pratiquer ;
- l'éducation prophylactique de la population par tous les moyens possibles (causeries, démonstration sur place, conférence avec cinéma, tracts, affiches, etc.,) de manière à remplacer la coercition par la persuasion pour amener les habitants à plus de collaboration avec le service d'hygiène[198] ;
- l'utilisation de moustiquaire fermée par tous les individus de races susceptibles et l'installation dans les maisons qu'ils occupent d'une pièce grillagée pour l'isolement immédiat de tout fébricitant suspect ;
- la surveillance attentive des milieux indigènes suspects d'amarilisme ;
- l'établissement d'un plan de défense sanitaire visant la fièvre jaune et d'autres maladies pestilentielles.

[197] *Journal officiel du Sénégal* : « Instructions du gouverneur général relatives aux mesures permanentes d'assainissement et de prophylaxie visant les maladie pestilentielles, en particulier la fièvre jaune », 1927, p. 23.

[198] Annexe XVI : affiche 1 : Comment éviter la fièvre jaune ; affiche 2 : Avis à la population (texte en français et en arabe).

D'autres mesures furent également prises dans les localités contaminées. Il s'agit de l'isolement de celles-ci par rapport au reste de la colonie. La sortie de marchandises est soumise à un contrôle rigoureux. On procède à la désinfection des marchandises susceptibles de transporter des moustiques ou de favoriser leur prolifération. Interdiction est également faite aux populations de race blanche de circuler de dix-neuf heures à six heures du matin. Ces mesures seront étendues à tous les centres de la colonie au mois d'octobre 1927. Il y a lieu de signaler que l'application de ces directives était imparfaite du fait de multiples résistances et de l'insuffisance des moyens matériels et humains nécessaires à la protection d'un territoire aussi vaste que la fédération de l'Afrique occidentale.

« La fièvre jaune est formée de chaînons hommes et moustiques, pour l'éteindre il faut rompre un de ces chaînons, qui est le moustique. »
Mathis, 1927[199]

CHAPITRE III

LES RÉPONSES MÉDICALES ET POLITIQUES

I. – La recherche médicale

Les répercussions économiques de la fièvre jaune dans l'économie coloniale et surtout ses conséquences politiques en métropole poussent les autorités à mettre en place une politique de lutte contre la maladie. Les stratégies mises en place ont varié en fonction des enjeux politiques et sociaux de la colonie. Ainsi, à partir de 1900, les réseaux de savants coloniaux et les structures de recherche de l'Institut Pasteur sont mobilisés pour combattre la maladie et débarrasser l'Afrique Occidentale française d'un des fléaux les plus redoutables. Les missions de recherche aboutissent dans un premier temps à la mise en évidence de l'agent causal de la maladie et des méthodes de protection relativement efficaces sont mises en place. Puis, la découverte du vaccin modifie profondément la politique sanitaire. Le plan d'urbanisation conçu dans la perspective d'assainir la colonie fut abandonné du fait de son coût énorme et le choix fut porté sur la mise en place d'un « rideau biologique » par la vaccination de la population. Toutefois, les difficultés liées à l'acceptation de cette méthode de lutte contre la maladie par les populations firent que les autorités ont opté vers une solution de fuite en avant consistant à organiser la lutte dans un « espace vital » constitué par la presqu'île du Cap-Vert, dont l'importance économique et militaire en justifiait à elle toute seule la nécessité.

[199] ANS, 1 H 12(1), : « Procès verbal du Comité d'Hygiène et de salubrité de l'AOF », 26 novembre 1927.

A. - Les efforts concertés

Dans le premier quart du XXe siècle, les manifestations répétées de la fièvre jaune sur la côte occidentale d'Afrique compromettent sérieusement les projets coloniaux de la France en Afrique. Les répercussions des crises sanitaires dans l'économie et dans le champ politique poussent les autorités locales et celles de la métropole à prendre en charge la question de la fièvre jaune à bras le corps. Missions d'études, enquêtes et réseaux de recherches sont mis en place en vue de combattre la maladie. Il faut ajouter à ce dispositif une machine administrative et judiciaire mobilisant des acteurs politiques, religieux, etc.

1. - La mission du Sénégal

L'année 1900 est marquée au Sénégal par une redoutable épidémie. Elle fait de nombreuses victimes en l'espace de quelques mois. Les répercussions de l'épidémie en métropole sont grandes. On s'interroge sur les moyens de combattre plus efficacement la maladie qui compromet sévèrement l'avenir de la colonie. Ce nouveau programme de recherche est d'autant plus urgent que l'expérience a prouvé que la surveillance la plus étroite et les mesures sanitaires les plus sévères n'ont pas constitué une barrière pour protéger la colonie. D'autre part, les origines de la contamination n'ont pu être déterminées de manière précise. Il fallait donc, pour perfectionner les moyens de défense de la colonie, faire des recherches sur la nature de l'agent infectieux, sur son mode de transmission, et enfin, sur le traitement préventif et curatif de la maladie, autant de points encore assez obscurs. La Chambre des députés vote le projet de loi portant ouverture au ministère des Colonies d'un crédit de 150 000 francs pour l'organisation d'une mission scientifique en vue de l'étude de la maladie, cette mission devant être dirigée sur l'un des points où la maladie règne.

Dans son rapport de présentation du projet de loi, le ministre des Colonies reconnaît que :

> *L'étude sera sans doute, longue et difficile, et exigera probablement plusieurs années. Aussi, peut-on espérer arriver à un résultat définitif qu'à la condition de poursuivre ces travaux pendant une période dont on ne saurait déterminer la durée.*[200]

---

200 CAOM, Fonds ministériel, série géographique XI, dossier 50 b : « Projet de loi portant ouverture au ministère des Colonies d'un crédit extraordinaire pour

La mission, dirigée par le médecin inspecteur Grall et chargée de proposer des mesures d'évacuation des Européens et de dissémination des troupes d'occupation, devait également se préoccuper de questions générales de protection. Le docteur Marchoux se chargea ainsi de l'hygiène urbaine à Saint-Louis, Dakar, Rufisque et Gorée (les Quatre Communes du Sénégal). Il fut scandalisé ; les autorités y témoignaient d'une indifférence totale à l'hygiène et d'une attitude fataliste dont il s'indigna dans son rapport[201]. Le réquisitoire était fondé. On peut remarquer qu'il visait plus les municipalités locales, autonomes dans leur gestion, que l'administration coloniale du territoire.

Le programme général de lutte contre le retour de la fièvre jaune, très ambitieux, proposait un assainissement général des villes (Dakar, Saint-Louis, Rufisque et Gorée), évaluait les dépenses à engager en vue de l'assainissement des principales villes de la colonie à 6 550 000 francs. Le coût exorbitant des dépenses obligea la Commission à diviser l'exécution des travaux en deux catégories. Ceux dont l'exécution présentait un caractère d'urgence et ceux dont l'exécution pouvait être rapportée à une date ultérieure. Ce programme peut être considéré comme un véritable plan d'urbanisation et d'assainissement des villes de la colonie. Parmi les mesures proposées, on retient :

- la construction d'établissements hospitaliers, la purification de l'eau de Makhana (alimentant la ville de Saint-Louis) pour la rendre potable ;
- le drainage des marigots en vue de supprimer la stagnation des eaux dans les villes ;
- le reboisement des régions environnant les villes et l'établissement de quais à Guet-Ndar, Ndar Toute et à Sor, en aval du pont Faidherbe (quartier Saint-Louis) ;
- réglementation et surveillance des services de vidange avec le perfectionnement du réseau de latrines ;
- désaffection des cimetières qui sont rejetés à l'extérieur des villes ;

---

l'organisation et l'entretien d'une mission scientifique constituée en vue de l'étude de la fièvre jaune », Chambre des députés, 7e législature, session de 1901, 7 mars 1901.

[201] ANS, H 48 (AOF) : « Rapports de la mission sanitaire, mars 1901 ».

- établissement d'un service de surveillance de l'hygiène et de la salubrité des Noirs et suppression des paillotes et baraques. La mission propose l'étude des maladies des « aborigènes ».

La question de la santé des indigènes est importante dans la mesure où elle marque pour la première fois une rupture épistémologique dans la prophylaxie de la fièvre jaune. En effet, dans les conclusions de la Mission, on entrevoit pour la première fois la possibilité de diffusion de la maladie par l'intermédiaire des indigènes. Dans son rapport d'ensemble, la Mission proclame :

> *Il est un élément important dont on n'a pas tenu compte dans cette question (lutte contre la fièvre jaune), c'est celui de la pénétration et de la dissémination de la maladie par l'intermédiaire des indigènes et des produits qu'ils véhiculent. L'immunité des races colorées n'est que relative, spécialement quand la période de répit entre les épidémies successives a été prolongée.*[202]

Les membres de la mission estimaient nécessaire d'opérer une séparation de la population européenne de la population noire en affectant à chacune d'elle un quartier séparé par l'ouverture de larges boulevards extérieurs entre les différents quartiers. Cette question a été vivement débattue par les municipalités. À Saint-Louis, le président du Conseil général s'opposa catégoriquement à cette proposition en affirmant que :

> *la ville de Saint-Louis essentiellement commerçante, l'Européen suit le Noir, installe auprès de lui, qui représente l'élément consommateur, ses magasins et ses boutiques. Il en a toujours été et il en sera toujours ainsi.*[203]

Cette remise en cause est sans doute l'une des causes de la sévérité des médecins par rapport aux édiles de la ville de Saint-Louis. Elle marque également la difficulté d'allier les impératifs de la politique sanitaire et les exigences économiques et politiques en jeu.

---

202 Archives de l'Institut Pasteur de Paris, fonds Simond, dossier 9 : « Rapport d'ensemble : résumés et conclusions », p. 1.

203 Archives de l'Institut Pasteur de Paris, fonds Simond, dossier 9 : « Procès verbal de la commission chargée d'examiner les propositions de la mission sanitaire du Sénégal. Séance du jeudi 26 septembre 1901 ».

2. - La mission sanitaire de Rio de Janeiro

Au moment où l'épidémie apaisait ses fureurs au Sénégal, la Commission militaire américaine de La Havane publia les résultats de ses travaux sur la fièvre jaune au congrès panaméricain de février 1901. À nouveau, les pastoriens vont se déplacer outre-Atlantique. Un médecin italien, Sanarelli, soutenait à la même époque qu'il avait découvert le germe de la fièvre jaune : le *bacillus icteroïde*[204]. L'insalubrité de la ville cubaine et le danger que représentait la fièvre jaune décidèrent les Américains à y envoyer une mission scientifique pour l'étude de la fièvre jaune. Celle-ci n'ayant pas réussi à faire l'unanimité autour du microbe de Sanarelli, une deuxième commission fut désignée. Cette dernière était composée de Walter Reed, James Caroll, Aristide Argamonte et Jesse Lazear, et avait comme objectif l'étude de l'étiologie et de la prophylaxie de la fièvre jaune. Ayant échoué dans la recherche du microbe de Sanarelli, ils se tournèrent vers la proposition du moustique comme vecteur de la fièvre jaune, énoncé primitivement, selon le docteur Mathis, par le médecin cubain Carlos Finlay[205] qui, dès 1881, émit la première théorie réellement sérieuse sur la transmission de la fièvre jaune par les moustiques. Sa théorie peut être résumée selon les points suivants :

- existence d'un patient atteint de la fièvre jaune dans les capillaires duquel le moustique peut piquer sa trompe, qui s'y couvre alors de particules virulentes, à un stade approprié de la maladie ;
- après avoir piqué le patient, le moustique parvient à survivre jusqu'à ce qu'il arrive à piquer le sujet chez qui la maladie se développera ;

---

[204] En 1897, Sanarelli eut l'occasion d'examiner au lazaret de Florès à Montevideo trois cas de fièvre jaune. Dans le sang recueilli au doigt de l'un d'eux pendant la période agonique et dans le matériel d'autopsie prélevé après la mort de ce malade, il trouva un microbe, qu'après trois mois d'études à Montevideo dans son laboratoire, il appela provisoirement « bacille ictéroïde » et considéra définitivement comme l'agent spécifique de la fièvre jaune. Il se rendit alors à Rio pour vérifier sa découverte et, de fait, dans 5 cas sur 10, il isola, quelquefois avec peine, le bacille ictéroïde. Lire à ce sujet : MARCHOUX, E. & SIMOND, P. L. : « La fièvre jaune », *Bulletin de l'Institut Pasteur*, 1904, pp. 1-10.

[205] Dans son ouvrage intitulé *Histoire de la fièvre jaune : naissance de la médecine tropicale* (Payot, 1989), Françoise Delaporte aborde toute la polémique autour de la paternité de la découverte du virus responsable de la fièvre jaune entre savants américains et savants brésiliens.

- certains sujets que le moustique parvient à piquer par la suite seront susceptibles de développer la maladie[206].

En raison des problèmes considérables posés par la fièvre jaune dans l'armée américaine stationnée à Cuba pendant la guerre américano-cubaine, les autorités américaines créèrent une commission sur la fièvre jaune, dirigée par Walter Reed (1851–1902), un chirurgien militaire. En septembre 1900, ses travaux prouvèrent formellement :

- que le moustique est le vecteur de la fièvre jaune ;
- qu'il existe un intervalle d'une douzaine de jours entre la consommation de sang infecté par le moustique et le moment auquel il peut transmettre l'infection à un autre humain ;
- que la fièvre jaune peut être provoquée expérimentalement en injectant par voie sous-cutanée du sang prélevé dans la circulation générale d'un patient atteint de la fièvre jaune au 1er ou 2e jour de la maladie et que la fièvre jaune n'est pas transmise par un élément de contagion.

La principale conséquence des constats de la Commission est qu'il était possible de contrôler très efficacement la diffusion de la fièvre jaune grâce à des mesures d'éradication des moustiques et en protégeant les malades contre les piqûres des moustiques[207].

C'est dans ce contexte qu'une mission de l'Institut Pasteur est partie après une escale à Dakar pour le Brésil, pays d'endémicité amarile, pour y étudier la fièvre jaune. Le choix du Brésil est arrêté depuis le 17 mai 1901, date à laquelle le docteur Roux, sous-directeur de l'Institut Pasteur de Paris, est entendu par la Commission des colonies à l'Assemblée nationale française. Celle-ci est chargée d'examiner le projet de loi portant ouverture au ministère des Colonies d'un crédit de financement de la mission sanitaire pour l'étude de la fièvre jaune :

> *La mission s'installera dans un pays à fièvre jaune, où les cas seront assez nombreux pour qu'elle ait constamment des matériaux pour ses études. Il me semble que le Brésil est le pays qui convient le mieux.*[208]

---

[206] Cité dans : DELAPORTE, Françoise, *op. cit.*

[207] Organisation Mondiale de la Santé : *Fièvre jaune : Vaccins et produits biologiques. Maladies transmissibles surveillance et action*, OMS, Genève, 1999, p. 13.

[208] Documents parlementaires, Chambre des députés : « Session ordinaire, séance du 17 mai 1901 », p. 364.

L'hypothèse du *Stegomyia fasciata* avancée par l'équipe de Reed, si elle était confirmée, allait permettre la reprise de l'activité commerciale. Alors les autorités sanitaires, politiques et privées se mirent d'accord pour dépêcher une mission outre-Atlantique, instituée sur la proposition du ministre des Colonies par une loi du 12 juillet 1901. Les crédits nécessaires à l'exercice de l'année courante furent votés, mais par la suite, la mission scientifique fut financée par des subventions du ministère des Colonies et des Budgets locaux. Les Français confirmèrent les conclusions de Reed et de ses collaborateurs, dont la principale thèse était que le stegomyia est le vecteur de la fièvre jaune et que l'agent est un ultravirus. Ils définirent ensuite des règles pratiques susceptibles d'éviter la contagion : destruction des moustiques et de leurs larves, isolement des individus suspects et des malades. Cependant, ces mesures préventives n'eurent pas une application immédiate, car la fièvre jaune semblait marquer une pause. Elle se réveilla pendant l'hivernage de 1911. Des missions d'études furent encore envisagées pour le Sénégal. Le gouverneur général Clozel confia au médecin-major de première classe des troupes coloniales, Bouët et à Roubaud, agrégé des sciences, la mission en AOF d'étudier les mesures prophylactiques. Aux actions préventives définies précédemment contre le stegomyia et ses larves et mesures punitives contre les contrevenants, ils ajoutèrent une formation pour une mission mobile de prophylaxie ambulante et un un plan d'évacuation de la colonie en cas de réapparition de la fièvre jaune »[209].

3. - La Conférence africaine intercoloniale sur la fièvre jaune, 1928

C'est une conférence africaine intercoloniale qui s'est réunie à Dakar du 23 au 30 avril 1928. Elle est convoquée sur l'initiative du gouverneur général de l'AOF, Jules Carde, avec l'assentiment du ministre des Colonies, Léon Perrier, surtout avec l'émoi suscité en métropole par les épidémies de 1900 et de 1927.

Dans son discours inaugural de la conférence, Jules Carde rappelle que si les médecins américains, anglais et français ont vécu côte à côte pendant la Grande Guerre et qu'ils ont appris à se connaître, en Afrique, a bataille continue et il convient ici de réaliser un nouveau front unique pour lutter contre l'ennemi commun, qui est le typhus amaril[210].

---

[209] ANS, H 54 (AOF) : « Note sur les mesures prophylactiques de la mission Bouet-Roubaud », 1911.

[210] CARDES, Jules : « Discours d'ouverture de la Conférence africaine de la fièvre jaune », *Actes de la Conférence africaine de la fièvre jaune*, Dakar, 23-30 avril 1928.

Les conclusions de cette conférence sont les suivantes :

- le *macacus rhesus* est réceptif au virus amaril en Afrique occidentale et la fièvre jaune peut être reproduite chez ce singe, soit par inoculation de sang virulent, soit par piqûre de l'*Aedes Aegypti* ;
- le virus, qui disparaît assez rapidement du sang circulant des malades, se conserve dans le sang *in vitro* pendant une longue période (dont la durée exacte n'a pas encore été déterminée), de telle sorte que l'envoi d'échantillons de sang citraté au laboratoire permettra dans l'avenir de préciser le diagnostic pour les cas suspects et de mener à bien des études comme celles relatives à la délimitation des zones d'endémicité dans chaque colonie ;
- les investigations récentes ont montré d'une façon indiscutable l'existence de la fièvre jaune chez les Noirs sous toutes ses formes, de la plus atténuée à la plus grave ;
- la nécessité d'adopter ces mesures obligatoires en cas de danger imminent de fièvre jaune, la déclaration et l'isolement de tout fébricitant de race blanche et dans la mesure du possible, de tout fébricitant indigène, jusqu'à diagnostic éliminatoire ;
- l'existence de la fièvre jaune chez les Noirs sous toutes ses formes, de la forme la plus atténuée à la forme la plus grave. Dans ces conditions, il y aurait lieu, aussi rapidement que possible et suivant les formes légales, de leur prévoir des zones réservées[211].

B. - Une nouvelle piste : le savoir indigène interrogé par l'Administration, 1932

Le gouverneur général Brévié institue en 1933 une enquête visant à déterminer la connaissance des indigènes de la fièvre jaune et des différents traitements qu'ils apportent à la maladie. L'objectif officiel est de révéler les manifestations de la fièvre jaune qui seraient apparues dans le passé parmi les autochtones de la colonie, et à établir une carte de l'endémicité amarile. Nous pouvons regrouper les conclusions de cette enquête[212] sous plusieurs rubriques.

---

211 *Actes de la Conférence africaine de la fièvre jaune de Dakar, op. cit.*, p. 275.

212 ANS, 2 G 33/22 (AOF) : « Enquête documentaire sur la fièvre jaune chez les indigènes », *Rapport annuel du service de santé*, 1933, pp. 52-72.

1. - Connaissance indigène de la maladie

Païsse, *foulongatte*, *idour* ou « maladie des *toubabs* », la diversité des appellations de la fièvre jaune chez les indigènes dénote la multiplicité des conceptions et des savoirs relatifs à la maladie. À Saint-Louis, malgré les multiples épidémies, la maladie n'a pas de nom dans la langue du pays, les indigènes se servent pour la désigner des expressions comme « fièvre jaune », « maladie des *toubabs* ». Cette dernière désignation de la maladie laisse sous-entendre, à première vue, qu'elle serait spécifique aux Européens et inconnue chez les indigènes. Cette perception de la maladie se fondait sur le constat que celle-ci était moins grave chez les Noirs que chez les Blancs. Les populations fondaient cette idée sur le fait que « plus il y avait de sang noir, plus la maladie était atténuée » et que seule « la première atteinte était grave ». La réalité est beaucoup plus complexe, en effet, malgré cette réputation, certains mulâtres de la ville ont affirmé avoir été victimes de la maladie lors des épidémies de 1878, 1881 et 1900, ce qui prouve le contraire de cette conception populaire. Les populations reconnaissent que la maladie :

> *Elle atteint les adultes sans distinction de sexe ; les enfants paraissent plus réfractaires à la contagion (sic). Les personnes occupées à des travaux insalubres (fouilles, dragages de rivière...) sont les premières atteintes. Elle apparaît pendant l'hivernage, de juillet à novembre et se manifeste en dehors de toute régularité. Ses symptômes sont les symptômes ordinaires de la fièvre avec des douleurs vives dans les membres. Sa durée est variable, elle est généralement de moins de 4 jours. Dans certains cas, l'évolution est foudroyante (3 heures). Les indigènes n'ont pas une idée précise sur la contagiosité de la maladie.*[213]

Dans le Baol et le Cayor, on l'appelait *païsse* et la distinguait nettement des autres fièvres : *sibirou*, qui est l'accès palustre, *kayéllite* (fièvre avec vomissements bilieux, mais sans ictère), *tangatte* (fièvre de longue durée). La maladie était dénommée chez les Toucouleurs de la région de Bakel par plusieurs appellations .

---

[213] *Idem.*

Nous retenons parmi celles-ci les expressions comme *paoulé mayel* (maladie qui fait mourir en une semaine), *paoulé danouvelé* (maladie qui jaunit les yeux et fait gonfler le ventre). Cette dénomination rejoint celle des Sarakolés, le *foulonghate* (maladie des yeux pâles). Le terme de *fanké* (mauvais vent)[214] utilisé par les Sarakolés et celui de *daoune* (maladie qui tue) des Peuls, traduisent tous la gravité de la maladie et infirment la thèse de la spécificité exclusive de la maladie chez les Blancs :

> *Elle frappe indifféremment vieux et jeunes, sans distinction de sexe, mais surtout les Maures et les Peuls, et en général les buveurs de lait cru (?). La périodicité de ces apparitions est généralement la saison des récoltes, en septembre-octobre. Ses symptômes sont : maux de tête avec fièvre et courbatures, jaunisse des yeux, vomissements noirs. Souvent, le malade meurt au bout de 3 ou 4 jours ; s'il passe 8 jours, il est sauvé. La maladie est contagieuse. Celui qui touche un objet ou un vêtement ayant appartenu au malade ou qui boit ou mange dans les mêmes récipients...*[215]

L'administrateur-commandant du cercle de Kaolack ayant recueilli les informations auprès des indigènes du Saloum indique que la maladie est dénommée *païs* ou *paillisse* ou encore « *fébare* jaune ». Elle atteint aussi bien l'homme que la femme, quels que soient l'âge et la profession. Toutefois, les nouveaux-nés en seraient indemnes. Habituellement, le *païsse* fait son apparition à la fin de l'hivernage, et se prolonge de septembre à janvier. Quant à son rythme, les avis sont partagés, il semble fort irrégulier ; plusieurs années s'écoulent d'ordinaire entre chacune de ses apparitions. Ses symptômes sont ceux de la fièvre jaune : « fièvre, courbature, maux de reins, vomissements noirâtres, affaiblissement général. Les urines deviennent plus foncées. Les yeux se colorent en jaune »[216]. Les populations de Matam et de Casamance affirment aux enquêteurs n'avoir jamais connu de manifestations amariles dans leur région. Ces réponses semblent relever plus d'une volonté de mise en paille des enquêteurs que de la réalité. La peur des mesures de contrôle sanitaire et les relations ambiguës entre populations et autorités sanitaires expliqueraient ces réponses.

---

[214] La notion de « mauvais vent » traduit l'idée de souffle véhiculé par les créatures du monde invisible (les *djins*). Cette conception constitue le fond culturel de la médecine africaine. Lire à ce sujet : BADO, Jean-Paul : *Médecine coloniale et grandes endémies en Afrique*, Paris, Karthala, 1996.

[215] ANS, 2 G 33/22, *op. cit.*

[216] ANS, 2 G 33/22, *op. cit.*

2. - Les traitements de la maladie

Le traitement de la fièvre jaune varie suivant les régions et les groupes socio-culturels. En général, les pratiques des guérisseurs associent un traitement externe et un traitement interne. Le traitement externe consiste en une application de frictions de plantes et le traitement interne en une décoction de plantes. Les frictions répétées sur tout le corps visent à rétablir cette fonction. « La fièvre jaune présentant comme signes essentiels l'arrêt des fonctions rénales et l'absence de transpiration »[217]. L'écorce de *kinkéliba* mélangée avec du sel provoquerait une abondante sudation. Le *khalalé* (en langue sarakolé) ou diabé (chez les Peuls), le *Zyzuphus mauritania* mélangé avec du sucre, du miel, de l'eau puis bouillie, avait le même effet.

Dans le Saloum, les indigènes se soignent de diverses façons, dont les plus courantes et les plus efficaces, disent-ils, sont les suivantes : frictions de vinaigre fortement salé et infusion de *kinkéliba*. Un bouillon dans la composition duquel entrerait un poulet cuit avec des racines d'une plante appelée *bakis* (*tinosphora bakis*)[218] et des feuilles de *rat* (*combretum glutinosum*)[219] et de papayer vert est utilisé comme purgatif. Une interdiction stricte de toute nourriture (viande, mil, arachide, lait), sauf chez les Peuls du Goye inférieur, qui autorisent le lait de chèvre au malade.

---

[217] *Ibidem.*

[218] Dans SEBIRE : *Plantes utiles du Sénéga*l, Paris, 1899, l'auteur note que la racine de cette liane est très amère et guérit des retours de fièvre, comme la quinine, sur laquelle elle a l'avantage de moins fatiguer l'estomac. Elle est aussi diurétique, et élimine l'excès de bile surtout si on prend, le matin à jeun, un verre d'eau dans laquelle (sic) on a laissé macérer toute la nuit quelques tranches de racines de Bakis. Les femmes les prennent pour avoir leurs règles. On rencontre cette liane surtout dans le Oualo (région du fleuve Sénégal entre Podor et Rosso) et dans le Cayor.

[219] *Idem.* Le *rat* est le C*ombretum glutinosum.* Il est abondant dans la flore du Diobas, de Mbour etc. C'est un très bon bois de chauffage très souvent exporté à Gorée. Les feuilles donnent une excellente tisane contre le rhume. La décoction de l'écorce, des feuilles et surtout de la racine, fournit une teinture jaune magnifique. On met aussi sur les plaies les feuilles vertes ou pulvérisées. On lave encore les plaies avec une décoction de ses feuilles.

La durée de la maladie serait conditionnée par l'assiduité et la nature des soins apportés au malade. Les uns disent de 10 à 15 jours, les autres vont jusqu'à deux et trois mois ; mais de l'avis unanime des indigènes, le malade serait hors de danger s'il n'a pas succombé dans les 4 ou 5 premiers jours. Elle est contagieuse[220] pendant une période de 3 à 4 jours après les premiers symptômes et peut alors se propager dans le voisinage immédiat si des précautions d'isolement ne sont pas prises. Cette remarque empirique sur la période de contamination correspond à celle où le virus est présent dans le sang du malade, donc hautement contagieux pour le voisinage. Les habits, les objets touchés par le malade ou le fait de manger dans le même récipient sont considérés comme facteurs de contagion. La notion de contagion est perçue par les populations. Ainsi, le malade est isolé dans sa case en vue de circonscrire la diffusion de la maladie au sein de la communauté.

[220] Le terme de « contagion » est abusivement utilisé. La notion de contagion, dans le cadre de la fièvre jaune, n'est pas très juste. La maladie est transmissible et non contagieuse.

Tableau N° 9 :

Récapitulatif des connaissances des indigènes de la fièvre jaune

Région	Désignation de la maladie	Symptômes associés	Traitement
Saint-Louis	Maladie des toubabs, païsse	Fièvre accompagnée de douleurs vives dans les membres	Friction de benfala, décoction d'écorce de kinkéliba qui provoque une importante sudation. Mélange de poudre de khalalé, de mil et de sucre que l'on fait bouillir. Effet purgatif. Interdiction stricte de la viande et de l'arachide.
Cayor et Baol	Païsse à distinguer du sibiru (accès palustre), Kayelite (fièvre avec vomissement), Tangate (fièvre de longue durée)		Infusion de Bakis
Boundou, Kidira, Bakel	Chez les Toucouleurs : Paoulé mayel (maladie qui fait mourir en une semaine), paoulé danouvele (maladie qui jaunit les yeux) et chez les Peuls : Daoune (maladie qui tue). Chez les Sarakolés : Fanké (mauvais vent) Foulonghate (maladie des yeux pâles).	Maux de tête avec fièvre, courbatures et jaunisse des yeux, vomissements noirs. Malade meurt au bout de 3 à 4 jours. S'il passe 8 jours, il est sauvé.	
Saloum	Paisse ou febare jaune	Courbatures, maux de reins, vomissements noirâtres, affaiblissement général. Urines foncées, yeux se colorent en jaune. Durée variable (10 à 15 jours). Malade est hors de danger après le 4e et 5e jour.	Friction de vinaigre fortement salé, infusion de kinkéliba + bouillon dans la composition duquel entrerait un poulet cuit avec des racines d'une plante appelée bakis, des feuilles de ratt et des papayers verts.

Source : Archives du Sénégal, 2G33/22 : « Rapport annuel des services de santé », 1933.

II. – Les instruments de la politique sanitaire : les institutions scientifiques et techniques

L'organisation administrative de l'Afrique Occidentale française, dont la finalité était de doter la colonie des outils nécessaires à sa mise en valeur, ne pouvait laisser de côté l'organisation sanitaire. Aussi, à la suite de la conquête politique, la France s'attela à la mise en place d'une politique sanitaire. Cette entreprise, dans un milieu aussi insalubre, était le passage obligé pour l'exploitation du domaine français. À cette raison, il faut ajouter que les indigènes, qui étaient la principale main-d'œuvre et contribuables de l'impôt direct par capitation, étaient périodiquement fauchés par de redoutables épidémies, ce qui risquait de compromettre la mise en valeur de la colonie. L'Administration mit en place une politique de formation du personnel médical, d'implantation de structures sanitaires et d'un dispositif législatif en vue de contraindre les populations aux nouvelles normes d'hygiène.

Au sortir de la redoutable épidémie de fièvre jaune de 1900, à la faveur des groupes de pression qui s'activèrent à Paris et à Dakar auprès des autorités politiques et sanitaires, la politique sanitaire se transforma avec la création de structures (Service d'Hygiène) et l'élargissement de ses missions (Assistance médicale aux indigènes). Afin d'éviter que la France n'exerce sa souveraineté sur un « immense cimetière »[221] et dans la perspective de la mise en valeur des colonies, des plans ambitieux furent opérés. Il s'agit des programmes d'assainissement de la colonie mis en place par le gouverneur général Roume, puis du programme de mise en valeur d'Albert Sarraut et de la politique démographique attribuée à ce dernier à travers l'expression « faire du Noir ».

A - Création d'un enseignement médical spécialisé

Au début du siècle, consciente de la faiblesse de l'organisation sanitaire dans les colonies françaises d'Afrique occidentale, l'Union coloniale française lance une souscription adressée aux entreprises françaises impliquées dans l'activité économique coloniale en vue d'instituer à la Sorbonne un enseignement spécialisé sur les maladies coloniales. Dans cette perspective, les entreprises apportent le financement de l'équipe de recherche et les travaux de laboratoire évalués à la somme 25 000 francs pendant une période de 6 ans. Il est prévu de transférer les charges de ce projet à l'État dans le cas où il se révélerait avantageux.

---

221 DE PIESSAC, Jean : « Le devoir social : "il faut faire du noir" ou la regénération de la race nègre », *Le Temps*, 27 octobre 1927.

Les promoteurs de cette idée justifient le projet par le fait que le personnel médical des colonies n'est pas toujours suffisamment préparé aux difficultés de sa tâche et son manque de préparation a pour cause notamment l'absence d'un enseignement de la médecine spécialisée en vue des maladies des pays tropicaux. Presque toutes les colonies françaises sont situées ou sous les tropiques, ou entre les tropiques. Les maladies y sont très différentes de celles que connaît l'Europe. Elles y ont un caractère spécial, qui nécessite des connaissances toutes particulières. Dans une perspective de positionnement stratégique par rapport aux autres puissances coloniales, le président de l'Union coloniale précise ce qui suit :

> *Nos voisins et rivaux le savent. Il s'est fondé d'abord à Londres, puis à Liverpool et enfin à Hambourg, un enseignement destiné à l'étude des maladies des pays tropicaux.*[222]

Ce projet reçut le soutien immédiat des entreprises, qui prièrent l'engagement de subventionner le projet pendant les premières années.

Tableau N° 10 :

Subventions des entreprises au projet de création d'un enseignement médical spécialisé

Société	Subvention	Durée de la subvention
Société Générale	500	6 ans
Crédit Lyonnais	2000	Une fois donnée
Banque d'Indochine	1000	6 ans
Nickel	250	6 ans
Cie Française de l'Afrique Occidentale	1000	6 ans
Cie des Mines Gafsa	500	6 ans
Crédit Foncier Colonial	1000	6 ans

Source : ANS, H 10 (AOF) : « Correspondance du Secrétaire général de l'Union coloniale au gouverneur général de l'AOF », 4 janvier 1900.

Cette idée ne fut pas matérialisée dans sa forme initiale, mais elle fut reprise en 1902 et aboutit à la création de l'École d'application des Troupes coloniales spécialisée dans la médecine tropicale. Elle vit le jour à Marseille avec le décret du 3 octobre 1905 sous le nom de *Pharo*.

222 ANS, H 10 (AOF) : « Correspondance du Secrétaire général de l'Union coloniale au Gouverneur Général de l'AOF », 4 janvier 1900.

L'arrêté du 8 février 1905[223] institua le service d'Assistance médicale indigène (AMI), chargé de procurer gratuitement aux populations indigènes des soins médicaux, des conseils d'hygiène et de répandre la vaccine. Ce nouveau dispositif correspondait à une orientation d'une nouvelle politique sanitaire, plus proche des besoins des populations. Toutefois, il faut signaler que les ambitions ne correspondaient pas aux moyens. En effet, le personnel médical demeurait insuffisant et les colonies n'attiraient pas grand monde malgré les campagnes de recrutement des médecins en métropole. L'Administration se résolut à créer un corps d'aides-médecins indigènes par arrêté du 7 janvier 1906[224]. Ces derniers devaient aider les médecins de l'AMI dans leur tâche de « procurer aux populations les bénéfices de la prophylaxie des maladies évitables », mais devaient également intervenir dans les villages et à l'intérieur des concessions, en donnant des conseils en matière d'hygiène et d'assainissement. Ils devaient par ailleurs aider à combattre l'influence des marabouts et charlatans.

Les campagnes de conscription en 1914 révèlent le déficit de personnel et l'ampleur des problèmes de santé. Le rôle de plus en plus prépondérant de l'économie coloniale dans celle de la Métropole pousse l'Administration à entrevoir la création d'une école de médecine à Dakar. Cette école voit le jour le 1er novembre 1918 à Dakar, et se charge de la formation de l'élite médicale indigène. Le nombre élevé du personnel médical nécessaire à cette entreprise est difficile à réunir, ceci d'autant plus que les colonies n'attirent pas les médecins français. Ainsi a-t-on recours à des médecins contractuels étrangers, principalement des Russes qui, à la faveur de la Révolution d'octobre 1917, ont quitté leur pays. Ils prennent le titre d'hygiénistes adjoints et représentent en 1927 plus de 38 % du personnel médical du Sénégal, soit 48 sur 186[225].

Ce dispositif est complété par la création d'un corps d'infirmières visiteuses et d'infirmiers sanitaires dont le gouverneur général a ordonné la création dans ses instructions du 15 février 1926. Leur rôle est de rechercher les maladies sociales et de dépister les maladies épidémiques, de sorte qu'au point de vue du dispositif, ils sont des agents de première importance.

---

223 Annexe XXVII.

224 Lire à ce sujet : NDIAYE, Ahmeth : « La formation du personnel africain de la santé en AOF », BECKER, C., MBAYE, S., THIOUB, I. (éds.), *AOF : réalités et héritages. Sociétés ouest-africaines et ordre colonial, 1895-1960.*, Dakar, Direction des Archives du Sénégal, 1997, pp. 1193-2001.

225 ANS, 2 G 27/21 : « Rapport annuel du Service de santé, partie administrative, 1927 ».

B. - Le transfert à Dakar du laboratoire de microbiologie

Créé en 1896 à Saint-Louis par Émile Marchoux, le premier laboratoire de microbiologie est transféré à Dakar en 1906 et prend le nom d'Institut de biologie de l'AOF. À la suite d'une convention signée entre l'Institut Pasteur de Paris et le gouvernement général de l'Afrique Occidentale française, en 1923, l'Institut devient une filiale de l'Institut Pasteur sous le nom d'Institut Pasteur de l'AOF[226].

C. - L'hôpital central indigène et l'Institut d'Hygiène sociale

La ville de Dakar renforce son armature sanitaire par la création en 1913 de l'Hôpital central africain[227] et de l'Institut d'Hygiène sociale en 1933. Cet institut s'est installé en août 1933 dans le nouveau bâtiment construit à son usage. Il avait été inauguré officiellement par le gouverneur général Roume, le 21 février 1933. Situé en pleine zone indigène, il est conçu comme le principal centre d'assistance médicale gratuite pour les indigènes de la circonscription de Dakar, en même temps qu'un excellent poste d'observation de l'état sanitaire de la population et un remarquable centre d'enseignement clinique pour les élèves de l'École de médecine[228]. Différents services furent créés : Service de prophylaxie de la trypanosomiase (1931), Service d'assistance psychiatrique (1938), Service autonome de la maladie du sommeil (1939), Inspection médicale des écoles en AOF et au Togo (1942).

---

[226] Annexe XVIII : photographie de l'Institut Pasteur de Dakar.

[227] BADIANE, Latyr : « De l'hôpital central africain à l'hôpital Aristide le Dantec », mémoire de maîtrise, Histoire, Dakar, Université Cheikh Anta Diop, 2004.

[228] Nous renvoyons le lecteur aux travaux de GRIMAUD A. Houémavo : « Les médecins africains en AOF : étude socio-historique sur la formation d'une élite coloniale », mémoire de maîtrise, Histoire, UCAD, 1979, et de GUEYE Ngoné : « Étude d'une profession médicale : les sages-femmes du Sénégal de 1918 à 1968 », mémoire de maîtrise, Histoire, UCAD, 2002-2003.

Carte N° 2 :

Carte des institutions sanitaires au Sénégal en 1930

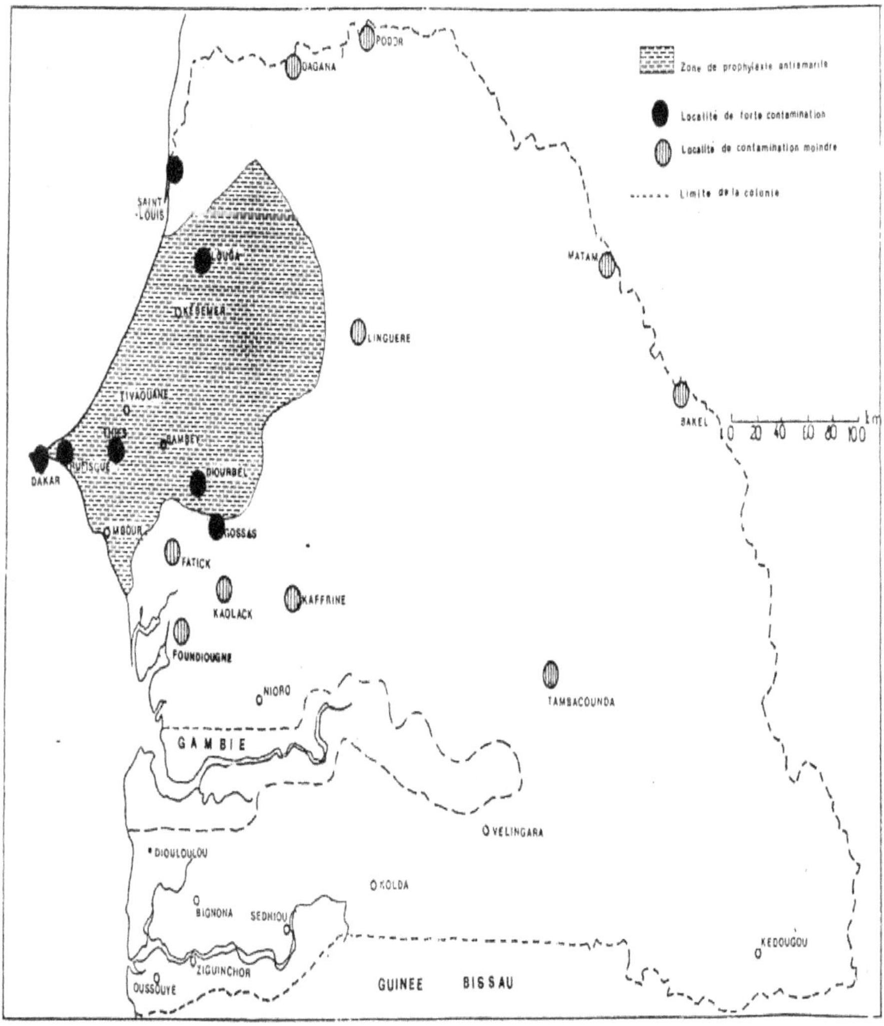

Source : Séne Moustapha.

D. - La réorganisation du Service de Santé

Le décret portant organisation de la santé publique en AOF en date du 4 novembre1903 est un moment important dans la politique de santé dans les colonies.

Par ce même décret est créée une inspection des services sanitaires et civils chargée de l'étude technique de toutes les affaires sanitaires et de l'hygiène. On note à partir de ce moment une évolution de la politique sanitaire, qui fut élargie aux indigènes. Cette évolution peut être perçue dans le rapport de présentation du décret du 14 avril 1904 relatif à la protection de la santé publique en AOF, qui pose la nécessité de « réglementer la protection de la santé publique et d'armer les autorités locales des pouvoirs indispensables en vue de sauvegarder la santé des colons et des indigènes »[229]. Cette volonté se précise par l'adjonction aux attributions de l'Inspection des services sanitaires et civils de la charge de l'assistance médicale indigène, de la gestion des épidémies et de la vaccine.

Par ailleurs, dès 1905, au sortir de la redoutable épidémie de fièvre jaune de 1900 qui avait sérieusement mis en question l'avenir économique de la colonie avec l'exode massif des Européens, sont institués, dans toutes les grandes villes du Sénégal (Dakar, Gorée, Rufisque, Saint-Louis), des services d'hygiène. Leur personnel est composé d'un médecin, d'un agent européen et de six manœuvres noirs. Cette création est décidée à la suite des conclusions des travaux de la commission américaine de Cuba, qui avait démontré que l'agent de transmission de la fièvre jaune était un moustique dénommé *stegomyia*. Le rôle premier dévolu à ce service fut la lutte contre le moustique.

Il devait de fait exercer en quelque sorte un contrôle permanent sur un certain nombre de services, et veiller à ce que les particuliers se conforment aux prescriptions de l'hygiène publique. Parmi ces prescriptions, on retiendra entre autres l'arrêté du 12 janvier 1905 relatif aux eaux stagnantes à l'intérieur des villes par lequel le gouverneur interdisait, tant sur la voie publique que dans les habitations, toute collection d'eau susceptible de constituer un gîte à larves de moustiques, et l'arrêté du 21 juin 1905 portant sur la salubrité et la construction des maisons[230]. En dÃ©finitive, lâ€™activitÃ© du Service dâ€™hygiÃ¨ne sâ€™exerÃ§ait sur les domaines suivants :

---

[229] « Décret portant protection de la santé publique en Afrique occidentale française », *Bulletin Administratif du Sénégal*, 1904, p. 270.

[230] « Arrêté concernant la construction et la salubrité des maisons », *Bulletin Administratif du Sénégal*, 1905, pp. 521-526.

- l'hygiène de l'habitat ; permis de construire ;
- maladies contagieuses à déclaration obligatoire ;
- contrôle des eaux de boisson ;
- service médical des prisons ;
- surveillance de la prostitution ;
- lutte anti-moustique ;
- lutte anti-murine et recherche de l'indice pulicidien,
- vaccination ;
- contrôle de la voirie ;
- police sanitaire des aéroports.

Le Service d'hygiène est aidé dans cette tâche par le Service de l'Assistance médicale indigène. À partir de 1913, l'organisation des services sanitaires connaît de véritables mutations par le transfert du laboratoire de microbiologie de Saint-Louis à Dakar et la transformation de l'Inspection des services sanitaires et civils en une Inspection générale des services sanitaires et médicaux. Cette transformation est dictée par les leçons tirées de l'épidémie de fièvre jaune de 1911-1912, qui a démontré la nécessité de centraliser en une Direction unique et supérieure l'ensemble des services d'hygiène, de médecine et de prophylaxie. Avant cette transformation, l'inspecteur des services sanitaires et civils à Dakar ne pouvait administrativement écrire directement aux chefs de Service de santé des différentes colonies. Ses correspondances passaient à l'aller et au retour par les différents lieutenants-gouverneurs, ce qui posait un certain nombre de problèmes dans l'organisation de la lutte contre les épidémies.

À partir de 1913, les pouvoirs de l'inspecteur sont accrus. Il a désormais compétence sur l'administration du personnel de l'Assistance médicale indigène dans l'ensemble des territoires du groupe. Il est également assisté par un deuxième médecin chargé d'inspecter et de surveiller les services d'hygiène et de prophylaxie sanitaire dans les colonies du groupe et de s'assurer que les règlements et arrêtés s'y rapportant sont strictement appliqués. L'inspecteur général reçoit communication des rapports adressés par les lieutenants-gouverneurs au gouverneur général sur le fonctionnement des services sanitaires civils, prépare la suite à leur donner et fait au gouverneur général toutes propositions utiles en ce qui concerne les améliorations à apporter à ces services. Il reçoit également les rapports des différents services de météorologie.

On note tout de même quelques difficultés à partir de 1920 dans la gestion des épidémies. Ces difficultés sont liées à la suppression du Code de l'indigénat, qui transforme les bases légales de la prophylaxie des épidémies, les indigènes étant désormais libres de toute contrainte imposant les rassemblements obligatoires pour vaccination ou dépistage de masse et l'insuffisance de personnel.

Ces difficultés furent, en 1924, à l'origine de la création de la circonscription administrative de Dakar, indépendante de la colonie du Sénégal et dotée de son propre Service de santé. Celle-ci fut transformée en délégation de Dakar et dépendances en 1946, car le gouverneur général estimait la protection sanitaire de Dakar mal assurée.

Les différents textes organisant les services de Santé en AOF aboutirent à la conception d'un Service de santé comportant deux grandes divisions : un service fixe des territoires et un service mobile de prophylaxie à l'échelle de la fédération.

III. – La lutte contre le moustique

L'arrêté du 12 janvier 1905 est relatif aux eaux stagnantes à l'intérieur des villes par lequel le gouverneur général interdisait tant sur la voie publique que dans les habitations, toutes les collections d'eau susceptibles de constituer des gîtes à larves de moustiques ; ce sont les bassins, bailles, barriques dans les maisons, les dépressions creuses ou excavations non remblayées sur la voie publique. Il fallait également intervenir sur l'organisation de l'occupation de l'espace. Par un arrêté général du 21 juin 1905 concernant la salubrité et la construction des maisons, elle interdit la construction de murs, de toitures ou de clôtures avec des matériaux tels que le pisé, le torchis, les barres, le carton, les paillotes, les clayonnages et autres matériaux du même type. Par ce même arrêté, l'on insista sur la nécessité pour les terrasses et toitures de toutes constructions habitées ou non d'avoir un système d'évacuation des eaux pluviales ; de même, les réservoirs d'eau potable, les citernes et les puits devaient être tenus dans un état constant de propreté, sous peine d'être supprimés sur injonction du maire, après avis conforme de l'autorité sanitaire. Ces textes furent appliqués par l'action complémentaire du Service d'Assistance médicale indigène et du Service d'hygiène, respectivement mis sur pied par arrêtés du gouverneur général le 5 janvier 1905 et 8 février 1905.

Les innombrables difficultés pour l'application des mesures sanitaires font qu'on préfère l'usage de la quinine et le grillagement comme moyens transitoires pour lutter contre la maladie. Après un silence de onze années, la maladie opère un retour dans la colonie. En effet, en 1911, notamment le 30 septembre et le 1er octobre, on signale quelques cas. Cette bouffée épidémique dont l'origine se situerait en Gambie anglaise se propage sur les stations du chemin de fer Thiès-Kayes et du Dakar-Saint-Louis, avec au total 14 cas et 11 décès. L'épidémie est rapidement circonscrite à cause de la saison fraîche dont la baisse des températures n'est pas favorable au développement du stegomyia, agent vecteur de la maladie. Au cours de l'automne de l'année suivante, la maladie refait surface dans les mêmes localités du « Dakar-Saint-Louis » et du « Thiès-Kayes ».

On note au total 39 cas, dont 30 décès dans les principaux centres. Ce retour de la fièvre jaune, qui affecte sensiblement les centres secondaires de l'intérieur, où la présence européenne commence à être significative, motive l'envoi d'une mission d'études chargée de proposer des mesures de lutte contre la fièvre jaune. Ce fut l'objet de la mission Bouet-Roubaud. Les mesures prises pour combattre la maladie sont de deux ordres : les mesures administratives et les mesures d'ordre sanitaire pratique.

A. - Les mesures d'ordre administratif

Pour renforcer le plan de défense sanitaire, les premières dispositions mises en œuvre consistent en des quarantaines appliquées aux navires, embarcations et cotres en provenance des régions du Sud. Des cordons sanitaires sont établis pour surveiller les frontières. Des mesures sanitaires sont appliquées à l'encontre des piroguiers de Guet-Ndar.

Il s'agit de la surveillance de leurs embarcations par des gardes d'hygiène qui en contrôlent leurs départs et leurs arrivées. Sur le tronçon de la ligne de chemin de fer Dakar-Thiès, il est prévu la construction d'un lazaret à Sébikotane, à quelques kilomètres de Dakar, pour y garder les malades et les suspects de fièvre jaune. Toutes ces mesures avaient un seul but, celui de protéger les centres administratifs et commerciaux importants de la colonie, les Quatre Communes et les centres secondaires situés en pays de protectorat. Mais par leur sévérité, elles suscitaient la réserve voire l'hostilité, surtout dans les milieux commerciaux. Dans les procès-verbaux des séances des chambres de commerce, les représentants de ce milieu s'insurgent constamment contre les quarantaines jugées vexatoires et préjudiciables au commerce.

Aussi, dans les centres importants de la colonie, il était procédé à une destruction systématique des bâtiments ou maisons jugés insalubres en vertu de l'arrêté du gouverneur du Sénégal du 21 juin 1905 relatif à la construction et la salubrité des maisons. Ainsi, à Thiès, les cases des indigènes sont détruites par le feu, de même que les maisons des victimes européennes et syriennes près desquelles elles habitaient. Les habitants indigènes sont, conformément à la solution adoptée par la commission municipale de Thiès dans sa séance du 17 février 1912, déplacés dans un nouveau village qui a été tracé et comportant des rues de 10 mètres de longueur. Sur protestation de ces derniers, ce problème est posé devant le conseil privé du Sénégal qui, après une délibération dans sa séance n° 5 du 20 août 1912, accorde à ces 344 propriétaires de 1 206 cases des indemnités de déguerpissement[231].

De telles opérations visant l'assainissement général des agglomérations du Sénégal se prolongent à Dakar, à Louga, à Rufisque, et à Saint-Louis.

C'est là le premier exemple de séparation entre les populations européennes et celles dites indigènes qui préfigure dans une certaine mesure ce qui se fera en 1914 à Dakar. On procéda également, dans le cadre de l'assainissement des centres urbains, au comblement des marais et au pétrolage des puits et des zones inondables ou susceptibles de recueillir de l'eau, de constituer des endroits propices à la multiplication du stegomyia. Dans certaines villes, on procède à la fermeture des puits malgré l'inexistence de système d'adduction d'eau.

Au total, au Sénégal, dans le cadre de la lutte antiamarile, dès les premières manifestations de l'épidémie de 1911-1912, d'importantes dispositions ont été mises en œuvre. Les dépenses occasionnées par la protection des centres administratifs de la colonie (achat de toile métallique pour le grillagement des portes et fenêtres, acide phénique et fumigations pour la désinfection des locaux, construction de wagons sanitaires à Kaolack, Dakar, Thiès, Saint-Louis pour le transport des malades) ont toutes été supportées par le budget de la colonie. Les dépenses engagées ou liquidées au titre de la fièvre jaune en 1911-1912 sur les deux budgets de la colonie (Territoire d'administration directe et de protectorat) avoisinent 518 710 F, y compris les indemnités versées aux propriétaires d'immeubles démolis à Thiès, Rufisque et Dakar, estimées à 400 000 F.

---

[231] SOREL, (Docteur) : « L'épidémie de fièvre jaune de Dakar », Paris, 1932, p. 552.

Le programme de lutte contre la fièvre jaune est essentiellement orienté dans la protection des Européens et des principaux centres administratifs. En 1927, un contrôle social très sévère est mis en œuvre[232] pour soumettre les contrevenants aux dispositions réglementaires. Un décret pris le 27 novembre 1927 abroge et remplace celui du 22 septembre de la même année. Celui-ci stipule qu'en cas d'épidémie de fièvre jaune ou de tout autre danger imminent :

> *les contrevenants aux prescriptions des règlements sanitaires seront immédiatement appréhendés, jugés et punis de lourdes peines parmi lesquelles des amendes de 500 à 1 000 francs et en cas de récidive de 1 000 à 5 000 francs, un emprisonnement de trois mois à un an et en cas de récidive de un à deux ans.*[233]

Des arrêtés complémentaires furent pris pour mieux surveiller la situation sanitaire. Ainsi, le 15 octobre 1927, le Comité supérieur d'hygiène et de salubrité publique de l'AOF examine un projet d'arrêté destiné à renforcer les moyens de protection de la colonie vis-à-vis de la fièvre jaune. Ce texte repose sur deux notions essentielles :

- la nécessité du dépistage rapide et de l'isolement des suspects qui représentent pendant les premiers jours un réservoir de virus ;
- la destruction de l'insecte transmetteur, le stegomyia, et la protection contre ses piqûres.

Il est prévu, selon la gravité de la situation, trois régimes : le régime de danger imminent pour la santé publique, celui de la surveillance sanitaire et le régime de l'observation sanitaire.

- *Le régime de danger imminent*, qui est appliqué dans les régions où certains indices et certaines conditions spéciales font redouter un réveil amaril. Il comporte d'abord pour tous les habitants, sans distinction, l'intensification de toutes les mesures relatives à la destruction des moustiques ; ensuite, l'obligation d'une chambre grillagée par appartement, l'isolement immédiat sur place sous grillage ou moustiquaire de tout fébricitant suspect ; l'obligation pour tous les voyageurs en zone de danger imminent d'être munis d'un passeport sanitaire et de se soumettre à une visite médicale tous les trois jours pendant la durée de leurs déplacements. Ces dernières mesures sont applicables aux personnes de race blanche.

---

232 Voir annexe XXII : relevé des contraventions pour infraction aux mesures relatives à la protection de la santé publique.

233 « Décret du 27 novembre 1927 sur la protection de la santé publique ».

- *Le régime de surveillance*, qui est appliqué dans un centre ou un quartier nettement isolé, lorsqu'il se produit quelques cas sporadiques de fièvre jaune ne constituant pas un foyer. En sus des mesures précédentes, il entraîne la fermeture des lieux de réunion à 21 heures, l'obligation d'une protection grillagée pour le personnel de race blanche employé dans les bureaux, magasins ou ateliers, du coucher au lever du soleil, des moyens de protection individuelle pour le personnel des chantiers à ciel ouvert pendant le même temps, l'obligation de la moustiquaire pendant la nuit, l'isolement immédiat sur place de tout fébricitant, l'obligation pour tous les voyageurs sortant de la zone sous surveillance d'un passeport impliquant une visite journalière pendant six jours.

- *Le régime de l'observation sanitaire* est appliqué également dans une zone quand plusieurs cas de fièvre jaune « constituant ou menaçant de constituer des foyers ». Les mesures ci-dessus sont aggravées par la fermeture des lieux de réunion de 18 heures à 6 heures, exception faite des restaurants, qui sont protégés par des grillages, l'interdiction du travail de nuit pour le personnel de race blanche sur tous les chantiers et en tous les endroits non protégés, à moins que ledit personnel soit pourvu de moyens de protection individuelle[234], l'obligation de 6 jours d'observation sanitaire pour pouvoir sortir de la zone interdite sauf pendant le jour où des laissez-passer valables de 6 heures à 18 heures pouvaient être exceptionnellement délivrés dans des cas d'urgence, la démoustication des trains des voyageurs, celle des navires ayant accosté à quai, et enfin, l'interdiction ou la démoustication des marchandises susceptibles de transporter des moustiques.

Pour veiller à une stricte exécution de ces mesures de protection, sont instituées, par centre important ou par région de la colonie, des commissions permanentes de contrôle sanitaire. Ces instances sont composées, à Saint-Louis et à Rufisque, du maire de la commune ou son délégué, du président de la Chambre de commerce ou son délégué, d'un notable syrien ou libanais élu par la communauté, d'un notable français non fonctionnaire et d'un notable indigène. Celui-ci est désigné à Saint-Louis par le lieutenant-gouverneur, et à Rufisque par l'administrateur de la banlieue, délégué du gouverneur du Sénégal. Dans les communes mixtes, la composition est : un élu municipal, un notable syrien ou libanais élu par sa communauté et un notable indigène non fonctionnaire et un notable indigène désigné par délégation du ieutenant-gouverneur par le commandant de cercle et

[234] Voir en annexe : Modèle de protection individuelle.

l'administrateur supérieur de la Casamance. Dans les localités non érigées en communes et pour les régions ne comportant pas de centres importants, l'on a comme membres de la commission : un notable français non fonctionnaire, un notable syrien, un notable indigène non fonctionnaire désigné en Casamance par l'administrateur supérieur de cette région, dans les autres circonscriptions par les commandants de cercle.

Chaque commission élit son président à la majorité des voix et après chaque réunion, dresse des comptes-rendus adressés à son chef de localité et engage les poursuites immédiates.

B - Le financement de la santé

En 1929-1930, à côté du budget de la Santé est créé un autre budget dit « budget annexe d'hygiène et d'assistance médicale indigène », qui doit servir à mieux assurer la prophylaxie des maladies pestilentielles. Il s'agit de la prise en charge par les populations elles-mêmes, déjà fortement appauvries par les divers impôts, de leur santé propre. Ce budget est alimenté en recettes, entre autres par :

- une contribution du budget local ;
- les produits de la taxe d'hygiène et de la taxe d'assistance médicale perçues sur les contribuables ;
- le produit du remboursement des journées de traitement des malades payants et des militaires dans les formations sanitaires des services de l'hygiène publique et de l'assistance médicale indigène ;
- les fonds de concours des différents budgets de l'Afrique Occidentale française, des budgets communaux et ceux des chambres de commerce ;
- des dons, legs et subventions diverses à la colonie du Sénégal.

Ce budget annexe supporte toutes les dépenses occasionnées par le fonctionnement des services de l'hygiène publique et de l'assistance médicale indigène sauf celles afférentes à la Direction du service de santé et de l'hôpital colonial, qui restent à la charge du budget local. En 1931, le budget d'hygiène et d'assistance médicale indigène approuvé en Conseil de gouvernement était arrêté à la somme de 9 300 000 francs.

Mais avec la situation économique des années 1934- 1935, on assiste à une réduction des budgets consacrés à l'amélioration de l'hygiène et à la protection de la santé publique. De 133 584 530 francs en 1929-1930, le budget local de la colonie dans lequel est intégré le budget de l'hygiène et d'assistance médicale indigène, sera révisé à la baisse pour être fixé à 82 159 075 francs.

En même temps, tous les crédits affectés aux programmes des fonds d'emprunt consacrés à la lutte contre la fièvre jaune subissent le même sort. Sur les 3 250 000 francs affectés en 1932 à la prophylaxie antiamarile, à la mission d'études sur la fièvre jaune au Sénégal dirigée par le professeur Jean Laigret de l'Institut Pasteur, à la construction de chambres moustiquaires démontables (pour isoler les malades) dans la circonscription urbaine de Dakar, seuls 1 500 000 francs auront été effectivement consacrés à la lutte contre la maladie au Sénégal et à Dakar. Ces crédits sont essentiellement consacrés à la lutte contre la maladie dans la capitale de la fédération.

C - Le programme d'assainissement

Le programme d'assainissement est conçu dans le but de combattre la fièvre jaune, la peste et les autres endémo-épidémies qui menacent l'Afrique occidentale. Les grandes lignes de ce programme ont été tracées par le gouverneur général Roume quelques années après la grande épidémie de fièvre jaune de 1900. Le programme d'assainissement comporte les points essentiels suivants :

- assèchement des mares et des marigots de Dakar,
- évacuation des matières usées,
- alimentation en eau potable,
- aménagement hygiénique des voies et places publiques,
- construction d'immeubles salubres pour les fonctionnaires,
- installation d'une ville réservée à la population indigène et utilisation de l'eau de mer pour le nettoyage de la ville.

Depuis cette date, le programme s'est régulièrement poursuivi avec des fortunes diverses. De 1903 à 1919, les dépenses occasionnées par les grands travaux d'assainissement s'élèvent 30 000 000 de francs. 1920 à 1927, les mêmes dépenses s'élèvent à 70 000 000 de francs. Dans ces chiffres ne figurent pas les dépenses du port de 1903 à 1926, soit 18 000 000 de francs. En 1927 a été établi un contrat pour l'agrandissement du port de commerce, s'élevant à 84 000 000 de francs[235].

Il faut ajouter à ces dépenses les frais occasionnés par la politique de ségrégation des indigènes, dont les habitations n'offrant pas les garanties d'hygiène nécessaires sont systématiquement démolies. Cette politique est pratiquée partout où elle était possible, sauf dans les Quatre Communes, où la législation métropolitaine était en vigueur et où les indigènes possesseurs du sol avaient des droits indiscutables, le problème étant singulièrement plus complexe. La solution retenue par le gouverneur général Carde et qui paraît devoir donner satisfaction à la fois à l'Hygiène et aux aspirations des intéressés, ainsi qu'à leurs possibilités financières, est la création d'un office des habitations économiques, qui a fait l'objet d'un décret en date du 14 juin 1926 et qui facilite la construction d'habitations salubres et à bon marché pour les autochtones.

IV. – Le temps de la victimisation : le Noir comme réservoir de virus (1927–1960)

On a très tôt observé que la fièvre jaune frappait plus les Blancs que les indigènes. Au XIXe siècle, toute la littérature médicale le répète à satiété. La vision inégalitaire des races devant la maladie a été un fait constant pendant tout le 19ème siècle.

La fièvre jaune a été un argument de ce qu'un auteur appelle le « racisme scientifique » du XIXe siècle[236]. Cette croyance conditionna les pratiques médicales et administratives et fit des Noirs les véritables acteurs de l'administration coloniale pendant les crises épidémiques liées à cette maladie. Cette conception changea radicalement en 1927, suite à la reconnaissance d'un nouveau paradigme faisant des indigènes des porteurs discrets de la maladie et de dangereux diffuseurs, dont la surveillance se révéla être une priorité de l'administration sanitaire.

---

[235] ANS, 1 H 12 (163) : « Allocution de monsieur le Gouverneur Général devant le Conseil Supérieur d'Hygiène à l'occasion de l'arrivée du professeur Pettit, 1927 ».

[236] HAGHIGHAT, Chapour : *Le racisme scientifique*, Paris, L'Harmattan, 1998.

COMMENT ÉVITER
LA FIÈVRE JAUNE

La *Fièvre Jaune* est un grand danger pour *toutes les Races*. Mais elle est *facilement évitable*.

Il suffit de vouloir la combattre par une action de tous les instants, en unissant *l'Effort Individuel* à celui de l'Administration.

La maladie *se transmet par le moustique*, celui qui vit auprès de nous, avec nous, dans notre maison ou à ses abords immédiats.

Il se reproduit dans toutes les collections d'eau si petites qu'elles soient, canaris, boites de conserves, bouteilles cassées, rigoles, bassins, citernes, réservoirs, flaques d'eau, etc...

Il trouve des abris dans les buissons, les verdures épaisses.

Il se réfugie dans les coins sombres des maisons, à l'écart des courants d'air. Il faut donc éviter toute eau stagnante et laisser agir largement l'air et la lumière au moins quelques instants chaque jour.

Il faut mettre à l'abri d'une moustiquaire les gens bien portants et les malades.

Ces précautions sont indiquées dans les arrêtés généraux et locaux.

Lisez les pour vous instruire.

L'Administrateur en chef des Colonies
Administrateur de la
Circonscription de Dakar et Dépendances.
LOUIS PONZIO.

Imp. Choukroun, Dakar

A. - La surveillance des Noirs

Devant la difficulté à juguler la fièvre jaune et face à la résistance obstinée des indigènes, la cassure entre les différents groupes sociaux se matérialise par un ensemble de théories et pratiques qui conduisent à la naissance de la notion de « classes dangereuses » ou jugées comme telles. Les indigènes, les Syriens et les Portugais, dans une moindre mesure, sont soumis à une surveillance stricte. Parmi les dispositifs de surveillance figurent les services d'hygiène, les structures médicales à travers les statistiques hospitalières, la police, et un dispositif législatif et réglementaire rigoureux.

L'état sanitaire des indigènes est surveillé d'abord dans les dispensaires créés dans tous les centres d'une certaine importance et où les malades prennent de plus en plus l'habitude de se présenter, ensuite, à domicile, où la surveillance est exercée par les infirmières visiteuses et les infirmiers sanitaires, dont le gouverneur général a ordonné la création dans ses instructions du 15 février 1926. Leur rôle est de rechercher les maladies sociales et de dépister les maladies épidémiques de sorte qu'au point de vue du dispositif, ils sont des agents de première importance.

À Dakar, la polyclinique Roume, installée en août 1933, est conçue dans cet esprit. Véritable sentinelle de l'état sanitaire des indigènes, cette dernière constitue, en plus de l'obligation de faire enregistrer les décès au niveau des mairies, un dispositif de surveillance de la santé de ces derniers. Située en pleine zone indigène, la polyclinique est le principal centre d'assistance médicale gratuite pour les indigènes de la circonscription de Dakar, en même temps qu'un excellent poste d'observation de l'état sanitaire. Elle constitue également un remarquable centre d'enseignement clinique pour les élèves de l'École de médecine. L'Institut d'Hygiène sociale a donné, en 1933, 286 989 consultations contre 128 754 en 1932[237], 144 163 en 1931 et 89 663 en 1930. Le nombre a donc plus que triplé en 4 ans.

Ce qui permet par ailleurs d'interpréter ces chiffres comme un degré d'acceptation du système thérapeutique colonial. En dehors des soins des maladies vénériennes, surtout la syphilis, pour laquelle les statistiques de l'établissement signalent plus de 31 000 injections thérapeutiques sur 1 861 syphilitiques, soit une proportion d'ensemble de 16,5 injections par malade, on peut signaler aussi l'établissement d'un service du perçage des oreilles.

---

[237] ANS, 2 G 33/19 : « Rapport du service sanitaire de la circonscription de Dakar et dépendances, 1933 », p. 31.

Cette pratique, bien accueillie par la population indigène, surtout à l'époque des fêtes rituelles indigènes, se développe de plus en plus. Le but fixé pour ce service est la disparition du tétanos dû à cette coutume. Pour inciter les femmes enceintes à recourir au service de la structure, des subventions sont accordées à celles qui accouchent.

B. - Les Syriens, de nouveaux boucs émissaires

Il est admis par le corps médical et répété dans plusieurs rapports que les Syriens constituent des agents actifs de diffusion de la fièvre jaune. Leur surveillance, dès lors, constitue un préalable dans la protection de la santé publique. Cette politique est matérialisée par décision du gouverneur général instituant la délivrance de carte d'identité aux colporteurs syriens. Cette décision oblige tous les colporteurs syriens à se présenter au commissariat de police ou chez l'administrateur de leur résidence, où il leur est délivré des cartes d'identité. Cette mesure d'identification est doublée d'un contrôle sévère de leurs déplacements.

En effet, avant de se déplacer, ces derniers doivent, selon les termes du règlement, aviser le service de la police ou l'administrateur de leur date de départ et de leur destination. Leur carte d'identité est annotée en conséquence. Dès que cette mesure fut édictée, les services administratifs procédèrent à une sorte de recensement des Syriens sur l'étendue de la colonie et rendirent compte des mesures prises. C'est ainsi que l'administrateur adjoint de Tivaouane adressa le 25 juin 1900, au gouverneur général, la correspondance ci-après :

> *En réponse à votre télégramme n° S 257 du 24 juin au sujet des colporteurs syriens, j'ai l'honneur de vous adresser la liste de ceux qui se trouvent encore à Tivaouane. Je leur ai donné l'ordre de se présenter tous les matins au bureau du commissaire de police qui devra constater leur état sanitaire et me rendra compte.*[238]

Toute la colonie est en état d'alerte. À Saint-Louis, suite à un décès suspect rue de la mosquée, dans une famille de Marocains, tous les Syriens et Marocains ont été conduits de force à l'hôpital militaire de la ville et soumis à une visite médicale. Cette mesure concerne 35 colporteurs syriens (22 hommes et 13 femmes). Dans cette atmosphère de suspicion, le 20 novembre 1900, la population européenne de

[238] ANS, H 41(AOF) : « Épidémie de fièvre jaune au Sénégal : quarantaine et mesures sanitaires, 1900 », p. 15.

Rufisque s'émeut de la tentative de débarquement dans leur ville de treize Syriens. Ils envoient immédiatement un télégramme de protestation au gouverneur dans les termes suivants :

> *Tous Européens actuellement Rufisque ont l'honneur de porter votre connaissance que treize Syriens ont communiqué trois jours à Dakar ont tenté débarquer cette nuit à Rufisque malgré atteinte brute la santé de Rufisque va demander à médecin Dakar savoir si accorder libre pratique nous protestons auprès de vous espérant que laisserez pas commettre illégalité, remerciements.*[239]

Concomitamment aux mesures prises à Saint-Louis et à Thiès, le commissaire de police de la ville de Dakar rend compte :

> *En exécution de l'arrêté du 22 mai dernier et des instructions contenues dans la circulaire du 1er juin courant (1 Bureau, no 550) j'ai l'honneur de vous rendre compte que tous les Syriens en résidence à Dakar se sont présentés à la police.*
> *Cependant, le commissaire constate que ces derniers ont l'habitude de changer très souvent de nom et de résidence et que l'obligation d'être munis et de faire viser leur carte constitue une grande gêne pour eux. En raison de ce fait, il annonce sa volonté de tenir très rigoureusement à ce qu'ils soient tous en règle afin de pouvoir suivre leurs déplacements en dehors des villes.*

Il ressort de l'analyse des dispositions prises à l'encontre des Syriens un constat qui ne transparaît pas à la lecture des informations fournies par les services de santé et de police de la colonie. Il s'agit des raisons d'ordre économique. À la suite de la Première Guerre mondiale, la SDN place la Syrie et le Liban sous le régime du protectorat français et les citoyens de ces pays se voient accorder le statut de « protégés » français, leur ouvrant ainsi les portes des colonies françaises. Le mode d'organisation et leur rapide intégration dans le réseau du commerce de la traite jusque-là sous le contrôle des maisons de commerce et des traitants français aux colonies, fait d'eux de redoutables concurrents. La crise économique du secteur des oléagineux, qui représente 90 % des exportations du Sénégal et 60 % de celles de l'AOF, est renforcée par la spéculation internationale et la cavalerie des trusts étrangers tels que Unilever. Cette situation renforce le sentiment d'abandon des coloniaux et une stigmatisation de l'immigration et du statut des Libano-Syriens, véhiculée par les chambres de commerce, l'Union coloniale et les politiciens locaux tels que Galandou Diouf.

---

239 ANS, H 41(AOF) : « Télégramme habitants Rufisque à Gouverneur, 20 novembre 1900 », p. 21.

La faillite successive des maisons de commerce tenues par des Français est expliquée par la différence de statut liée à la race. Les Libano-Syriens vivant dans des conditions de vie à peu près similaires à celles des indigènes sont de redoutables concurrents. En effet, la démonstration faite par J. Paillard, à défaut d'être objective, explique en partie les raisons de la scission entre les deux communautés :

> *Un Français doit périodiquement rentrer en France pour soigner sa santé ébranlée par des séjours en pays torrides. Il doit loger dans des maisons bien construites, donc coûteuses. Il a une nombreuse domesticité indigène qui lui délivre des travaux pénibles que ni son rang, ni le climat ne lui permettraient au surplus de faire. Il doit généralement envoyer ses enfants en France pour y recevoir l'instruction qu'ils ne pourraient recevoir sur place. Il est tenu à certaines exigences de vestiaire, de classe dans les trains ou sur les bateaux. En un mot, il lui faut beaucoup d'argent pour vivre. Or, la crise ruinait au lieu d'enrichir. Cependant, en face, le Syrien vivait de peu, couchait dans des cases ou des paillotes, supportait sans mal le climat, envoyait ses enfants à l'école indigène, voyageait en fourgon, en camion ou en cale. La crise était sans prise sur lui. Les immeubles et les affaires des Blancs chassés par la misère passèrent aux mains des Levantins.*[240]

La statistique produite vise à démontrer un envahissement de la colonie par une les Libano-Syriens, aggravant le chômage et le sentiment d'une politique de main basse sur la colonie du Sénégal par des « métèques ». Un recensement détaillé de leur présence à Dakar est établi, indiquant les rues et maisons qu'ils occupent. Nous reproduisons ci-dessous les chiffres publiés par J. Paillard. Analysant les chiffres, ce dernier concluait :

> *Il était indispensable qu'une telle statistique soit dressée. Les Français qui veulent s'expatrier et qui ne peuvent y parvenir trouveront là l'explication de leurs déboires. Dix fois plus d'étrangers et de Libano-Syriens que d'indigènes. Cinq fois plus de Libano-Syriens que de Français. Mais comme pratiquement il y a environ trois hommes (frères, beaux-frères, cousins, amis, etc.) pour chaque boutique de Syriens, pratiquement il y a à Dakar, comme commerçants : trente fois plus d'étrangers et de Levantins que d'indigènes. Quinze fois plus d'étrangers et de Levantins que de Français.*[241]

---

240 Jean Paillard « La fin des Français en Afrique noire » ; préface de J. L. Gherbrandt Paris, 1935 : Les Œuvres françaises. - 199 p.

241 *Idem.*, p. 60.

Tableau N° 11 :

Recensement de la population libano-syrienne à Dakar, 1935

Rue	Indigènes	Français	Libano-Syriens	Étrangers
Boulevard Pinet-Laprade	0	10	2	10
Avenue Faidherbe	1	8	9	1
Route de Bel Air	1	3	11	0
Avenue Clémenceau	2	4	69	1
Avenue Roume	0	4	2	1
Avenue de la République	0	0	9	0
Avenue Maginot	1	3	27	0
Avenue Gambetta	2	4	30	0
Rue Escarfait	1	2	6	0
Rue Grasland	0	0	2	0
Rue de Thiès	1	3	31	0
Rue de Grammont	4	3	23	0
Rue Paul Holle	0	1	1	0
Rue des Essarts	0	11	9	2
Rue Dagorne	0	4	5	0
Rue Sandiniéry	0	2	15	0
Rue de Thiong	0	1	3	0
Avenue Sarraut et Ponty	0	24	35	0
Rue Thiers	1	0	20	0
Rue Carnot	1	3	32	0
Rue Félix Faure	5	0	6	0
Rue Jules Ferry	4	1	7	0
Rue Victor Hugo	2	0	0	0
Rue Kléber	0	0	1	0
Rue Zola	0	0	0	0
Rue du Dr. Thèse	1	3	5	0
Rue de Thalmath	1	2	4	0
Rue Vincens	0	5	27	18
Rue Blanchet	7	2	18	0
Rue Raffenel	4	5	25	0
Route de l'abattoir	5	0	12	0
Rue Canard	0	4	0	0
Total	**44**	**112**	**446**	**30**

Source : Jean Paillard « La fin des Français en Afrique noire », p. 60.

La conclusion que nous tirons de l'analyse de la stigmatisation de la présence des Libano-Syriens porte moins sur les chiffres produits que sur les recommandations faites par les chambres de commerce. En effet, celles-ci proposent les solutions suivantes :

- que tout le monde – étrangers, ressortissants, indigènes ou Français soit astreint à avoir une comptabilité en règlc ;
- que le commerce ne soit permis qu'aux heures ouvrables, autrement dit, qu'il soit interdit la nuit et les jours de fête pendant lesquels les services de répression des fraudes ne peuvent exercer de contrôle ;
- que les étrangers, protégés ou ressortissants de race blanche soient astreints aux mêmes règles d'hygiène en pays tropicaux que les Français. Ce qui obligerait les Libano-Syriens à vivre dans des conditions commerciales – ou de prix de revient – analogues à celles des Français. Que les faillis et condamnés de toutes sortes soient automatiquement et implacablement expulsés.

L'ensemble de ce dispositif, tourné vers l'exclusion d'une classe sociale, est très intéressant du point de vue des enjeux en question. Ce qui nous préoccupe ici est de voir comment des dispositifs d'ordre hygiéniste entrent en jeu dans le terrain complexe de l'économie d'une manière générale. En réalité, il était admis depuis l'épidémie de fièvre jaune de 1900 que les moustiques responsables de la maladie agissent la nuit tombée. La communauté européenne, redoutant cette épidémie plus que toute autre, se voit ainsi réduite à laisser le terrain au commerce clandestin des Libano-Syriens, se livrant à la fraude en multipliant les points de traite de l'arachide par l'usage des camions. Il s'agissait ainsi, dans l'esprit des chambres de commerce, de faire appliquer aux Libano-Syriens les règles coercitives d'hygiène applicables aux Européens afin de réduire l'activité de ces derniers dans la perspective de réduire leur compétitivité.

V. – Vaccin et vaccination anti-amarile au Sénégal (1927–1952)

La lutte contre la fièvre jaune prit au Sénégal diverses formes en fonction de l'évolution des idées médicales relatives à la maladie. Après plusieurs tentatives infructueuses d'éradication de la maladie, la solution retenue fut celle de la vaccination. Les recherches entreprises en vue de mettre au point le vaccin contre la fièvre jaune furent longues et ponctuées d'erreurs et de controverses scientifiques avant que le vaccin ne soit finalement mis au point à l'Institut Pasteur de Dakar.

Toutefois, la mise en pratique de la vaccination fut encore plus difficile du fait des accidents post-vaccinaux et de la méfiance des populations indigènes et des Européens vis-à-vis du vaccin.

A. - La longue marche vers la découverte d'un vaccin

Les recherches pour la mise au point d'un vaccin contre la fièvre jaune auraient pu avoir lieu à Paris, si le docteur Roux n'avait craint l'expérimentation de ce vaccin vivant sur l'homme. C'est dans les laboratoires des colonies que sort le premier vaccin français contre la fièvre jaune. Roux interdit toute publication au cas où le professeur Sellards et le docteur Mathis poursuivraient leurs travaux. Charles Nicolle, de passage à Paris, propose aux deux chercheurs dépités de venir finir leurs expériences dans son institut Pasteur de Tunis, où il leur propose non pas des aliénés, mais du matériel humain de laboratoire, autrement dit des malades. Cela aboutit, on le sait, à la création du vaccin au jaune d'œuf avec le docteur Laigret. Ce vaccin n'était pas sans poser de problèmes. En effet, le vaccin, n'étant pas parfaitement à point, induisait des réactions violentes et entraînait parfois la mort des personnes vaccinées.

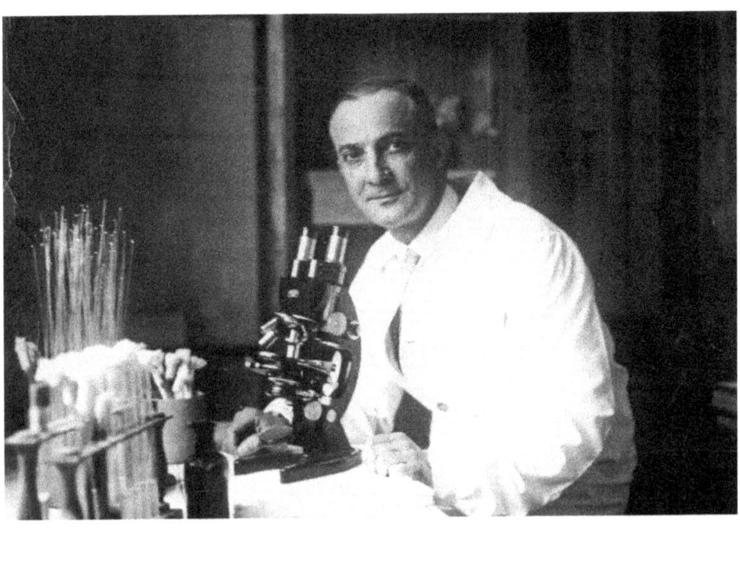

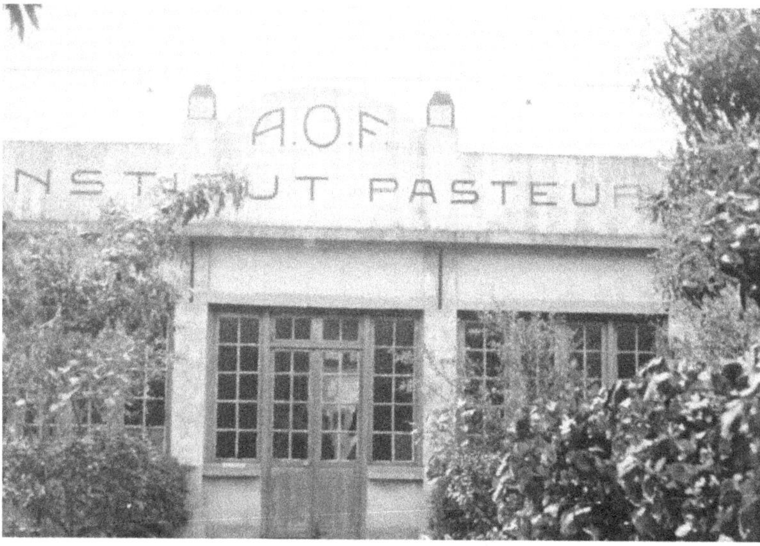

1 - La fausse piste : le vaccin de Noguchi

Dans une correspondance échangée entre le gouverneur général de la colonie du Sénégal et le président de l'Union coloniale au sujet de la prophylaxie de la fièvre jaune[242], nous apprenons au mois de septembre 1927 que les vaccinations antiamariles de tout le personnel fonctionnaire, militaire, commerçant et des familles, destinées à l'AOF, avant leur départ de France. D'après les instructions du gouverneur général, l'inspecteur général Lasnet s'est entendu avec monsieur Roux, directeur de l'Institut Pasteur, pour la fabrication de vaccin et de sérum de Noguchi ; le laboratoire des lipo-vaccins a également mis en préparation du vaccin. Le gouverneur confirme au président de l'Union coloniale que ces deux sources commenceront à produire en mi-septembre et les vaccinations, qui seront facultatives, seront pratiquées, selon le désir des intéressés, dans les services coloniaux de Paris (ministère), Bordeaux et Marseille. Malgré les incertitudes sur le rôle du leptospira, il est recommandé, en plus de la vaccination, de ne point se départir d'aucune des autres mesures visant la lutte essentielle contre le stegomyia[243].

---

[242] ANS, 1 H 12 (AOF) : « Correspondance du Gouverneur Général de l'AOF au Sénateur François Marsal ; Président de l'Union Coloniale, 3 septembre 1927 ».

[243] Annexe XXVI : accoutrement spécial de lutte contre la piqûre des moustiques obligatoire entre 18 heures et 6 heures du matin.

Au Sénégal, lors de l'épidémie de 1927, les vaccinations ont été pratiquées soit avec le vaccin de Noguchi, fourni par le docteur Beuwkes, directeur de la Mission Rockfeller de la fièvre jaune de Lagos, soit avec le vaccin préparé à Paris avec des cultures de leptospira, à l'Institut Pasteur ou au laboratoire des lipos du docteur Le Moignic.

Ces dernières vaccinations ont été complétées dans un certain nombre de cas par des injections de sels de bismuth. Le vaccin a été toujours utilisé suivant le procédé de Noguchi, en deux vaccinations : première vaccination (de 2 cc. en deux piqûres sous la peau de l'abdomen), la deuxième vaccination est faite cinq jours après, effectuée dans des conditions identiques. Il semblerait que l'emploi du vaccin n'ait jamais donné lieu à aucun incident ; ont été constatées quelques céphalalgies, parfois une sensation de fatigue ou des démangeaisons très passagères. Seulement 4 abcès stériles sur l'ensemble des vaccinations ont été notés. Le nombre des vaccinations faites avec le vaccin de Noguchi peut être évalué à 500 environ (300 à Dakar, 150 à Rufisque, 50 à Tivaouane).

Le Service des vaccinations antiamariles, avec le vaccin de Noguchi provenant de Paris, a été institué à l'Hôpital Principal de Dakar à la date du 20 octobre. Il a été dirigé par le docteur Laigret et compte en fin décembre 236 personnes injectées à titre préventif.

2. - La première révolution : le remplacement du *Macacus rhesus* par la souris et les tests de séro-protection

Les laboratoires engagés dans la lutte contre la fièvre jaune parviennent à reproduire la maladie en laboratoire sur des cobayes. Il s'agit du typhus amaril expérimental. Le virus utilisé a pour origine un virus humain, isolé à Dakar, en 1927, par A. W. Sellards, chez un Syrien atteint de fièvre jaune légère. Ce virus a été conservé par passages successifs sur *Macacus rhesus* et sur *Aedes Aegyti*. Il est connu dans les laboratoires sous le nom de « souche française », désignation donnée par Sellards pour le distinguer de la « souche Asibi » (du nom du Noir qui l'a fournie) et a été isolé par les membres de la mission américaine de la fondation Rockfeller, à Lagos (Nigeria)[244].

---

244 MATHIS, C., SELLARDS, A.-W., LAIGRET, J. : « Sensibilté du *Macacus rhesus* au virus de la fièvre jaune », *Comptes rendus de l'Académie des Sciences*, 1928, pp. 604-606.

En inoculant le virus amaril de singe dans le cerveau de la souris blanche, Max Theiler réussi, en 1930, à créer une souche particulière de virus amaril adaptée à cet animal. Il a également montré que ce virus était neutralisé *in vitro* par le sérum d'individus convalescents de fièvre jaune, ainsi que par le sérum de singe ayant résisté au typhus amaril expérimental. Cette découverte permet à la recherche de faire une avancée capitale. Elle permet, d'une part, de substituer la souris blanche au *Macacus rhesus* – très coûteux et difficile à se procurer, et il n'était pas possible en les utilisant d'étendre les investigations sur une large échelle –, et d'autre part, d'établir des épreuves de séro-protection effectuées en vue de la détermination des zones d'endémicité amarile dans les pays où sévit de temps à autre la fièvre jaune. Grâce à l'usage de la souris, on a pu donner plus d'ampleur à ce genre de recherche et Durieux (1932) et Stéphanoulo (1933), ayant recueilli, en Afrique Occidentale française, un nombre assez considérable de sérums, ont pu commencer à établir la carte de répartition de l'endémicité amarile en AOF. L'expérience consistait à prélever du sang à un certain nombre d'indigènes, et avec le sérum obtenu, on injectait des *Macacus* qui recevaient en même temps du virus amaril de singe. Si les singes survivaient, on pouvait en conclure que le sérum avait un pouvoir protecteur et que les individus qui l'avaient fourni avaient eu antérieurement une atteinte de fièvre jaune. Si de jeunes enfants n'ayant jamais quitté la région avaient un sérum protecteur, on en tirait la conclusion que la région était un foyer d'endémicité amarile. Si les seuls adultes fournissaient un sérum protecteur, on pouvait affirmer qu'il y avait eu antérieurement une épidémie amarile, mais que la fièvre jaune n'y était pas implantée. La recherche de la séro-protection permit d'établir la preuve indiscutable que, contrairement à l'opinion soutenue par certains médecins, les Noirs étaient sensibles au virus amaril, mais que chez eux, la maladie revêtait des formes atténuées et frustes.

3. - Le stade expérimental du vaccin : les cobayes humains

Au moment où il s'est agi de pratiquer la vaccination contre la fièvre jaune en Afrique occidentale dans les régions d'endémicité, on s'est demandé si cette vaccination n'était pas susceptible de créer des foyers de la maladie par l'infection de stegomyia sur les sujets vaccinés, là où ils abondent. Pour répondre à cette question, des recherches furent entreprises par Mathis, Durieux et Advier.

Les premières expériences furent rapportées dans une communication faite le 6 novembre 1934 à l'Académie de médecine. Elles permirent d'établir que le stegomyia ayant piqué des sujets vaccinés n'était pas capable de transmettre le virus de la fièvre jaune au Macacus rhesus, animal extrêmement sensible à la maladie. Dans une seconde série d'expériences, les stegomyia qui s'étaient nourris sur des individus ayant reçu de fortes doses de vaccin furent portés ensuite non sur les *Macacus rhesus*, mais sur l'homme. Les conclusions de ces expériences sont les suivantes :

- dans l'expérience n° 1, un sujet neuf a été piqué par 156 moustiques qui s'étaient nourris sur des sujets vaccinés du deuxième au quinzième jour après la première injection de vaccin sec de Laigret. Ces moustiques, reportés sur le sujet neuf du quatorzième au dix-septième jour après les repas supposés infectants, n'ont pas transmis la fièvre jaune.
- dans l'expérience n° 2, le sujet qui avait servi pour l'expérience précédente a été piqué par 113 moustiques qui s'étaient préalablement nourris sur des sujets vaccinés, du deuxième au seizième jour après la première injection de vaccin sec de Laigret. Parmi ces moustiques, 62 survivants ont piqué le même sujet après avoir été nourris sur des sujets vaccinés 30 jours auparavant. Toutes les expériences de transmission ont été négatives.

Le docteur Laigret, se fondant sur ces conclusions, mit en application sa méthode de vaccination. Du 10 juin à fin décembre 1934, il pratiqua 9 802 vaccinations sur des individus de race blanche et des individus de race noire. On n'enregistra aucun cas de fièvre jaune dans l'entourage des personnes vaccinées. La conviction des expérimentateurs est d'autant plus solide que la vaccination a été faite sur un grand nombre de Syriens vivant dans des conditions de vie assez misérables, au milieu de la population indigène, n'usant pas ou usant mal de la moustiquaire et dont la plupart habitent le Sine Saloum, foyer endémique de la fièvre jaune et où les setgomyia pullulent. Constant Mathis, directeur de l'Institut Pasteur de l'AOF, entrevoyait déjà les application du vaccin chez la population noire.

> *L'indigène de l'Afrique noire supporte très bien le vaccin-virus de souris préparé avec des cerveaux frais. Il apparaît donc possible de l'immuniser par une seule injection. Des essais sont en cours et nous espérons que l'on pourra bientôt généraliser la vaccination antiamarile aux Noirs de l'Afrique, tout au moins à ceux qui habitent au voisinage des Européens et pour lesquels ils constituent une menace permanente dans les régions à endémicité amarile.*[245]

[245] ANS, 2 G 45/16 : « Rapport de fonctionnement de l'Institut Pasteur, 1945 ».

Malgré la certitude d'une partie du corps médical, des inquiétudes et des doutes subsistèrent parmi certains spécialistes. Quelques auteurs émirent des réserves pour l'avenir des sujets vaccinés et se demandèrent s'il n'y avait pas à redouter des accidents tardifs. Partant du constat que la fièvre jaune telle qu'elle se présente chez l'homme lorsqu'elle est suivie de guérison ne donne jamais lieu à des séquelles, les défenseurs de la vaccination estimèrent cette inquiétude non fondée[246]. Toutefois, l'incertitude était renforcée par la décharge que l'Institut Pasteur de Paris faisait signer à tout candidat au vaccin. Celle-ci était libellée comme suit :

> *Résolu à résider en Afrique, j'y serai exposé à contracter la fièvre jaune, dont je n'ignore pas la gravité, d'autre part, je suis renseigné sur l'état actuel de la vaccination antiamarile : ce procédé n'est pas encore au point ; son innocuité n'est pas formellement assurée, son efficacité doit être encore contrôlée, la durée de la protection doit être fixée. J'ai mis en parallèle les risques auxquels expose la vaccination, les dangers résultant du typhus amaril. Je demande formellement à être vacciné (ma femme, mon enfant) sous ma responsabilité entière, à mes risques et périls. La responsabilité de l'Institut Pasteur, en ce qui concerne toutes les conséquences de la vaccination amarile, ne peut être engagée en aucune façon.*[247]

Au vu d'une pareille obligation, on est en droit de se demander si l'Institut n'a pas procédé de manière détournée à une expérimentation directe sur des cobayes humains. Si la réponse à cette question est moins évidente en ce qui concerne les recherches effectuées en Métropole, elle est par contre évidente dans les colonies. Les réactions post-vaccinales très sévères sont constatées chez les personnes vaccinées. Dans le rapport de fonctionnement technique de l'Institut Pasteur de l'AOF de 1937, faisant le point sur les vaccinations pratiquées à Dakar, l'auteur affirme ce qui suit :

> *Trois observations nous ont été communiquées par l'inspecteur général du Service de santé, concernant des sujets ayant présenté très peu de temps après la vaccination : le premier, une affection mortelle à la symptomatologie non caractéristique ; le deuxième,*

---

[246] Annexe XXVII : railleries contre « la manie vaccinale aux colonies ».

[247] Archives de l'Institut Pasteur de Dakar, IPD (Dir)4 : « Déclaration que tout candidat à la sérum-virus vaccination devait signer sur demande expresse de M. Roux, directeur de l'Institut ».

des phénomènes pouvant faire penser à une fièvre jaune légère terminée par une guérison ; le troisième ayant fait une fièvre jaune mortelle classique.[248]

Au cours des années 1937-1942, les statistiques ont dénombré « 62 morts par ictère grave et 30 000 jaunisses prolongées »[249]. D'après ces résultats, on peut également s'interroger sur le bien-fondé de la méfiance des populations indigènes face au vaccin de la fièvre jaune. Cette méfiance trouverait peut-être son explication par le fait que des cas mortels sont observés après la vaccination. La pratique différenciée de la vaccination selon l'appartenance ethnique renforce cette attitude. Enfin, l'étude des textes réglementaires imposant la vaccination explique en partie la raison de la méfiance de ces derniers. L'instruction pour l'application de l'arrêté du 10 septembre 1941 rendant obligatoire la vaccination antiamarile en AOF réglait la vaccination selon le procédé suivant :

> *Chez l'indigène, la vaccination antiamarile, simple ou associée, sera pratiquée systématiquement sans examen préalable spécial. Les affections aiguës fébriles pourront seules légitimer des contre-indications temporaires.*

Chez l'Européen, toute vaccination simple ou associée devra être précédée d'un examen somatique minutieux éliminant en particulier tout sujet atteint d'affections intéressant le foie ou le rein. La recherche du sucre et de l'albumine devra être systématiquement pratiquée.[250]

Cette recommandation semble avoir été la ligne de conduite des médecins. Sur le plan international, dans la controverse sur la nécessité de vacciner les enfants de moins de 1 an, le docteur Pelletier déclarait que « dans les territoires français, des inoculations ont été faites dans de rares occasions à des enfants noirs âgés de moins de 6 mois »[251].

---

[248] ANS, 2 G 37/23, « Rapport de fonctionnement technique de l'Institut Pasteur », p. 20.

[249] Archives de l'Institut Pasteur de Dakar, IPD (dir)4 : « Rapport de mission du général Pelletier à Washington, novembre 1944 », p. 6.

[250] Archives de l'Institut Pasteur, IPD (Dir) : « Instruction pour l'application de l'arrêté du 10 septembre 1941 rendant obligatoire la vaccination antiamarile en AOF ».

[251] Archives de l'Institut Pasteur de Dakar, IPD (Dir)4 : « Mémorandum sur l'immunisation des enfants âgés d'1 an et moins par le vaccin antiamaril ».

Les mêmes pratiques étaient faites par la fondation Rockefeller au Brésil. Au même moment, la position officielle du Service de l'hygiène publique des États-Unis était de ne pas vacciner les enfants de moins de 1 an. Cette controverse au sein du milieu médical était à elle seule un indicateur du niveau d'incertitudes sur l'innocuité du vaccin. Pour éviter de se faire vacciner, les voyageurs à destination de l'AOF se livraient à un ensemble de stratégies pour échapper à la vaccination. Le Service d'hygiène attire l'attention de l'Administration sur le nombre sans cesse croissant de voyageurs se présentant avec des certificats de contre-indication à la vaccination établis par les médecins métropolitains. Ces certificats n'étant valables que pour les passagers ayant emprunté la voie maritime, ceux venant par avion devaient être convoqués par le Service d'hygiène en vue de se faire vacciner. Très peu de personnes convoquées ont déféré à ces convocations :

> *Les convocations ont dans l'ensemble été considérées comme de mauvaises plaisanteries. Les services sanitaires aériens des compagnies françaises sont les plus négligents sur ce point de vue. Les étrangers sont en règle.*[252]

Certains médecins métropolitains furent poursuivis devant l'ordre des médecins pour avoir délivré de faux certificats de vaccination à des individus pour leur éviter la vaccination devenue obligatoire à partir de 1941[253].

4. - La reconnaissance de la validité scientifique du vaccin français sur le plan international

La reconnaissance du vaccin français sur le plan international se pose en termes scientifiques, politiques et économiques. Cet enjeu est d'autant plus grand que la Commission de Quarantaine, désignée par *le* « Standing Technical Comittee on Health » pour donner des avis sur la rédaction et ensuite l'application de la nouvelle Convention sanitaire internationale sur la fièvre jaune, était essentiellement composée par des épidémiologistes américains qui, selon le professeur Pelletier, « semblaient même ignorer l'existence du vaccin français ».

---

[252] 2 G 48/19 : « Rapport annuel du Service d'hygiène – Bureau municipal de Dakar », 1948, p. 39.

[253] Annexe XXIII : Principales étapes de l'histoire du vaccin français.

Pour la reconnaissance du vaccin français, il fallait que celui-ci réponde aux standards fixés pour le vaccin américain, le 17 D. Il semblerait que des problèmes techniques aient poussé les autorités françaises à remettre en cause cette disposition et à proposer des tests de validité du vaccin produit par Dakar.

En juillet 1945, une démonstration a été pratiquée en France sous le contrôle de l'UNRRA, selon un protocole fixé par les experts de la Commission de Quarantaine et accepté par les autorités françaises. Cette démonstration a été effectuée sur 600 hommes d'une division destinée au corps expéditionnaire français d'Extrême-Orient. Les hommes choisis n'avaient jamais quitté la France et n'avaient reçu aucune vaccination contre le typhus amaril. Les hommes furent divisés en trois groupes :

- le groupe A, immunisé par scarification avec le vaccin antiamaril préparé par l'Institut Pasteur de Dakar ;

- le groupe B, immunisé par scarification avec le vaccin antiamaril de Dakar mélangé au vaccin antivariolique ;

- le groupe C, immunisé par inoculation avec le vaccin 17 D.

Des prises de sang furent effectuées un mois plus tard sur les 600 sujets vaccinés, ainsi que sur 30 hommes du même régiment, non vaccinés et devant servir de témoins. Chaque sérum fut réparti en ampoules, l'une destinée à l'Institut Pasteur de Dakar, et les deux autres à l'UNRRA, aux États-Unis. Les laboratoires pratiquant les tests ignoraient la provenance exacte des sérums qui avaient été mélangés avec les sérums témoins.

En définitive, les résultats obtenus furent les suivants :

- groupe A : 98,9 % des sujets immunisés (vaccin de Dakar seul),

- groupe B : 97,9 % des sujets immunisés (vaccin de Dakar associé au vaccin antivariolique),

- groupe C : 64,2 % de sujets immunisés (vaccin 17 D).

Au vu de ces résultats et à la suite de l'avis de la Commission de Quarantaine, le Comité d'Hygiène de l'UNRRA décide de reconnaître la validité du vaccin antiamaril de l'Institut Pasteur de Dakar du point de vue international.

B. – Les effets bénéfiques de la vaccination

Pour assurer une lutte efficace contre la fièvre jaune, deux solutions s'offraient à l'Administration : la première, qui était l'assainissement et la lutte contre le moustique, et la seconde, la vaccination. L'assainissement était objectivement et financièrement impossible à réaliser, la vaccination fut alors conçue comme la solution de mise en place d'un rideau biologique contre le germe. Cette politique conduisit à une campagne de masse de vaccination et à la cartographie sérologique de la population.

1. - Les vaccinations réalisées en AOF de 1934 à 1952

Le début de la vaccination antiamarile remonte à l'année 1934 par l'application de la méthode mise au point par Laigret. Pratiquée d'abord à raison de trois injections successives de virus de souris atténué par vieillissement, cette méthode fut simplifiée par son auteur en 1935 et réduite à une seule injection. Progressivement étendue à l'ensemble de la Fédération, cette vaccination avait permis de protéger vingt mille personnes environ fin 1939, en majorité de race blanche.

Pour assurer une lutte efficace contre la fièvre jaune, il était indispensable de généraliser la vaccination à toute la population de l'Afrique Occidentale française[254]. La généralisation du procédé Laigret se heurte dès son début à des conflits sociologiques considérables. En effet, les indigènes ne se laissant vacciner que sous la contrainte, il était difficile de s'assurer de pouvoir vacciner la même personne plusieurs fois de suite. Pour cette raison, dès 1938, l'Institut Pasteur de Dakar travaillait à la mise au point de sa méthode de vaccination par scarification.

En 1939, une première application du nouveau procédé était faite au Sénégal. Dès 1940, ce procédé était largement appliqué dans tous les territoires de la Fédération. Depuis lors, la progression annuelle de la vaccination antiamarile par scarification, seule ou associée à la vaccination antivariolique, a été constante. Appliqué selon un plan quadriennal de vaccination, le procédé de l'Institut Pasteur de Dakar, dont la valeur a été largement démontrée, réalise une prophylaxie massive de la fièvre jaune.

---

[254] Voir annexes XXIV et XXIV bis.

Le tableau suivant donne une idée d'ensemble sur les vaccinations pratiquées en AOF depuis l'année 1939.

Tableau N° 12 :

Vaccinations réalisées en AOF de 1939 à 1952

ANNÉEE	Vaccinations simples	Vaccinations mixtes	TOTAL
1939	2760	98.873	101.633
1940	64.870	217.636	282.606
1941	370.999	1.082.966	1.453.965
1942	222.630	2.511.048	2.733.678
1943	401.974	2.397.019	2.798.993
1944	378.839	3.066.494	3.445.333
1945	475.379	2.262.496	2.737.875
1946	283.177	2.124.492	2.407669
1947	491.187	2.161.369	2.752.556
1948	275.438	3.182.272	3.457.710
1949	113.301	4.011.914	4.125.215
1950	31.469	3.467.451.	3.498.920
1951	96.145	3.757.611	3.853.756
1952	95.372	4.922.268	5.017.640
Totaux	**3.303.540**	**35.364.009**	**38.667.549**

Source : ANS, 1 H 70 (163) : « Rapport à l'appui de la demande d'exclusion de la presqu'île du Cap-Vert de la zone africaine d'endémicité amarile présentée par le gouvernement français à la Commission de Quarantaine de l'Organisation Mondiale de la Santé », 1953.

Entre 1939 et 1952, il a donc été pratiqué 38 667 549 vaccinations simples ou mixtes pour un peu moins de 17 500 000 habitants. On peut donc estimer que chaque habitant de la Fédération a été vacciné au moins deux fois depuis le début de l'application de la méthode de vaccination par scarification.

Nous apportons toutefois une réserve aux chiffres publiés par l'Administration. Celle-ci se justifie par plusieurs raisons, dont nous n'en retenons que deux : les difficultés sociologiques liées à la résistance des populations indigènes et la manipulation des chiffres par l'Administration pour justifier l'œuvre coloniale.

Les vaccinations antiamariles et antivariolo-amariles sont exécutées en application du plan quadriennal de vaccination dans chaque territoire de la Fédération entre 1939 et 1952.

Tableau N° 13 :

Vaccinations antiamariles simples ou mixtes de 1939 à 1952

TERRITOIRE	NOMBRE D'HABITANTS	VACCINATIONS ANTIAMARILE SIMPLES OU MIXTES
SÉNÉGAL	2.059.600	5.820.441
MAURITANIE	492.700	440.982
SOUDAN	3.492.100	6.090.178
NIGER	2.163.500	3.266.510
HAUTE-VOLTA	3.113.900	3.967.585
DAHOMEY	1.568.000	5.045.266
CÔTE D'IVOIRE	2.159.500	8.229.474
GUINÉE	2.250.200	5.807.113.
TOTAUX	17.299.500	38. 667.549

Source : ANS, 1 H 70 (163) : « Rapport à l'appui de la demande d'exclusion de la presqu'île du Cap-Vert de la zone africaine d'endémicité amarile présentée par le gouvernement français à la Commission de Quarantaine de l'Organisation Mondiale de la Santé », 1953.

2 - Les moyens de l'imposition de la vaccination

La vaccination comme moyen de prévention n'a pas été acceptée par l'ensemble de la population indigène, de même que pour une partie de la population européenne. Ce refus se justifie, d'une part, par des résistances sociologiques, et d'autre part, par le caractère expérimental du vaccin dont les accidents post-vaccinaux constatés au sein des populations étaient fréquents. Il y a aussi le fait que les populations ont gardé en mémoire l'épisode de la vaccination antipesteuse à Dakar en 1916, qui avait fait naître de vives réactions suite à des décès chez les populations vaccinées et de l'exploitation politique qui avait été faite de l'épidémie. Ainsi, pour vaincre la résistance des populations, l'Administration édicte un ensemble de textes législatifs qui imposent l'obligation de la vaccination à la population. Les textes officiels rendant la vaccination antiamarile obligatoire pour toute la population civile, européenne et indigène de l'AOF rendent compte de la difficulté à convertir la société aux pratiques médicales nouvelles.

Un premier texte, l'arrêté interministériel du 10 septembre 1941, stipule dans son article premier que :

La vaccination antiamarile sera désormais obligatoire pour le personnel européen et indigène relevant du Département de la guerre en service en AOF, dans les conditions précisées par les instructions annexées au présent arrêté.

Instituée d'abord chez les militaires et les fonctionnaires, la vaccination est élargie à toute la population civile de l'AOF trois mois plus tard par l'arrêté ministériel du 10 décembre 1941, promulgué en AOF par l'arrêté n° 1088/AP du 20 mars 1942 :

La vaccination antiamarile par scarification est obligatoire pour toute la population civile, européenne et indigène de l'AOF. Les instructions techniques relatives à la pratique de la vaccination et à ses contre-indications, annexées à l'arrêté du 10 septembre 1941 rendant la vaccination antiamarile obligatoire chez les militaires, sont applicables aux populations civiles.

Se doutant que ces instructions ne seront pas appliquées sans difficultés, il est mis sur pied un ensemble de dispositions coercitives. Parmi celles-ci, on peut noter l'usage du passeport sanitaire, document indispensable pour tout déplacement à l'intérieur de la colonie, qui n'est délivré que sur présentation de la carte de la vaccination antiamarile. Les personnes venant de l'extérieur de la colonie sont obligatoirement soumises à la vaccination antiamarile si elles ne peuvent justifier avoir été vaccinées depuis moins de deux ans. Pour faire respecter scrupuleusement la réglementation, il est prévu des sanctions allant jusqu'à l'emprisonnement des contrevenants.

À partir de 1952, l'armature répressive est de plus en plus précise et organise la médicalisation de la société de manière beaucoup plus rationnelle. Il est mis sur pied un programme préventif de vaccination, ce qui constitue une rupture des pratiques qui consistaient à ne vacciner les populations que lors des menaces épidémiques avérées. Ce programme est fixé par l'arrêté général n° 4982/SP du 12 août 1952 qui dispose :

Article 1 : La vaccination antivariolique et la vaccination antiamarile sont obligatoires pour tous. Elles se renouvellent tous les quatre ans. Les parents ou tuteurs sont tenus personnellement responsables de l'exécution de ladite mesure sur la personne des enfants mineurs.

Article 2 : Ces vaccinations sont effectuées dans chaque territoire selon les plans établis par les directeurs locaux de la Santé publique, et arrêtés par les chefs des territoires.

Ces plans de vaccination collective ne font pas obstacle à ce que les vaccinations antivarioliques et antiamariles soient pratiquées en outre dans les formations sanitaires, sur simple demande des intéressés.

Article 3 : En cas d'urgence, c'est-à-dire en cas d'épidémie, les autorités sanitaires locales, en accord avec les autorités administratives pourront, en plus des vaccinations et revaccinations rendues nécessaires par les circonstances épidémiologiques du moment.

Article 4 : Les infractions aux arrêtés locaux, pris en application de cet arrêté général seront sanctionnées par les peines prévues par le décret du 3 mai 1945. Toutefois, l'amende ne pourra dépasser 500 francs et l'emprisonnement 8 jours.

L'analyse des textes réglementaires démontre deux aspects : une volonté de médicalisation de la société et la résistance de celle-ci pour des raisons que nous avons évoquées plus haut.

C – Le « rideau biologique » contre la fièvre jaune

En 1944, quatre ans après le début de la vaccination par scarification, les effets de la vaccination massive apparaissent à travers les tests de séro-protection pratiqués avant et après 1939. Le typhus amaril perd tout caractère urbain pour devenir essentiellement rural. Les cas deviennent rares, isolés, et dispersés dans l'espace et dans le temps, le réservoir humain de virus amaril paraissant éteint dans les centres urbains. Ceci nous pousse à croire que les campagnes de vaccination étaient beaucoup plus strictes dans les villes que dans les campagnes, qui étaient d'un intérêt économique moindre. Il est possible de mesurer par des résultats de laboratoire le taux de pénétration de la vaccination dans les différents groupes sociaux. L'Institut Pasteur de Dakar était chargé de contrôler annuellement l'efficacité de la vaccination par scarification. Cet organisme a pu établir que le pourcentage d'immunité conféré par la méthode mise au point en 1939 variait :

- de 100 %, un an après la vaccination,
- à 80 %, sept ans après la vaccination[255].

En 1948, les recherches entreprises sur le taux d'immunité conféré par ce vaccin sur des sujets pris au hasard dans divers centres de la presqu'île du Cap-Vert donnent des résultats variables. Ce taux est de 100 % sur la collectivité surveillée de travailleurs de l'aéroport de Yoff, 70,96 % dans la population du village de Yoff et de 68 % à Cambérène.

[255] ANS, 1 H 70 (163), *op. cit.*, p. 37.

On constata que le taux d'immunité était plus faible chez les femmes et les enfants. Cette différence serait due au fait que ces derniers ont tendance à se soustraire à la vaccination périodique.

Ce constat amène à la revaccination massive des habitants de la presqu'île du Cap-Vert dans l'objectif de porter le taux d'immunité à 100 %. Le programme mis en place à cet effet permit de faire vacciner 158 000 habitants entre 1948 et 1952.

Tableau N 14 :

Suivi de l'efficacité de la vaccination dans la presqu'île du Cap-Vert (1948)

Localité	Sérums étudiés	Sérums positifs	Taux d'Immunité
Dakar	57	43	75,43
Aéroport de Dakar	40	39	97,5
Yoff	76	60	78,94
Ouakam	44	35	79,94
Hann	70	50	71,42
Cambérène	54	48	88
Ngor	74	63	85,13
Totaux	415	338	81,44

Source : ANS, 1 H 70 (163) : « Rapport à l'appui de la demande d'exclusion de la presqu'île du Cap-Vert de la zone africaine d'endémicité amarile présentée par le gouvernement français à la Commission de Quarantaine de l'Organisation Mondiale de la Santé », 1953.

Tableau N° 15 :

Suivi de l'efficacité du vaccin en AOF (1948–1952)

Territoires	Sérums étudiés	Tests positifs	Taux d'immunité
Circonscription de Dakar	415	338	81.44
Sénégal	50	49	98.00
Mauritanie	24	20	83.33
Soudan	21	17	80.95
Niger	49	47	95.91
Haute-Volta	35	31	88.57
Dahomey	31	26	83.87
Côte d'Ivoire	83	82	98.79
Guinée	45	38	84.44
Totaux et moyennes	**753**	**648**	**86.05**

Source : ANS, 1 H 70 (163), ***op. cit.***

Le rideau biologique constitué par la vaccination à l'échelle des huit territoires de la Fédération protège ceux-ci des manifestations graves de la fièvre jaune. En 1941, la maladie fait 17 victimes et en 1949, pour la première fois, on n'enregistre aucun cas de fièvre jaune dans les villes de l'AOF. La fièvre jaune se signale par la suite par de petites poussées dans la brousse et quelques cas dans certaines agglomérations. L'Institut Pasteur de Dakar, caractérisant la forme épidémiologique de la fièvre jaune, conclut à :

> *Une forme rurale, caractérisée par l'apparition dans des groupements humains de peu d'importance, perdus dans la brousse et éloignés les uns des autres, de cas isolés, sans relation apparente entre eux, et pour lesquels il est impossible de prouver que le virus a été apporté par l'homme lui-même. Une forme urbaine, localisée à une agglomération importante dans laquelle existe un foyer humain et où la transmission d'homme à homme par le stegomyia est facile à établir.*

À ce propos, il convient toutefois de faire remarquer que cette époque connaît des mouvements de troupes importants liés à la guerre aux brassages considérables de populations. Même si l'origine des cas de fièvre jaune a pu être considérée comme des cas urbains, il faut remarquer que cela n'a pu être établi avec une exactitude.

En outre, il a été démontré que ces malades n'étaient pas vaccinés. En réalité, les mécanismes de transmission de la fièvre jaune ont changé de canaux.

On a longtemps incriminé comme cause favorisante dans l'éclosion des premiers cas l'apport de sujets neufs par voie de mer, puis par la voie ferrée et par la route. À ces anciennes voies d'accès se sont substitués les « sentiers », surtout utilisés par les indigènes depuis la crise financière de 1929, pour les échanges entre territoires voisins.

Le brassage de population, conséquence et condition du développement économique, incite à considérer la Fédération ouest-africaine comme une vaste « éponge imbibée de virus amaril », ce qui permet d'expliquer les explosions concomitantes en « pomme d'arrosoir », de cas isolés, dispersés sur tous les points éloignés et ne présentant aucune interdépendance évidente. Toutefois, les chiffres de la morbidité par fièvre jaune sont bien moins élevés que ceux incombant à la plupart des grandes endémies tropicales[256].

---

[256] ANS, 1 H 15 (1) : « Inspection Générale des services sanitaires et médicaux, aperçu succinct du problème de la fièvre jaune en fin 1934 », p. 6.

En 1943, les douze cas confirmés sont en relation évidente avec l'existence d'un réservoir de virus amaril parmi les hôtes sauvages de la brousse. Au cours de l'année 1944 et des années suivantes, une diminution franche du nombre de cas de typhus amaril est incontestable. Il paraît normal d'attribuer cette diminution aux effets de la vaccination antiamarile de masse qui, depuis 1943, se pratique depuis quatre années pleines. En 1944, on note un cas urbain, un cas rural.

La disparition progressive du risque de flambée de la fièvre jaune est perceptible dans les statistiques médicales et fait passer au premier plan des préoccupations liées aux affections telles que les maladies sociales (tuberculose, alcoolisme, lèpre) et au paludisme.

III. – Contrôle de l'espace et de la société

Le contrôle des épidémies se présente pour l'administration coloniale comme un enjeu de contrôle social. Il s'agit dans un premier temps de soumettre les populations à une discipline sanitaire à travers le contrôle des mouvements de population, facteurs de risque, et des normes d'hygiène relatives à l'occupation de l'espace. Devant l'impossibilité de faire admettre les nouvelles valeurs, l'Administration eut recours à plusieurs solutions. Parmi ces mesures figure l'éclatement de la ville de Dakar en ville européenne et en ville indigène, mais surtout celui de la partition administrative de la colonie du Sénégal, qui sépare Dakar du reste de la colonie. À l'intérieur de cet espace, les groupes sociaux s'affrontent et utilisent l'argument sanitaire comme arme politique.

A. - De la séparation de l'habitat à la ségrégation raciale

Au lendemain de la redoutable épidémie de fièvre jaune de 1900, qui a durement éprouvé la colonie, les causes de la persistance de la maladie sont clairement identifiées. Pour le docteur Graal, membre de la mission sur la fièvre jaune au Sénégal :

> *La première mesure à prendre serait de séparer la population européenne de la population noire et d'affecter à chacune d'elle des quartiers séparés.*[257]

Cette recommandation n'a pu être appliquée à Saint-Louis pour des raisons politiques. Le statut de ces populations, qui sont des citoyens français et électeurs, fait que les maires et les décideurs politiques ont évité soigneusement de poser la question de la séparation de la population.

---

[257] ANS, H 48 (AOF) : « Conclusions de la mission sanitaire », 1901.

À Dakar, ville en formation n'ayant pas de longue tradition de contestation politique comme la ville de Saint-Louis, cette politique voit le jour en 1914, lors de l'épidémie de peste en 1914 qui sera la cause de la mort de plus de 3 600 indigènes.

Pour le corps médical et l'Administration, le problème de la prophylaxie de la fièvre jaune présente beaucoup d'analogie avec celui de la peste. L'urbanisme et l'évolution sociale de l'indigène sont considérés comme étant la base des résultats définitifs à rechercher. Cette idée se justifie dans les statistiques produites relatives au taux de l'index stegomyen dans les quartiers indigènes où la grande majorité des gîtes à moustique a été relevée. Pour la plupart des médecins, c'est un lieu commun que de dire que :

> *le voisinage de l'habitation indigène est dangereux pour toute cité européenne, il est bon cependant de chiffrer le danger et d'en définir les causes. Celles-ci sont encore évidentes, précarité de l'habitat, mœurs, coutumes, habitudes, croyances, rites religieux mêmes, tout conduit à conclure qu'une grande partie du problème de la fièvre jaune réside dans les solutions de l'urbanisme et l'évolution sociale des autochtones.*[258]

Enfin, le député du Sénégal propose une solution plus juste et plus équitable : « Les municipalités, avec ou sans le budget du Sénégal et de l'AOF, construisent sur les quartiers actuels des habitations en dur de façon à ce qu'elles puissent être désinfectées facilement sans les brûler.»

La vive résistance de la population entraîne un adoucissement de la politique coloniale en matière de l'aménagement urbain. Ainsi, à partir de l'épidémie de fièvre jaune de 1927, le choix fut porté vers la création d'habitations à loyer modéré (OHLM).

En 1914, l'apparition d'une épidémie de peste révèle l'impuissance de la municipalité dakaroise, qui ne peut faire respecter les mesures prescrites en ce cas.

En effet, pour des raisons d'ordre politique (lors de l'élection du premier député sénégalais à l'Assemblée nationale, la tension est vive parmi la population indigène), le maire, craignant des manifestations hostiles aux mesures sanitaires relatives à la peste, remet entre les mains du gouverneur général la décision d'intervenir, protégeant ainsi sa popularité. Le gouverneur général décide donc d'user de ses prérogatives exceptionnelles (article 2 de l'arrêté du 14 avril 1904) et prescrit l'exécution du règlement sanitaire.

---

258 ANS, 2 G 33/19 : « Rapport annuel du service de santé de la Circonscription de Dakar et dépendances », p. 16.

À la suite du décret du 6 mai 1918, les attributions dévolues aux maires des villes sénégalaises en matière d'hygiène publique sont exercées à Dakar par le délégué du gouvernement général. Un arrêté local du 12 décembre 1912, abrogeant celui du 21 juin 1905, distingue deux zones dans les centres importants de la colonie :

- une zone européenne où « l'application rigoureuse des prescriptions relatives à la construction et à la salubrité des maisons sera exigée » ;
- une zone indigène où l'autorité responsable déterminera les tolérances qui peuvent être accordées.

La négligence des autorités locales et communales, qui ne contrôlent nullement la salubrité des immeubles, a préparé en quelque sorte la création à Dakar d'une ville indigène indiscutablement insalubre.

La ségrégation complète entre les deux communautés n'a pas été facile, bien que « l'application des mesures d'hygiène à l'occasion des épidémies ait été parfois spectaculaire : ainsi, à l'occasion de l'épidémie de fièvre jaune de 1900, la commission sanitaire chargée de l'application de la loi ordonne la destruction par le feu ou le déplacement de 1 061 habitations contre indemnités.

Les règlements d'urbanisme d'avant 1914 ont été des moyens de ségrégation systématique. Cette réalité est perçue dans plusieurs rapports suggérant des solutions radicales de séparation absolue entre les deux communautés, qui vivent dans une mixité sociale jugée dangereuse.

S'inscrivant dans cette perspective, les membres de la mission d'assainissement des villes du Sénégal déclarent que :

> *Les administrations ont le devoir de solutionner une question de première importance pour l'avenir de ces différents centres (Dakar, Saint-Louis, Rufisque) : celle du refoulement de l'agglomération indigène à une distance suffisante de la ville européenne de façon à constituer une zone de protection efficace.*[259]

Il ressort de l'étude de certains textes officiels, comme l'arrêté du 21 juin 1905 du lieutenant-gouverneur du Sénégal qui institue l'obligation d'une autorisation de construire pour bâtir à Dakar et interdit l'utilisation de matériaux légers tels que le pisé, le torchis, les paillotes et le carton bitumé, que la législation est en grande partie dirigée contre les habitations indigènes : la plupart de celles-ci sont en effet construites avec les matériaux visés par l'arrêté, et si le bois, également utilisé par la population indigène, reste autorisé, c'est sous certaines conditions difficilement réalisables :

---

[259] SECK, A : *Dakar,métropole ouest africaine*, Dakar, IFAN, 1970. p. 133

L'usage du bois pour les constructions à usage d'habitation pourra être autorisé lorsque ces habitations seront élevées sur piliers à hauteur de 1,5 mètre au-dessus du sol, l'usage de l'espace compris entre le niveau du sol et le plancher étant interdit et devant rester à l'air libre.[260]

La zone d'application de cet arrêté est précisément le secteur exclusivement occupé par les indigènes, où est prévue l'extension de la ville moderne. Le 5 septembre 1911, la municipalité édicte, par l'arrêté n° 1056 bis, des mesures beaucoup plus radicales sur les constructions ; elles n'autorisent plus que des constructions en dur dans une zone occupée par les autochtones et surtout, elles interdisent toutes réparations des immeubles en bois.

L'attitude de la municipalité est dans une certaine mesure dictée par l'opinion du médecin de l'hygiène, qui déclarait en 1908 :

Pour être radicale, la ségrégation devrait comprendre la séparation absolue de Dakar en deux quartiers : la ville européenne et la ville indigène. Les Noirs, même les plus civilisés, ne peuvent pas se soumettre à certaines habitudes européennes, pas plus que les Européens ne peuvent adopter certaines coutumes indigènes. Il en résulte une gêne pour les uns comme pour les autres lorsque les habitations se trouvent voisines. L'Administration a cru devoir laisser, en 1905, au milieu des maisons européennes, des ménages indigènes habitant non pas des paillotes, mais des habitations en briques ou en bois présentant de légères garanties de salubrité. Il est à souhaiter que l'avenir ne démontre pas un jour qu'il y eut là une faute commise.[261]

Dans sa séance du 2 décembre 1912, le Comité supérieur d'Hygiène et de salubrité publique de l'AOF franchit un nouveau pas et recommande la mise à l'étude de la question de l'éloignement des villages indigènes de la ville européenne de Dakar afin de lui éviter une éventuelle contamination. À Dakar, l'attitude officielle à la veille de la Première Guerre mondiale reste relativement modérée, puisqu'elle aboutit à une ségrégation progressive des habitations indigènes, sans qu'il en résulte une ségrégation raciale complète. Cependant, les villages indigènes sont ou peuvent devenir à tout moment les réservoirs de la fièvre jaune.

---

260 « Arrêté du Lieutenant Gouverneur général », *Journal officiel du Sénégal*, 21 juin 1905.

261 LAFONT, Robert : *Dakar : ses origines et son avenir*, Bordeaux, Impr. G. Delmas, 1908, 201 p.

Pour des raisons d'ordre économique, le gouverneur fut contraint d'agir. La prospérité naissante du port commercial et son avenir furent un moment compromis par l'épidémie de 1900. Les autorités locales préconisèrent donc l'éloignement du centre indigène de la ville européenne afin que le port de Dakar puisse être considéré comme indemne même si une épidémie régnait dans un centre indigène. Cependant, le fractionnement de l'autorité administrative (maire, délégué, lieutenant-gouverneur et gouverneur général), la lourdeur et même parfois l'inertie de l'administration coloniale, ainsi que la dispersion des efforts, étaient excessivement préjudiciables à une bonne gestion des crises sanitaires. L'éloignement du chef de la colonie du Sénégal entraîne des complications dans les rouages administratifs. Bien que son délégué ait été placé à Dakar, l'action de ce dernier se révèle peu efficace, car ses attributions ont été mal déterminées. Il fut nécessaire de regrouper le pouvoir de décision et d'exécution au sein d'une même autorité. Aussi, le gouvernement général se substitua complètement au gouvernement du Sénégal, prit l'initiative et la direction des améliorations à entreprendre et contrôla l'exécution des travaux effectués à l'aide des fonds fournis sur son budget.

Le décret du 27 novembre 1924 organisant la circonscription de Dakar et Dépendances répond à ce but. Il a pour effet de détacher de la colonie du Sénégal les communes de Dakar et de Gorée ainsi que la banlieue dakaroise à un fonctionnaire placé sous l'autorité du gouverneur général de l'AOF.

B. - La partition administrative : Dakar séparée de la colonie

Tirant les leçons de l'échec de l'application des recommandations de la mission du Sénégal et de la crise de 1914, l'administration centrale décide, en 1924, une réforme administrative séparant Dakar de la colonie du Sénégal. En effet, les indigènes étant considérés comme des agents actifs de diffusion de la maladie et refusant de se soumettre par tous les moyens aux mesures administratives et médicales, l'Administration se résolu à la séparation administrative de Dakar du reste du Sénégal avec son propre Service de santé, et, plus tard, une politique exclusive de lutte contre la fièvre jaune en fonction des intérêts de la capitale fédérale. À partir de 1924, le gouverneur général, estimant la couverture sanitaire de Dakar mal assurée, décida son érection en circonscription médicale. Désormais, Dakar se dote de son propre Service de santé et produit ses propres rapports et statistiques médicales. Ce nouveau découpage administratif est révélateur d'un calcul d'intérêts. Dans l'exposé des motifs du décret consacrant la création de la circonscription de Dakar et Dépendances, la principale raison avancée est que toute épidémie éclatant à Dakar, devenue capitale de l'AOF, ne menacerait pas seulement la vie de cette cité, mais c'est l'AOF qui se trouverait par elle frappée dans son grand centre de ravitaillement et dans le cœur même de son organisme administratif et militaire : elle menace l'avenir du seul port marchand et du seul port de guerre que possède la France sur la côte atlantique du continent africain.

L'impact de ce découpage est une nette amélioration des conditions sanitaires de la ville de Dakar. Toutefois, si ce dispositif a permis de suivre de plus près les problèmes d'hygiène et de santé de la capitale, la mise en place de travaux d'assainissement de grande envergure dans le but d'exclure Dakar de la zone d'endémicité amarile a également été d'un impact certain. Cette demande d'exclusion de Dakar de la zone d'endémicité amarile peut également être perçue comme une fuite en avant de l'Administration face aux problèmes sanitaires.

En effet, devant l'impossibilité d'éradiquer la maladie dans la totalité de la colonie, la réaliser à Dakar avait le double avantage de protéger le commerce et le centre administratif de la Fédération[262].

262 Voir en annexe : Carte de la presqu'île du Cap-Vert.

Carte N° 3 :

Carte de la presqu'île du Cap-Vert

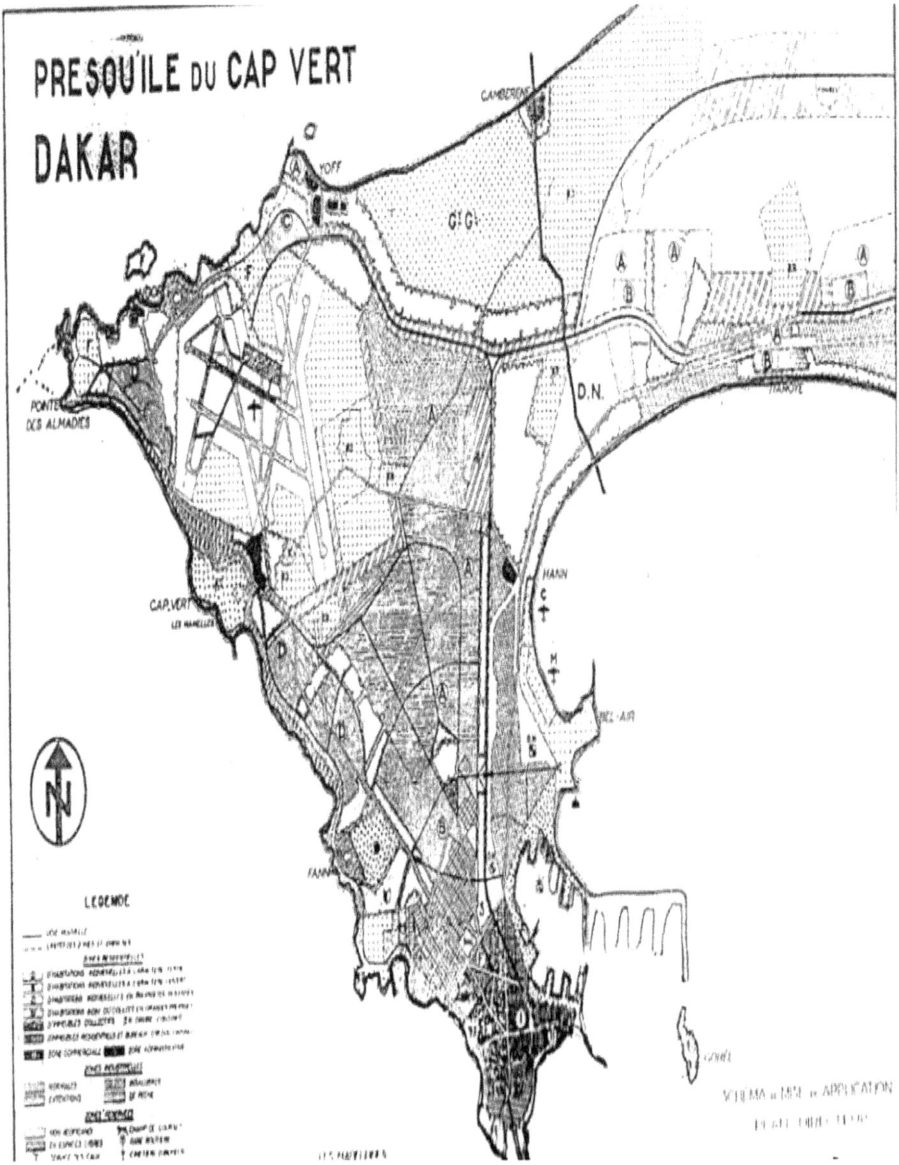

1. - La lutte antistégomyenne dans la presqu'île du Cap-Vert

L'Afrique Occidentale française entreprend, en 1900, sous le coup de l'émotion causée par l'épidémie meurtrière de cette même année, la lutte contre le stegomyia. En 1905, la plupart des grandes villes et les ports de la côte Ouest d'Afrique ont des services d'hygiène bien organisés, axés particulièrement sur la lutte antistegomyenne et mettant en pratique tous les principes établis et consacrés par le succès dans les grands services spécialisés de l'Amérique du Sud.

Dans chaque territoire de la Fédération, des arrêtés locaux déterminent les mesures d'ordre général permanentes et préventives destinées à prévenir l'éclosion du typhus amaril, et prescrivent que « les locaux d'habitation, leurs dépendances, les magasins, ateliers, hangars, bureaux et d'une façon générale, tous les lieux habités et leurs alentours, doivent être tenus en parfait état de propreté et n'abriter aucun gîte à moustique ».

Les arrêtés en vigueur entrent même dans le détail des choses : les jardins sont désherbés, débarrassés de toute broussaille, de tout détritus et de tous récipients pouvant favoriser l'éclosion de larves de moustiques. Les cuvettes et dépressions du sol, pouvant retenir l'eau de pluie ou les eaux ménagères, sont comblées. Les arbres et arbustes d'agrément sont émondés de façon à ne pas entraver l'ensoleillement ; les crevasses et excavations des troncs et des branches soigneusement obturées.

La culture à l'intérieur des agglomérations urbaine, et plus particulièrement à proximité des maisons d'habitation de plantes à feuilles imbriquées, susceptibles de conserver des stagnations d'eau au niveau de leurs insertions, telles que bananiers, arbres du voyageur ou canas, est interdite. Les chêneaux, les gouttières, les caniveaux d'écoulement sont entretenus de façon à ne présenter aucune défectuosité d'installation ni aucune détérioration accidentelle pouvant permettre la stagnation des eaux. Les citernes, puits, réservoirs à eau, sont hermétiquement clos ou protégés efficacement contre l'accès des moustiques, à l'aide d'un couvercle plein ou grillagé exactement adapté à l'orifice.

Les réservoirs des chasses d'eau des WC sont nettoyés aussi souvent que nécessaire pour empêcher l'éclosion des larves de moustiques. Les récipients à eau, tels que barriques, bailles, canaris libres ou enfoncés en terre, sont vidés et soigneusement nettoyés à la brosse et au savon deux fois par semaine.

Les mares et les nappes d'eau susceptibles d'être asséchées, drainées ou protégées contre l'accès des moustiques sont régulièrement traitées à l'huile lourde, leurs bords sont faucardés et fréquemment visités de manière à n'abriter ni moustiques ni gîtes à larves. La mise en application stricte de ce dispositif par le Service d'hygiène ne manqua pas de renforcer la défiance des populations.

Les locataires sont tenus responsables de l'application des prescriptions. En cas d'inoccupation, les propriétaires ou leurs gérants sont tenus responsables de la propreté des lieux. Les propriétaires, gérants ou locataires de terrains urbains non bâtis sont tenus de les entretenir dans l'état de propreté prescrit pour les cours et jardins. Les agents des services d'hygiène responsables assermentés sont habilités par conséquent à procéder régulièrement à des visites domiciliaires et à dresser des procès-verbaux en cas d'infractions volontaires et répétées aux règlements en vigueur. Les sanctions appliquées aux contrevenants sont sévères. La lecture des procès-verbaux de contravention révèle l'activité intense de ce service[263].

L'efficacité du système général de défense antilarvaire organisé en 1927 n'est valable que pour les chefs-lieux des territoires qui sont directement reliés à l'aéroport de Dakar. La lutte antistegomyenne n'existe pas en brousse, elle est rudimentaire dans les chefs-lieux de cercles ou de subdivision. À Dakar, la lutte antistegomyenne se matérialise par un programme d'urbanisme important. Au cours de l'année 1933, plus de 8 500 mètres linéaires de trottoirs bétonnés et carrelés ont été réalisés en 1932-1933, diminuant notablement les zones sablonneuses de la ville européenne. Le réseau d'égouts vannes, d'une longueur de 32,5 km, est conçu pour permettre l'assèchement de la ville en moins d'une heure après les plus fortes pluies. Ce système est couplé avec des conduites d'eau de mer pour l'arrosage des rues d'une longueur de 7 km. Les aménagements exécutés dans les centres de captage permirent d'assurer à la ville une distribution de 6 000 mètres cubes, assurant largement tous ses besoins en eau. Une seconde verdunisation dans les bassins urbains fut installée et suivant l'avis du conseil sanitaire en date du 19 août 1933, des bassins filtrants furent aménagés à l'origine des conduites de refoulement afin de permettre une action plus complète de la verdunisation au départ.

Le comblement des dépressions a été achevé dans le quartier de Bel-Air et plus de 800 puits à ciel ouvert ont été supprimés dans les jardins potagers, dont un certain nombre sont remplacés par des puits couverts. Onze puits importants en bordure des jardins de Hann ont été recouverts.

---

263 Voir en annexe le relevé des contraventions en application du décret du 27 septembre 1927 pour les infractions aux mesures relatives à la protection de la santé publique.

Enfin, le programme des grands travaux sur fond d'emprunts se développe, avec le comblement et le drainage du marigot de la Gueule Tapée, zone de terrains bas et marécageux considérés du point de vue de la fièvre jaune comme particulièrement menaçants. Il a été effectué 36 000 mètres cubes de remblai et procède au creusement d'un canal de 900 mètres de long. Le service du nettoiement municipal fut doté de bennes basculantes, pour l'enlèvement journalier de 114 mètres cubes d'ordures qui sont incinérées dans des fours incinérateurs installés dans la ville. Des poubelles furent distribuées gratuitement aux indigènes. Dans la mise en place d'un programme hygiéniste, deux douches publiques furent construites en 1933, portant à 7 le nombre d'établissements de ce genre. Elles reçoivent en moyenne 40 000 personnes par mois[264]. Pour compléter ces mesures, une vaste campagne de lutte contre le moustique est assurée par un déversement de produits phytosanitaires. Il serait intéressant d'étudier les conséquences de ces produits sur l'environnement urbain et sur la santé des populations.

Tableau N 16 :

Moyenne annuelle de consommation en produits phytosanitaires du Service d'hygiène de Dakar

Produit	Quantité
Pétrole	225 000 litres
DDT technique	11 000 kg
DDT à 10 %	17 000 kg
DDT gyron	10 000 kg
DDT 20 (néocide)	900 litres
Malariol	103 000 litres
Mazout	14 000 litres
Bombes aérosols	101 litres
HC.H à 10 %	170 kg

Source : ANS, 1 H 70 (163), *op. cit.*

264 ANS, 2 G 33/19 : « Rapport annuel du service de santé, partie administrative, 1933 », p. 39. À titre de comparaison, à la même époque, le bain hebdomadaire commençait à peine à se répandre à Paris. Ce qui confirme que les écarts de développement de l'hygiène entre la colonie et la métropole n'étaient pas aussi grands qu'on le pense. Cf. Maurice Tubiana : *Histoire de la pensée médicale : les chemins d'Esculape*, Paris, Flammarion, 1998, p. 456.

C. - Une zone d'exclusion d'endémicité amarile : une fuite en avant ?

1. - Le projet de délimitation

Malgré l'évolution de la recherche médicale depuis la découverte du vaccin, la ville de Dakar est victime d'une « légende tenace d'insalubrité ». Les lignes internationales maritimes ou aériennes évitent encore de toucher le port ou l'aéroport de la capitale fédérale, privant son commerce de ressources appréciables, et des passagers en transit qui s'abstiennent de visiter la presqu'île pour ne pas affronter les ennuis qu'entraîne inévitablement le contrôle des passeports sanitaires. D'après la délimitation des zones d'endémicité amarile établie par la Commission de la Quarantaine, réunie à Washington le 7 novembre 1945, le port de Dakar se trouve inclus dans cette zone. Il en résulte que certains gouvernements justifient par la stricte application des conventions sanitaires internationales la sévérité qu'ils prennent souvent à l'égard des navires français et étrangers ayant touché le port de Dakar. Ces mesures ont de fâcheuses conséquences sur le trafic maritime et la réputation de la capitale fédérale de l'AOF. Devant l'étendue des difficultés à faire disparaître totalement la fièvre jaune de la colonie, les autorités administratives mettent en place un projet destiné à créer une zone « d'exclusion d'endémicité amarile ». Celle-ci est définie comme un espace indemne de la fièvre jaune. La presqu'île du Cap-Vert était, de par son rôle économique et administratif, toute désignée pour bénéficier de ce statut. Pour ce faire, la Commission de Quarantaine suggéra aux autorités des territoires inclus dans les limites de la zone d'endémicité amarile qui désiraient avoir une partie de leurs territoires exclus de cette zone, de fournir les informations suivantes en ce qui concerne la portion de territoire à considérer :

a) la preuve en ce qui concerne le risque d'infection par la fièvre jaune ;

b) le détail des mesures prises pour contrôler l'*Aedes Aegypti* et pour maintenir l'index stégomien à un niveau de 1 % ou moindre et contrôler la transmission de la fièvre jaune de la zone ou vers la zone.

Pour répondre à ces exigences, une vaste campagne est menée à Dakar. Ce programme offre l'occasion de mettre en évidence, sur le plan mondial, l'image d'une ville salubre permettant au commerce de se développer normalement :

et permettre à la France de s'enorgueillir de l'entreprise réalisée dans ses territoires d'outre-mer. La victoire incontestable remportée sur la fièvre jaune marque aussi le travail soutenu et persévérant de ses chercheurs et la valeur de ses organismes scientifiques.[265]

Ceci à l'exception de l'île de Gorée, la région dont l'exclusion est demandée, désignée sous le vocable « presqu'île du Cap-Vert », représentant le territoire administratif dit « Délégation de Dakar ». La presqu'île du Cap-Vert, sensiblement triangulaire, d'une superficie à peine inférieure à 80 km², a été placée sous le contrôle du Service d'hygiène de la « Délégation de Dakar », et divisée en sept zones de prospection d'hygiène et quinze secteurs :

Étant entendu que l'aéroport de Yoff était régulièrement contrôlé au point de vue sanitaire, une telle limite permettrait, le cas échéant, l'établissement rapide et sûr d'un barrage sanitaire, et l'isolement quasi absolu de la presqu'île du Cap-Vert, nécessairement influencée par les fluctuations épidémiologiques du continent africain. La lecture de la carte de la zone d'endémicité amarile fait apparaître des îlots d'encerclement des populations indigènes : la Médina est contrôlée par les infirmières visiteuses de la polyclinique, l'aéroport par un service spécialisé et un cordon sanitaire est mis en place à la hauteur de Cambérène, séparant la presqu'île de Thiaroye, et des provenances de l'intérieur de la colonie.

D'une superficie de 80 km², la zone d'exclusion d'endémicité amarile est placée sous le contrôle du Service d'hygiène de la « Délégation de Dakar »

Depuis l'épidémie meurtrière de 1927, la fièvre jaune marque une période de fléchissement de ses manifestations dans la presqu'île du Cap-Vert. La lutte antistegomyenne est entreprise d'une façon intensive et systématique depuis 1927 dans cette localité. Celle-ci a été officiellement réglementée dès cette époque par une série de textes qui entrent dans le détail des choses. Un vaste programme d'assainissement est conçu et mis à exécution. Il comprend :

- l'assèchement des mares et marigots de Dakar et des environs ;
- l'aménagement des voies et des places publiques ;
- la réfection et l'extension des réseaux d'égouts avec installation de puissantes chasses d'eau de mer mises en action une fois par semaine ;

[265] ANS, 1 H 70 (163), *op. cit.*

- la réfection et l'extension du réseau d'adduction en eau potable ;
- la surveillance des constructions et de leur aménagement sanitaire ;
- la recherche systématique des gîtes à larves de stegomyia dans tous les locaux d'habitation, dans toutes les collections d'eau impossible à assécher, et leur destruction ou leur neutralisation immédiate.

De 1930 à 1935, on assiste à un fléchissement très sensible de la lutte antistegomyenne. L'épidémie de 1927 paraît oubliée, l'affection est d'ailleurs silencieuse dans la « presqu'île ». Cependant, le typhus amaril alerte périodiquement le Sénégal :

- en 1933, un cas mortel à Kaffrine, située à 300 kilomètres de Dakar,
- en 1934, un cas confirmé à Pout, située à 50 km de Dakar,
- en 1936, deux cas diagnostiqués à Thiès, ville située à 60 km de la presqu'île du Cap-Vert.

Ces faits troublent la quiétude des Dakarois, abrités du stegomyia par leurs maisons grillagées, et réveillent la vigilance assoupie des pouvoirs publics. Le foyer épidémique de 1937 à Rufisque, située à moins de 30 km de la capitale de l'AOF, a comme conséquence immédiate une activité antistegomyenne vigoureuse. À partir de 1945, la « presqu'île du Cap-Vert » est divisée en sept zones de prospection d'hygiène et chaque secteur est divisé en cinq sous-secteurs de prospection quotidienne, dans lesquels la recherche et la destruction systématique des gîtes à larves temporaires sont assurées par les équipes du Service d'hygiène. Les gardes font la visite domiciliaire de chaque immeuble ou de chaque case, et notent les plaintes des habitants.

Ils relèvent toutes les nuisances dues soit aux particuliers soit à la collectivité, et en rendent compte à leur chef de secteur. Ils visitent de la même façon les terrains vagues, les jardins, les égouts, les caniveaux, etc. En fin de journée, tous les chefs de secteurs sont réunis et rendent compte au médecin-chef de tout ce qu'ils ont noté dans la journée. Un registre des faits notables est tenu par secteur. Tous les gîtes occasionnels qui peuvent être immédiatement neutralisés le sont sur-le-champ (boîtes pleines d'eau, canaris contenant des larves, chasses d'eau non tirées depuis plusieurs jours).

Les gîtes permanents habités de larves sont signalés au rapport. Ils seront traités extemporanément ou ultérieurement par une équipe spéciale. Tout gîte dont un individu peut être rendu responsable peut valoir à celui-ci un procès verbal, que ce gîte soit habité ou non. Le plus souvent, le procès-verbal n'est dressé que s'il y a présence de larves et si le responsable se montre incompréhensif. Les habitations non occupées par les propriétaires ou par des locataires doivent être gardées et les gardes sanitaires peuvent exiger qu'on leur ouvre l'habitation pour vérification des chasses d'eau ou la recherche de tout autre gîte possible. En l'absence du gardien, celui-ci ou le propriétaire peut être responsable d'un procès-verbal.

Les gardes sanitaires recherchent les arbres à feuilles intriquées : bananiers, cans, etc., et peuvent dresser un procès-verbal. Une équipe spéciale assure la visite des arbres et notamment les baobabs, dans lesquels se constituent souvent de vastes cavités où l'eau s'accumule pendant l'hivernage. Elle obture alors ces cavités au ciment. En effet, certaines cavités des baobabs contiennent 50 à 100 litres d'eau où pullulent les larves et notamment les stegomyias. En 1952, 630 baobabs ont été visités, dont 339 présentaient des cavités remplies d'eau, qui ont été colmatées. Signalons enfin le drainage de la presqu'île et le comblement des marigots.

2. - L'exécution du projet

a. - Le contrôle du port

Le port de Dakar bénéficia d'une protection sanitaire spéciale. Il fut doté d'un personnel dédié au contrôle médical au départ et à l'arrivée des passagers, de gardes du Service d'hygiène et d'équipes chargées de la dératisation et de la désinsectisation des navires au gaz sulfureux. Deux dispensaires furent installés, l'un en zone Sud, l'autre en zone Nord. Ces dispensaires étaient dotés de moyens nécessaires au traitement des maladies courantes et aux traitements d'urgence. En application du décret du 27 décembre 1928, tout navire qui arrive dans le port de Dakar doit, avant toute communication, être reconnu par l'autorité sanitaire. Cette opération obligatoire a pour objet de constater la provenance du navire et les conditions sanitaires dans lesquelles il se présente.

À cet effet, le médecin du port ou l'un de ses assistants de la police sanitaire maritime se rend à bord dès l'arrivée du navire, procède à un interrogatoire à l'aide d'un questionnaire, et examine les patentes de santé.

Suivant les cas, cette visite prend la forme de simple reconnaissance permettant au navire d'accoster, ou d'arraisonnement le mettant en quarantaine.

Pour être soumis à la reconnaissance, les navires doivent avoir une patente ne mentionnant aucune des maladies pestilentielles du port de départ. Le cas échéant, il faut que le navire ait quitté ce port au moins depuis 18 jours. Le navire ne doit avoir enregistré en cours de route aucun décès et ne présenter à l'arrivée aucun cas de maladie fébrile. L'arraisonnement concerne tous les cas où il est permis de suspecter l'état sanitaire du navire. Pour compléter ce dispositif de surveillance, les autorités sanitaires du port veillent au contrôle des certificats de vaccination des passagers débarquant. À défaut de présentation de ces documents, les personnes concernées sont dirigées sur les centres de vaccination que sont l'Institut Pasteur et le Service d'hygiène.

b. - Le contrôle de l'aéroport

Le trafic aérien, nouveau pôle de développement économique, ne pouvait échapper à la réglementation sanitaire. En effet, l'avion étant susceptible de diffuser la maladie, un service médical est mis sur pied à l'aéroport de Dakar, qui assure : le contrôle des voyageurs, la démoustication des aéronefs, la démoustication de l'aéroport et de ses environs. Ces mesures devaient permettre d'exclure Dakar de la zone d'endémicité amarile[266].

Par ailleurs, certains chercheurs ont élevé des craintes que la maladie soit introduite par des relais, de la côte de l'Afrique occidentale aux Indes et en Orient, où les conditions climatiques sont favorables à la propagation de la maladie et où l'agent transmetteur est assez abondant[267].

---

[266] Cette pratique est encore en vigueur et est appliquée à chaque départ de l'aéroport de Dakar. Elle vise à détruire les moustiques et à éviter entre autres les affections transmissibles par les insectes, comme le paludisme, depuis les aéroports vers les pays de destination.

[267] Les occasions d'introduction et de diffusion de la fièvre jaune en Asie furent nombreuses. L'ouverture du canal de Panama en 1914 augmenta les contacts directs des ports asiatiques avec les zones d'endémie de la maladie. Ces risques augmentèrent avec l'introduction de l'aviation dans les années 1920. Toutefois, la fièvre jaune n'a jamais été introduite en Asie. La recherche scientifique n'a pas encore élucidé la raison de cette immunité de l'Asie vis-à-vis de la maladie. Les hypothèses avancées penchent sur une protection croisée entre flavivirus à l'instar de la protection croisée entre la lèpre et la tuberculose. En effet, le recul de la lèpre en occident serait lié entre autre par le développement de la tuberculose au 19ème siècle.

L'aéroport fut de ce fait organisé en un secteur spécial des urveillance sanitaire. Seuls les voyageurs en transit, ne quittant pas l'aéroport, ne sont pas contrôlés (ils le seront à leur arrivée à destination). Les voyageurs débarquant ou embarquant à l'aéroport doivent présenter un certificat de vaccination antiamarile. S'ils n'en présentent pas, leur adresse est relevée et envoyée au Service d'hygiène qui les convoque et procède à leur vaccination. Le personnel navigant est contrôlé à l'arrivée et au départ. Dans le cas où les voyageurs viennent d'une zone en quarantaine, un passeport sanitaire est exigé. La démoustication des appareils est faite à l'aide de bombes aérosol au Fréon avec Pyrèthre et DDT. Les appareils sont démoustiqués dès qu'ils sont au sol, avant la sortie des voyageurs ou avant le déchargement s'il s'agit d'un avion transportant des marchandises.

La protection de l'aéroport est assurée par la lutte antilarvaire, qui est faite régulièrement chaque semaine de la même façon que dans le reste de la presqu'île. Les villages de Ouakam et Yoff, proches de l'aéroport, font l'objet de démoustication deux fois par semaine. Les agglomérations de Ngor et des Almadies sont visitées une fois par semaine. C'est cet ensemble de mesures qui ont permis l'éradication du terrible fléau dans les grands centres urbains de la colonie. La maladie cesse ainsi de devenir urbaine pour se cantonner dans les zones rurales. Elle disparaît des statistiques médicales pour céder la place aux maladies sociales et infantiles.

CONCLUSION GÉNÉRALE

La recherche historienne sur la médecine et la santé apporte un regard neuf sur les perceptions de notre passé sanitaire. Nous avons essayé d'inscrire notre travail dans le courant de l'histoire sociale, en privilégiant les interactions entre groupes sociaux et leurs rapports à la santé, plutôt que la célébration de l'élite médicale et des innovations scientifiques, en recourant à des mises en contexte larges qui intègrent, outre l'état des connaissances et de la pratique médicales, les dimensions économiques, politiques, sociales et culturelles de la santé.

L'examen de l'état de santé de la population a éclairé l'évolution des conditions de vie et enrichi l'histoire démographique. Celui de l'implantation des services a contribué au développement des études urbaines, entre autres en permettant d'appréhender les processus décisionnels au sein des organismes publics en faisant ressortir l'influence montante de la nouvelle médecine, de même que diverses résistances à celle-ci. L'analyse du discours des élites a mis au jour nos connaissances sur les idéologies coloniales, sur la perception culturelle de la maladie des différents groupes sociaux.

Les différences, dans bien des cas les différends, mais aussi les collaborations entre les principaux groupes ethniques et linguistiques ont été explorés. Concurremment à l'étude de la mise en place et de l'organisation des services de santé, la nature des rapports qu'entretenaient les différents acteurs, les enjeux que représentait pour eux l'application des règlements sanitaires ont été explorés en mettant en lumière une remarquable diversité d'opinions entre les groupes et même en leur sein, en levant le rideau sur des élites médicales divisées en partisans de la microbiologie et tenants de la théorie des « humeurs ».

La première moitié du XIXe siècle voit par deux fois l'apparition du choléra au Sénégal. Le Maroc et Marseille furent les lieux d'origine de ces deux épidémies. La violence de la manifestation de ces épidémies eut comme conséquence la résurgence d'un mouvement messianique, le mouvement *madyanké*, qui livra une guerre sainte contre la présence française et prêcha le retour à l'islam des origines. Il révèle une crise morale née de la déconfiture des structures locales et une contestation de la légitimité du pouvoir colonial qui se met progressivement en place. Les effets combinés de la « guerre sainte » lancée par ce mouvement, les désertions massives de populations sous l'effet de la panique et les vides causés par l'hécatombe humaine ont entraîné une crise économique, conséquence logique de la perturbation des travaux agricoles et des transactions commerciales. Cette crise s'est traduite par un déficit céréalier, la chute des entrées fiscales, etc. Sur le plan médical, la thérapeutique mise en route en 1868-1969 et en 1893 permet de suivre les évolutions techniques et le niveau des connaissances médicales relatives à la maladie, mais également les conflits entre tenants de la médecine officielle et les marabouts, dont les pratiques sont considérées par l'autorité coloniale comme fétichisme et obscurantisme.

La fièvre jaune est, quant à elle, l'affection qui a le plus marqué les esprits et est de ce fait celle qui a bénéficié d'une attention particulière de la part des autorités coloniales. Sa première manifestation au Sénégal remonte au XVIIIe siècle ; la traite des esclaves serait la cause de son introduction en Afrique. Dans la deuxième moitié du XIXe siècle, ses manifestations se présentent de manière cyclique et déciment presque exclusivement l'élément européen, ce qui justifia l'idée d'une immunité raciale des indigènes par rapport à la maladie. Ces derniers nomment d'ailleurs la fièvre jaune sous le nom évocateur de « maladie de l'homme blanc », ce qui insinue que la maladie est étrangère au milieu indigène. Il n'en est rien. Ce débat porté par une partie de la communauté scientifique justifie certaines pratiques médicales qui vont perdurer jusque dans la deuxième moitié du XXe siècle.

Les épidémies de 1878, 1881, 1900 et 1927 constituent des moments de rupture et d'évolution dans la politique sanitaire et des idées médicales. Celle de 1878 voit le décès de la presque totalité des médecins et pharmaciens de la colonie (22 sur 26), celle de 1881 intervient dans un contexte politique où la France précise ses ambitions de conquérir le Soudan, et la fièvre jaune vient porter un coup aux visées françaises.

Les rapports de pouvoir et de savoir entre médecins et tenants du pouvoir politique se sont manifestés lors de cette épidémie et dans toutes les autres qui ont suivi. Les décisions politiques ont souvent prévalu sur l'avis des spécialistes des questions médicales lors des différentes épidémies.

Au début du siècle, le développement économique de la colonie du Sénégal est symbolisé par la construction du port de Dakar et le développement fulgurant de la ville. Ce fut également l'année où la fièvre jaune a opéré un retour fracassant et a entraîné la désertion de la colonie.

Les répercussions de l'épidémie en métropole entraînent la mise en place par le ministère des Colonies d'une mission d'étude dirigée par l'Institut Pasteur de Paris, en vue de combattre la maladie. Ce fut le début d'une série de missions de recherche (Sénégal, Brésil, Mission Bouet-Roubaud, Conférence intercoloniale de 1928). À l'issue de ces différentes conférences et missions de recherche, la politique et les pratiques médicales furent profondément changées. La Conférence intercoloniale met fin à l'idée d'immunité raciale des indigènes devant la maladie et favorise l'émergence d'un réseau international de recherche sur la maladie. Le virus isolé en 1927 à Dakar sert à la création du vaccin neurotrope français à l'Institut Pasteur de Dakar. La colonie du Sénégal est transformée en un vaste laboratoire de recherche expérimentale. Plusieurs vaccins sont produits, et après plusieurs fausses pistes, celui produit à Dakar se révèle actif.

Les campagnes de vaccination avaient alors pour objectif de combattre les manifestations « silencieuses » de la maladie chez les porteurs sains que constituent les indigènes. L'élargissement de la vaccination à l'ensemble de la population (indigène et européenne) ne manque pas de poser des difficultés compte tenu des réactions violentes occasionnées par l'administration du vaccin. Les populations usent de tous les subterfuges pour échapper à la vaccination. Les faux certificats de vaccination témoignent de ces pratiques. Un ensemble de règles et de dispositifs judiciaires sert d'arsenal répressif pour soumettre les populations aux nouvelles normes d'hygiène.

L'urbanisation est conçue comme solution au problème de la fièvre jaune. La lutte contre les eaux stagnantes, avec la conception d'un réseau d'égouts dans les principales villes, est dans un premier temps entreprise. Devant l'ampleur des moyens à déployer, l'Administration se résout à une politique moins ambitieuse et réduit celle-ci à la ville de Dakar. Elle se manifeste par une partition de fait de la colonie en isolant administrativement Dakar de la colonie du Sénégal, puis en surveillant la santé des populations indigènes à travers un réseau de structures sanitaires (Institut polyclinique Roume), les infirmières visiteuses, l'École de médecine et l'Hôpital central africain. La création d'un espace d'exclusion à la zone d'endémicité amarile était destinée à faire de la ville de Dakar, un lieu où le commerce ne souffrirait plus de la « légende tenace » d'insalubrité et permettrait de ce fait le développement de l'unique port en eau profonde de la côte ouest-africaine. Devant l'effet conjugué de la vaccination et de l'assainissement et peut-être de phénomènes biologiques inexpliqués, la fièvre jaune disparaît ainsi de la nomenclature des maladies du Sénégal.

Les maladies sociales (paludisme, lèpre, tuberculose et alcoolisme) prennent le relais dans la politique sanitaire de la France au Sénégal. Des programmes spéciaux sont entrepris.

Les épidémies de fièvre jaune et de choléra ont retenu notre attention pour plusieurs raisons. D'abord parce qu'elles ont agi sur la scène politique et sociale de la colonie comme un coup de projecteur en faisant ressurgir des problèmes socio-politiques latents, ensuite, ils parce qu'elles nous ont permis d'appréhender le cheminement des idées et des pratiques médicales dans un contexte culturel complexe. Elles permettent également de mieux cerner la dynamique de la médecine coloniale et de comprendre les stratégies et les politiques sanitaires mises en œuvre dans le cadre du projet colonial. La transplantation de la médecine occidentale dans un milieu particulièrement insalubre se heurte à plusieurs difficultés, notamment les conflits d'intérêts entre les groupes sociaux (commerçants, indigènes, politiciens). La pluralité des recours thérapeutiques et la négation des pratiques indigènes par l'administration coloniale sont également des constantes dans l'implantation des nouvelles pratiques de santé.

Toutefois, la complexité de la question et les limites imposées par la documentation ont fait que certains aspects qui mériteraient des développements plus longs n'ont été qu'esquissés. Entre autres exemples, nous pouvons citer la place des veuves et des orphelins au lendemain d'une ponction démographique sans précédent, la banalisation de la mort et la gestion sociale de la violence au lendemain d'un choc psychologique aussi violent. Toutefois, nous nous consolons avec la leçon de l'un de nos maîtres qui nous a appris qu'en histoire, les zones d'ombres sont aussi importantes que la lumière. Encore faudrait-il que celles-ci soient moins importantes. Nous espérons avoir répondu à l'esprit de l'adage.

Ainsi, au terme de notre exposé, nous retenons que l'intérêt que suscite l'histoire de la santé est incontestable, car elle nous semble être une voie privilégiée pour la compréhension des processus sociaux plus généraux. Elle porte l'aspect subjectif du processus historique au premier plan.

ANNEXES

Annexe I
Lettres de Elhadj Malick Sy aux autorités coloniales sur la gestion des épidémies

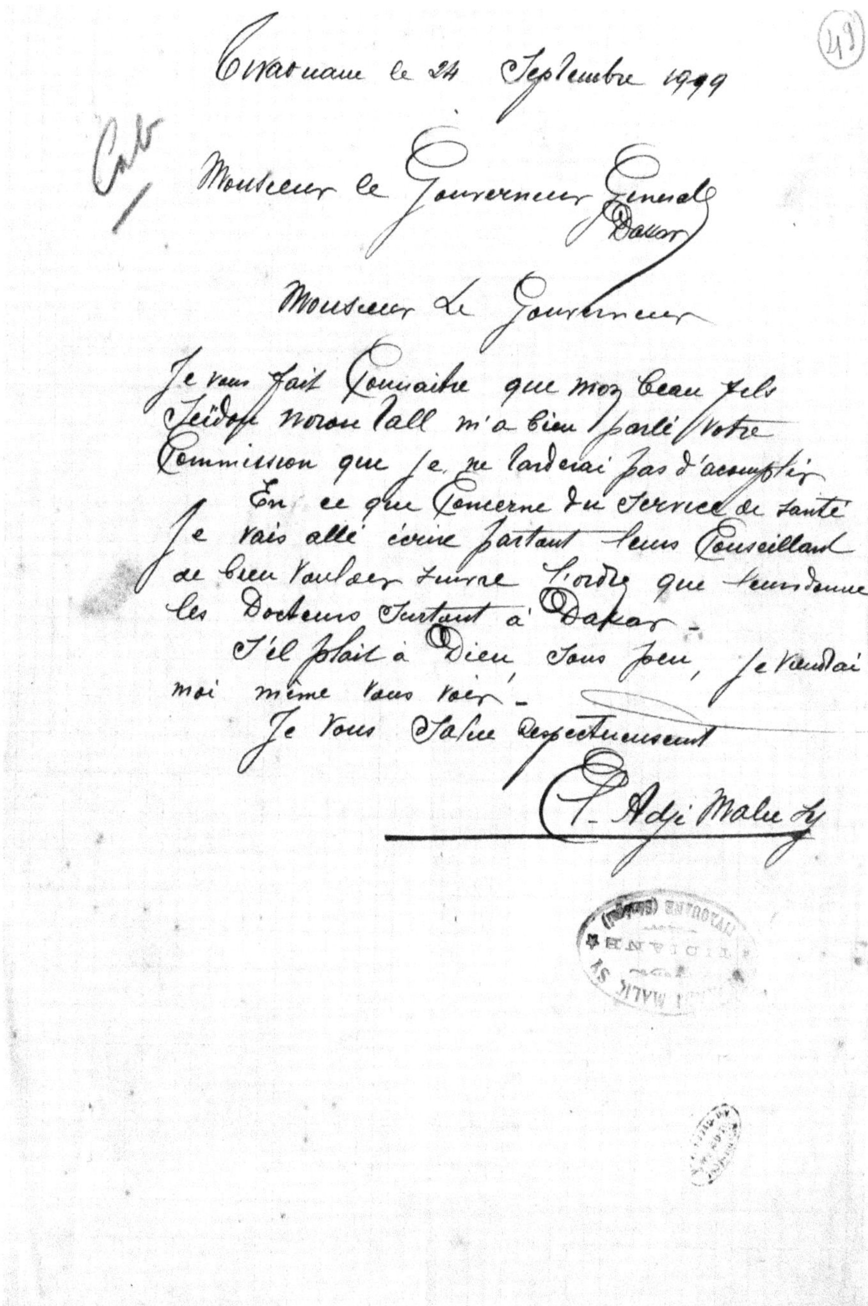

Tivaouane le 24 Septembre 1919

Monsieur le Gouverneur Général
Dakar

Monsieur Le Gouverneur

Je vous fait Connaitre que mon beau fils Seïdou Norou Tall m'a bien parlé votre Commission que je ne lardeirai pas d'acomplir

En ce que Concerne du Service de santé je vais allé écrire partout leurs Conseillant de bien vouloir suivre l'ordre que leur donne les Docteurs surtout à Dakar.

S'il plait à Dieu sous peu, je viendrai moi même vous voir.

Je vous salue respectueusement

El-Adji Malic Sy

43

Tivaouane le 17 Octobre 1919

Urgent

Monsieur Le Gouverneur Générale
de l'Afrique Occidentale Française

Mon beau fils Seydou Nourou Tall
m'a bien raconté toutes les difficultés
que vous avez eu avec ces gens de Dakar
Seulement je vais allé écrire à nouveau
une autre lettre que je remettrai à Seydou
me la fasse traduire en français chez un
de mes talibés sachant lire et écrire
le français à Gossas et aussitôt faite
Seydou lui même l'emportera à Dakar
Je vous salue bien sincèrement

El-Hadj Malick Sy

Tivaouane le 18 Novembre 1919

411

Cab

A Monsieur le Gouverneur Générale
Dakar

Seïdou Nourou et Babakar
sont arrivés seulement, ils ont toujours
à votre disposition aussitôt que vous aurez
encore d'autres affaires, vous n'avez qu'à
s'adresser à moi que je vous les envoi à nouveau
Je ne cesserai toujours d'écrire à Dakar
pour conseiller et en leur donnant des bons
exemples. —

Votre bien dévoué

El Hadji Malick Sy

Arrivé le 19 NOV 1919
N° 6179

(12)

Tivaouane le 5 Décembre 1919

Monsieur le Gouverneur Général
Dakar

Je viens par cette présente vous demander de vos Nouvelles et en même temps vous demande de Comment vous avez fait avec les gens de Dakar, je Compte encore y envoyer Seydou Norou ces pensée Moi même Comme je vous avais Promis il est probable que s'il plait au Seigneur après la fête du Gamou nuit sacrée de la Naissance de notre Profète, je ne manquerai pas de venir passer quelques jours avec vous
Je vous salue bien sincèrement

El. Adj. Mali Sy

Louange à Dieu le seul qui la mérite ; qui a fait descendre dans son livre qu'il :« Ne vous jetez pas dans le danger » que le salut soit sur son Prophète qu'il a envoyé –

Tous ceux qui possèdent la plus petite notion de science n'ignorent pas qu'il faut éviter toutes maladies contagieuses et ceux qui en sont atteints, comme le recommande le prophète, que le salut soit sur lui et les livres de médecine.
Le prophète dit :« Fuis le lépreux comme tu fuis le lion. » Il dit encore :« que la personne bien portante, ne communique pas avec la personne malade et réciproquement. » Il a dit d'autre part :« Lorsque vous apprenez que la peste « sévit dans une région, il ne faut pas vous y rendre et « lorsque cette épidémie vous trouve dans un pays il ne faut pas en sortir par crainte de la mort. » Un savant arabe ajoute « cette défense n'est seulement faite pour une région, mais aussi pour une habitation. »
Le livre de médecine intitulé Tassil Manafih dit « Tout individu doit éviter les maladies contagieuses qui se transmettent par l'air ou par le contact de ceux qui en sont atteints ; qu'il se méfie d'eux en se tenant en distance.
Un autre livre intitulé Kounouzi Sihati (Trésors de la santé) s'exprime ainsi :« En cas d'épidémie les ordres du gouvernant ~~sont d'une importance~~ se rapportant aux mesures prophylactiques sont d'une importance exceptionnelle, car il craint l'expansion de la maladie sur ses sujets, parce qu'il doit prévenir tout ce qui leur fait du mal, de même qu'il doit rechercher tout ce qui leur fait du bien

الحمد لله المستحق الحمد وحده
الذي قال في كتابه العزيز له
ولا تلقوا بايديكم الى التهلكة
والصلاة والسلام على نبيه الذي ارسله

هذا وانه لا يخفى على من له ادنى
دراية ان التحرز من الامراض
المعدية واجب وكذلك
اجتناب اصحاب هذه الامراض
كما نصت عليه الاحاديث النبوية
وكما هو مقرر في الطب الكتبية
فقد روي عن النبي صلى الله عليه
وسلم انه قال فر من المجذوم
فرارك من الاسد
وقال ايضا لا يورد الممرض على
المصح ولا المصح على الممرض
وقد صح انه صلى الله عليه
وسلم قال اذا سمعتم الوباء
بارض فلا تقدموا عليه واذا
وقع بارض وانتم بها فلا
تخرجوا فرارا من الموت
قال بعض المحققين ولا مفهوم
لارض بل ولو بيت
وفي تسهيل المنافع في الطب
ينبغي للانسان اجتناب
الامراض المعدية بواسطة
الهواء او بمجالسة اصحابها
فليحترز منهم وليتباعد
عنهم قدر رمح او رمحين
وفي كنوز الصحة ان امر
الحاكم رعيته باجتناب
الامراض المعدية والتحرز
منها امر مهم لانه خائف
على رعيته من انتشار
الوباء فيهم يجب عليه
ان يرشدهم الى ما ينفعهم
ويحذرهم مما يضرهم

Nous trouvons dans le voyage d'Oumar Ben Khatab (2ème Khalif après Mahomed) de Médine pour la Syrie un exemple typique qui nous montre qu'il faut éviter toutes les maladies contagieuses.

Le Boukhari livre moral rapportant les paroles de Mahomed raconte que ce Khalif qui se rendait en tournée administrative dans la Syrie, arrivé au village de Sarakha (frontière de la Syrie) apprit par Abou Oubeïdata (gouverneur de cette province) et les généraux du corps d'occupation de la Syrie, venus à sa rencontre que la peste sévissait dans leur région, se décida immédiatement à faire demi-tour.

Abou Oubeïdata lui dit : « Comment Oumar est-ce pour fuir la décision de Dieu » ? Oumar lui répondit : « Oui nous fu[illegible] décision de Dieu pour nous rendre vers la décision de Dieu. »

Comme le Prophète (que le salut soit sur lui) nous a prescrit d'éviter les maladies contagieuses, il nous a ordonné de nous soigner lorsque nous sommes malades. Aussi le Prophète a ordonné à l'un des compagnons Saad Ben Aby Wakass qui était malade d'aller trouver El-Harid Ben Kalidata, célèbre médecin arabe pour le soigner. D'autre part il a dit : « Faites vous soigner, Dieu a mis à côté de chaque maladie le remède qui lui est propre, ceux qui le savent le savent, ceux qui l'ignorent l'ignorent. Oumar Ben Khatab au moment de sa blessure qui devait l'emporter demanda qu'on lui fit venir un médecin — Comme les gouvernants doivent veiller au bien-être de leurs sujets, les pères de famille de leur côté doivent veiller au bien-être des leurs car le Prophète a dit : «

وفي رحلة سيدنا الخليفة عمر ابن الخطاب رضي الله عنه من المدينة الى الشام ورجوعه عنه بعد ان بلغ حدود كا برهان قاطع على وجوب التحرز من الامراض المعدية وذلك كما في البخاري ان سيدنا عمر بن الخطاب خرج الى الشام حتى اذا كان بسرغ لقيه ابو عبيدة وامراء الاجناد فاخبروه ان الوباء وقع بارض الشام فرجع من حينه فقال له ابو عبيدة افرارا من قدر الله يا عمر فاجابه عمر نعم نفر من قدر الله الى قدر الله ∴

وكما انه صلى الله عليه وسلم حثنا على التحرز من الامراض المعدية واجتناب اهلها فقد امرنا بالتداوي وقد ثبت انه امر سعد بن ابي وقاص ان ياتي الحارث بن كلدة طبيب العرب ليداويه من مرضه الذي يشتكيه ∴

وقد روي عنه صلى الله عليه وسلم انه قال تداووا فان الله تعالى لم يضع داء الا ووضع له شفاء علمه من علمه وجهله من جهله ∴

وقد صح ان سيدنا عمر بن الخطاب رضي الله عنه لما طعن امر باحضار الطبيب لديه ∴

وكما ان الولاة يجب عليهم السعي في مصالح رعيتهم وكذا الى ارباب العيال يجب عليهم السعي في مصالح عيالهم لقوله صلى الله عليه وسلم كلكم راع وكلكم مسؤول عن رعيته

Chacun
« ~~Chaque~~ de vous est un pasteur et aura à rendre compte du sort de son troupeau. »

Et comme corollaire, les sujets doivent obéissance à leurs gouvernants, surtout lorsqu'il s'agit de les guider dans la voie du bien ou de leur faire éviter le mal — Le Coran dit : « Obéissez à Dieu, obéissez à son prophète et à ceux qui sont chargés de vos affaires (gouvernants) ».

Le prophète que le salut soit sur lui a dit : « Obéissez à celui qui vous gouverne, même s'il est captif abyssin. »

En outre de ce qui précède il y a beaucoup d'autres préceptes qui recommandent l'obéissance aux gouvernants.

Ce petit conseil en dit suffisamment, pour toute personne qui a la moindre intelligence et le savoir le plus élémentaire.

qui fai crainte de la mort » Un savant –

[redacted]

وكما ان الحاكم يجب عليه
السعي في مصالح عياله يكذالك
يجب على العيال امتثال أوامره
والطاعة له ولا سيما فيما
فيه نفعهم ودفع الضرر عنهم
ففي القرآن العظيم واطيعوا
الله واطيعوا الرسول واولي
الأمر منكم
وفي الحديث عن النبي صلى الله
عليه وسلم اسمعوا واطيعوا
ولو عبدا حبشيا وغيره وغير
من الحث على الطاعة وفي
هذه النصيحة كفاية
لمن له ادنى عقل ودراية
كتب بالدر الثلاث من المحرم عام 1337
من هجرة خير البشر

الحق ... وسلم قال اذا أسد
الأرض فلا تغفه مواعليه

Traduction

(53)

Nous trouvons dans le voyage d'OUMAR BEY KHATAB (2ème Khalif après Mahomed) de Médine pour la Syrie un exemple typique qui nous montre qu'il faut éviter toutes les maladies contagieuses.

Le Boukhari livre morale rapportant les paroles de Mahomed raconte que ce Khalif qui se rendait en tournée administrative dans la Syrie, arrivé au village de Sarakha (frontière de la Syrie) apprit par ABOU OUBEIDATA (Gouverneur de cette province) et les Généraux du Corps d'occupation de la Syrie, venus à sa rencontre, que la peste sévissait dans leur région, se décida immédiatement à faire demi tour.

ABOU OUBEIDATA lui dit: " Comment OUMAR est ce pour fuir la décision de Dieu"? OUMAR lui répondit:" Oui nous fuyons la décision de Dieu pour nous rendre vers la décision de Dieu." Comme le prophète nous a prescrit d'éviter les maladies contagieuses, il nous a ordonné de nous soigner lorsque nous sommes malades. Aussi le prophète a ordonné à l'un de ses compagnons SAAB BEY BEY WAHASSEB qui était malade, d'aller trouver EL HARID BEY KALIDATA, célèbre médecin arabe pour le soigner. D'autre part, il a dit:" Faites-vous soigner, Dieu a mis à côté de chaque maladie le remède qui lui est propre, ceux qui le savent le savent, ceux qui l'ignorent l'ignorent. OUMAR BEY KHATAB au moment de sa blessure qui devait l'emporter demanda qu'on lui fit venir un médecin. Comme les Gouvernements doivent veiller au bien-être de leurs sujets, les pères de famille doivent de leur côté veiller au bien-être des leurs, car le prophète a dit:" Louange à Dieu le seul qui la

...

la mérite, qui a dit dans son livre qu'il fait descendre:" Ne vous jetez pas dans le danger " que le salut soit sur son prophète qu'il a envoyé -

Tous ceux qui possèdent la plus petite notion de science n'ignorent pas qu'il faut éviter toutes maladies contagieuses et ceux qui en sont atteints, comme le recommande le prophète, que le salut soit sur lui et les livres de Médecine .

Le prophète dit" Fuis le lépreux comme tu fuis le lion ". Il dit encore :" Que la personne bien portante ne communique pas avec la personne malade et réciproquement." Il a dit, d'autre part:" Lorsque vous apprenez que la peste sévit dans une région " il ne faut pas vous y rendre et lorsque cette épidémie vous "trouve dans un pays il ne faut pas en sortir par crainte de la "mort". Un savant arabe ajoute :" Cette défense n'est seulement faite pour une région, mais aussi pour une habitation.

Le livre de médecine intitulé TASSIL MANAFIH dit :" Tout individu doit éviter les maladies contagieuses qui se transmettent par l'air ou par le contact de ceux qui en sont atteints, qu'ils se méfient d'eux en se tenant en distance.

Un autre livre intitulé MOUNOUZI SIHATI (Trésors de la Santé) s'exprime ainsi :" En cas d'épidémie, les ordres du Gouvernants se rapportant aux mesures prophylactiques sont d'une importance exceptionnelle, car il craint l'expansion de la maladie sur ses sujets, parce qu'il doit prévenir tout ce qui leur fait du mal, de même qu'il doit recher cher tout ce qui leur fait du bien.

"Chacun de vous est un Pasteur et aura à rendre compte de son troupeau"".

Et........

Et comme corollaire, les sujets doivent obéissance à leurs Gouvernants, surtout lorsqu'il s'agit de les guider dans la voie du bien ou de leur faire éviter du mal.-Le Coran dit: " Obéissez à Dieu, obéissez à son prophète et à ceux qui sont "chargés de vos affaires (Gouvernants) "

Le prophète, que le salut soit sur lui, a dit-:" Obéissez à celui qui vous gouverne, même s'il est captif abyssin.

En outre de ce qui précède, il y a beaucoup d'autres préceptes qui recommandent l'obéissance aux Gouvernants.

Ce petit conseil en dit suffisamment, pour toute personne qui a la moindre intelligence et le savoir le plus élémentaire.

Annexe II
Lettres de Cheikh Sidya Baba aux autorités coloniales sur la gestion des épidémies

Arabe

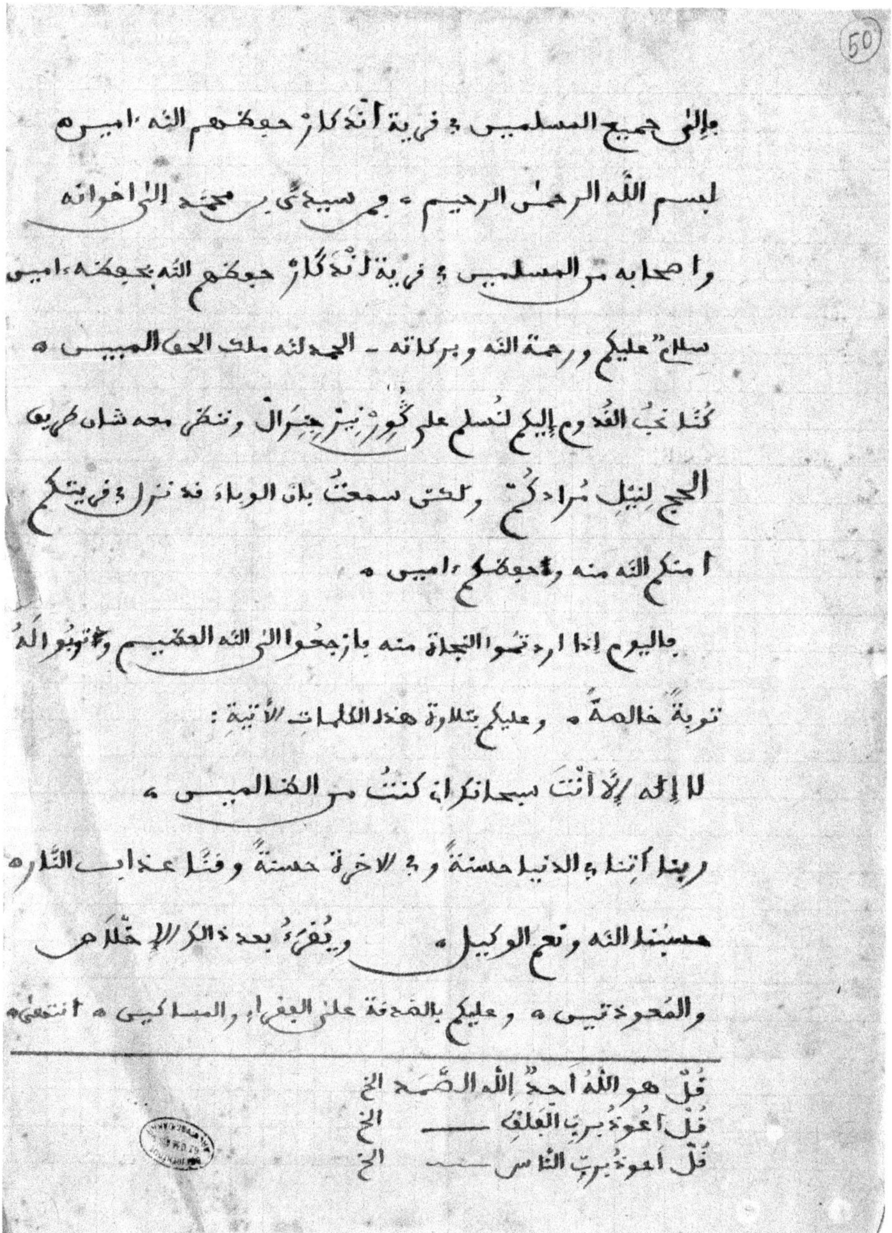

50

إلى جميع المسلمين في قرية أندكار حفظهم الله آمين

بسم الله الرحمن الرحيم، من سيدي بن محمد إلى إخوانه

وأصحابه من المسلمين في قرية أندكار حفظهم الله بحفظه آمين

سلام عليكم ورحمة الله وبركاته - الحمد لله ملك الحق المبين

كنا نحب القدوم إليكم لنسلم على كوفرنير جنرال ونتكلم معه بشأن طريق

الحج لنيل مرادكم ولكني سمعت بأن الوباء قد نزل في بيتكم

أمنكم الله منه وحفظكم آمين

فاليوم إذا أردتم النجاة منه فارجعوا إلى الله العظيم وتوبوا إليه

توبة خالصة، وعليكم بتلاوة هذه الكلمات الآتية:

لا إله إلا أنت سبحانك إني كنت من الظالمين

ربنا آتنا في الدنيا حسنة وفي الآخرة حسنة وقنا عذاب النار

حسبنا الله ونعم الوكيل. ويقرأ بعد ذلك الإخلاص

والمعوذتين، وعليكم بالصدقة على الفقراء والمساكين. انتهى

قل هو الله أحد الله الصمد الخ

قل أعوذ برب الفلق ـــــ الخ

قل أعوذ برب الناس ـــــ الخ

Traduction

"Traduction de l'Adresse"

A tous les Musulmans de la ville de Dakar,

Que Dieu le garde ! Amen!

Traduction de la lettre

Au nom du Dieu Clément et Miséricordieux'!

De la part de Sidia ben Mohamed à ses frères (en religion) et amis, les Musulmans de la ville de Dakar, que Dieu la garde. Amen!

Que le Salut soit sur vous ainsi que la miséricorde de Dieu et ses bénédictions. Je loue en votre faveur Dieu le saul vrai Dieu.

Je désirais venir vous trouver pour saluer Mr le Gouverneur Général et examiner la question du pélerinage et les avantages qui pourraient vous être accordés (à ce sujet) lorsque j'ai appris que la peste sévissait parmi vous. Que Dieu vous en préserve et vous en préserve. Amen!

Et maintenant (pour échapper au fléau) revenez à Dieu le Très Haut pas la pénitence, et que votre repentir soit sincère.

Répétez un grand nombre de fois les paroles suivantes:

"Il n'y a point d'autre Dieu que toi! Gloire à toi!

"J'ai été du nombre des injustes(I)

"Ainsi....

(I) Verset du Coran (XXI- 87)

فقد بلغني ان بعضكم لا يمتثلون أوامر الدولة فيما يتعلق به -
أمور صحة ابدانهم ونفعهم وذالك ليس بحسن لان الدولة اعلم منكم
في أمور الطب وامور السياسية . وليكن في كريم علمكم بان الوباء
قد عم وصار اليوم من المشرق الى المغرب ولذالك فعليكم
بامتثال أوامر الدولة وان تخضعوا لها في كل شيء مما لان ذالك
موافق الشريعة وفيه نفع كثير لكم . ولا تجعلوا في قلوبكم
سوء الظن . واما الشريعة فلا بد من امتثالها في الموضع
الذي ينبغي ان يمتثل فيه .

ولا تخفوا مرضاكم واموتاكم عن الدولة المملكة .

اصلح الله لنا ولكم الحال وابعد عنا وعنكم الوباء بفضله
وكرمه . امين .

. السلام عليكم ورحمة الله وبركاته .

. اللهم اعصم فهيئة انه لازم

13 رجب سنة ١٣٣٢

الشيخ سيدي باب .

كتب باندر بتاريخ 8 يونية سنة 1914

Traduction

"Ainsi que ces autres paroles:

"Seigneur assigne nous une belle part dans ce monde et "une belle part dans l'autre et préserve nous du châtiment du "feu(2)

et ces autres encore:

"Dieu nous suffit.C'est un excellent protecteur(3)

Lisez aussi la sonate

"Dieu est un"(4) et les deux chapitres préservatifs(5)

Faites l'aumone à l'égard de ceux d'entre vous qui sont dans le besoin.C'est tout.

J'ai appris que quelques uns d'entre vous refusaient de suivre les prescriptions hygiéniques édictées par le Gouvernement dans votre intérêt.Vous ne devez pas agir ainsi,car le Gouvernement est plus instruit (que vous) en ces matières ainsi que pour toutes les questions d'ordre administratif .

Déjà........

---

(2) Verset du Coran(II-I97)
(3) d° d° (III-I67)
(4) d° d°) CXII-I)

(5) Les deux chapitres préservatifs sont les deux dernières sonates du Coran: la sonate CXIII et la sonate CIX on les appelle ainsi parce que toutes deux commencement par les mots: Dis,je cherche un refuge,un préservatif.-On emploie ces deux sonates en guise d'amulettes,la Ière pour se préserver des dangers qui menacent le corps,la 2:me pour se garantir contre les dangers qui menacent l'âme.

Annexe III

Stèle commémorative des morts de l'épidémie de fièvre jaune dc 1878

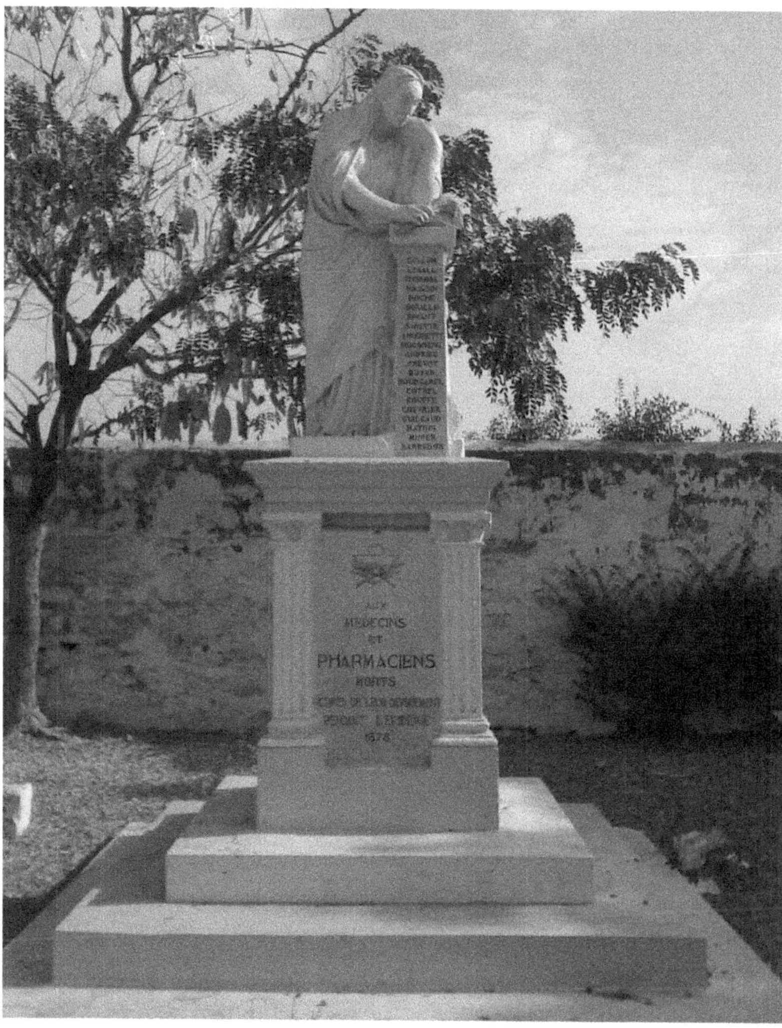

Copyright Xavier Ricou

Annexe IV

Liste des villages Ouolofs, Toucouleurs et Peuls composant le cercle de dagana au 31 décembre 1869[268].

Village	Chef	Observations
Mbilor et Mbilor DIERI	Samba Dien	
Keur MBAYE	Bara	
Guidery	Natago Bousso	
îles de Todd	Mandiaye	Démissionnaire remplacé par Mactar FALL
Ntiago	Malick NDIAYE	Emigré à Nyoro remplacé par Madio Khor
Dakary Ndakar	Madio Khor	Déplacé, remplacé par Baba Sall
Bala	Madieye	Mort, village abandonné
Maka	Amar Fall	Village abandonné
Réfo	Madiké Niang	Émigré à Nioro. Réfo réuni à Gaé.
Bakhao	Amadou NDIAYE	Émigré à Nioro

268 Source : 13 G/04, *op. cit.*, p. 2.

Annexe V

Extraits d'enquête sur la perception des maladies par les populations

1. Entretien avec Oumar Bâ

NOM : BÂ
PRÉNOM : Oumar
PROFESSION OU CATÉGORIE SOCIALE ET ÂGE : Paysan, 84 ans (environ)
DATE ET LIEU DE L'INTERVIEW : Guédé chantier, le 7 juillet 1994

QUESTION : Vous rappelez-vous d'une épidémie quelconque pendant la période coloniale ?
RÉPONSE : Oui, de la rougeole et de la variole.

QUESTION : Est-ce que les habitants du Tooro désertaient les villages pendant ces épidémies ?
RÉPONSE : Non, seuls les Peuls et les Maures désertaient. Les Peuls, eux, se déplacent même s'ils perdent une vache.

QUESTION : Connaissez-vous un village créé ou abandonné à la suite d'une épidémie ?
RÉPONSE : Non, je m'en souviens pas.

QUESTION : Mettait-on les malades en quarantaine ?
RÉPONSE : Non, le malade restait à la maison, mais les voisins ne venaient pas.

QUESTION : Y a-t-il eu, une fois, construction de lazaret dans le village ?
RÉPONSE : Oui, une fois.

QUESTION : À la suite de quelle maladie ?
RÉPONSE : Probablement de la méningite.

QUESTION : Comment étaient les constructions ?
RÉPONSE : Des constructions en paille, seul le médecin avait des contacts directs avec les malades qui y étaient admis.

QUESTION : Et la fièvre jaune, vous rappelez-vous d'une épidémie due à cette maladie ?

RÉPONSE : C'est probable. Les Européens n'aimaient pas cette maladie, d'ailleurs, ils achevaient les malades atteints de cette maladie.

QUESTION : Vous rappelez-vous de *hitaandé maayélé*[269] ?

RÉPONSE : J'étais très jeune, je ne m'en souviens pas

QUESTION : Connaissez-vous la maladie connue sous le nom de *dawuuna*[270] ?

RÉPONSE : C'est une maladie très grave, on ne prononce ce nom qu'au cimetière. Cette maladie est caractérisée par une mortalité terrible.

QUESTION : Cette maladie a-t-elle une fois sévi au Fouta ?

RÉPONSE : Oui, mais cela remonte à très longtemps.

QUESTION : Y avait-il un remède à cette maladie ?

RÉPONSE : Non.

QUESTION : Vous souvenez-vous des traditions relatives à cette maladie ?

RÉPONSES : Non.

QUESTION : Y avait-il une assistance médicale pendant la période coloniale ?

RÉPONSE : Oui, ce n'est que maintenant que les choses ont changé. On organisait régulièrement des séances de vaccination.

QUESTION : Quelle appréciation portez-vous sur les soins de l'époque coloniale comparés à ceux d'aujourd'hui ?

RÉPONSE : Avant, on soignait mieux, et puis c'était gratuit.

QUESTION : Connaissait-on l'usage des sanitaires avant ?

RÉPONSE : Non, tout le monde allait en brousse.

QUESTION : L'utilisation des puits était-elle répandue ?

RÉPONSE : Non, dans toute la région, il n'y avait que deux puits : celui de Yawara et celui de Nenette. On utilisait l'eau du fleuve et celle des mares.

QUESTION : Ne croyez-vous pas que ces eaux pouvaient être sources de maladie ?

RÉPONSE : Non, d'ailleurs, on se portait mieux qu'aujourd'hui. L'eau était boueuse, mais on la décantait avec certains végétaux, *gijile* ou *camtorle* (*verticillata L. Rubiaceae*) ou avec de l'argile des termitières.

---

[269] Traduit littéralement, *hitandé maayélé* signifie « l'année des décès » et renvoie, selon Boubou Sall, à l'épidémie de peste de 1916.

[270] Le choléra est connu dans le département de Podor sous ce vocable. Ce terme ne semble pas être connu plus au nord.

2. Entretien avec Malick Sy

NOM : SY
PRÉNOM : Malick
PROFESSION, CATÉGORIE SOCIALE, ÂGE : infirmier du Service des Grandes endémies.
DATE ET LIEU DE L'INTERVIEW : Thioffy (Podor), le 4 juillet 1994.

QUESTION : Quels sont vos souvenirs de la 7e pandémie cholérique dans la vallée du fleuve Sénégal ?

RÉPONSE : C'est en 1971 que le choléra fait sa première apparition au Sénégal. Avant cette date, le choléra n'était pas connu chez nous. La maladie était déjà, en 1971, dans certains États de l'Afrique de l'Ouest, et la région du fleuve était, de par sa situation et de par l'utilisation de l'eau du fleuve, la région toute désignée pour accueillir le choléra. Ainsi, à partir de juin 1971, nous avons entrepris une vaste campagne de vaccination. La vaccination se faisait avec des appareils Ped-O-Jet et des appareils Un-O-Jet. Ce sont des appareils qui ont la capacité de vacciner plus de 2 000 personnes à l'heure. Ainsi, de juin 1971 à fin août 1971, presque l'ensemble de la population de la vallée avait été vacciné, il ne restait que des retouches à refaire. À notre grande surprise, le choléra s'introduisit par la vallée du Sénégal. D'abord signalé en Guinée, il se développe au Mali puis en Mauritanie et de la Mauritanie, le choléra nous est venu du village de Wending, vers Saldé (il y a deux Wending : le Wending sénégalais se trouve là où se jette le marigot de Doué dans le fleuve Sénégal). Comme les populations des deux rives sont apparentées, les populations de la rive sénégalaise se sont rendues du côté mauritanien lors d'une cérémonie de mariage et ces dernières y ont contracté la maladie. Alors que j'étais à Aéré Lao en campagne de vaccination, on m'a informé à partir de Podor des cas de diarrhée au niveau de Wending. Je me suis rendu avec une forte équipe à Wending. Les malades présentaient des symptômes cholériques. Nous avons fait des prélèvements de selles que nous avons envoyés à Saint-Louis, mais le laboratoire de Saint-Louis n'était pas équipé pour faire ce travail,l'échantillon fut alors expédié à Dakar, qui confirma qu'il s'agissait du choléra. À Thioubalel Lao, il y eut des cas de décès cholériques contractés à Wending après que ces derniers s'y étaient rendus pour présenter des condoléances (comme on le fait après chaque décès). Le foyer de Thioubalel contamina à son tour le village de Médina Ndiaccbé, car le marabout de cette localité s'était présenté avec sa suite pour présenter ses condoléances (le marabout avait refusé de se faire vacciner lors de la campagne de vaccination, entraînant dans son refus toute sa *daara*, ou école coranique[271] ; beaucoup de personnes avaient refusé de se faire vacciner

[271] Médina Ndiaccbé est un village avec un centre d'apprentissage coranique très important.

et avaient préféré avoir recours à la mystique religieuse et laisser tout entre les mains d'Allah). Donc, le marabout rentra à Médina avec des éléments contaminés, la flambée commença alors à partir de Médina Ndiaccbé. Il y eut des décès massifs entraînant le sauve-qui-peut, chacun rentrant chez lui avec le choléra. Ainsi, la maladie s'éparpilla dans la région.

QUESTION : Quels ont été vos rapports avec la population lors de cette épidémie ?

RÉPONSE : Nous avons connu trop de difficultés sur les plans technique (personnel et produits) et médical. C'était une lutte trop atroce. Je me rappelle avoir fait 6 mois loin de chez moi. J'avoue en tant que technicien que le choléra a tué, mais nous aussi nous avons tué. Quand nous demandions aux populations de mettre 3 gouttes d'eau de javel dans l'eau de boisson avant de consommer, certains mettaient des quantités extraordinaires croyant ainsi augmenter l'efficacité. Il s'ensuivit des diarrhées profuses entraînées par l'irritation de l'estomac par la javel. Nous avons également eu des difficultés avec les gens qui pratiquaient la toilette mortuaire des cholériques. Ces derniers avaient des répugnances à appliquer nos prescriptions, c'est-à-dire de se laver les mains avec de l'eau de javel. Or, le choléra n'est rien d'autre qu'une maladie des mains sales. On peut partager, se coucher, porter les mêmes habits qu'un cholérique, mais si on est sûr de ses mains et de tout ce que l'on met dans la bouche, il n'y a aucun problème. Ou bien s'assurer que l'on ne mange que des aliments chauds aussitôt cuits. Mais malheureusement, les populations n'étaient pas à mesure d'appliquer ces mesures. Le choléra est apparu au moment des travaux champêtres dans le Diéri et quand les populations revenaient des champs, elles trouvaient des repas froids souillés par des mouches qui avaient pataugé dans les déjections des malades.

On a aussi recommandé aux populations de ne pas consommer des aliments à base de lait, car il est très difficile de surveiller cet aliment, mais la population n'a pas suivi. Il a fallu qu'il y ait des ravages pour que chacun prenne ses dispositions.

Le Sénégal a mis énormément de moyens, mais j'avoue que ç'a été très difficile, car les gens ne connaissaient pas la maladie et puis le choléra est une maladie dont la prophylaxie repose essentiellement sur l'hygiène corporelle et l'hygiène générale. Notre action ne s'est pas limitée à 1971. Jusqu'en 1980, il y avait de temps en temps des cas isolés. Des études ont montré qu'il y avait des porteurs sains parmi les populations. Finalement, nous avons arrêté les campagnes de vaccination anti-cholériques parce que ça nous prenait trop de temps et trop d'argent sans l'efficacité escomptée. Sur 60 personnes, on espérait immuniser 30 personnes pour une durée de six mois. Il fallait alors tout recommencer. Puis, on s'est dit, autant expliquer aux populations comment se protéger plutôt que de leur donner un sentiment illusoire de protection avec un vaccin dont l'efficacité n'était pas fiable à 100 %.

Il a fallu alors faire de larges campagnes de sensibilisation. Vous savez, dès les premières pluies, le ruissellement des eaux entraîne dans le fleuve tout ce qu'il y a comme déjections, de carcasses d'animaux et les populations boivent directement cette eau, ce qui donne lieu à de nombreuses maladies. Il fallait donc que les populations javellisent l'eau, ou à défaut, qu'ils la fassent bouillir et l'oxygènent ensuite, qu'elles utilisent des désinfectants après la toilette... Depuis 1980, nous avons arrêté les vaccinations. Dans la perspective de l'après-barrage, nous demandons à la population de ne boire l'eau du fleuve qu'après l'avoir traitée et d'éviter de faire le linge au fleuve.

QUESTION : En 1989, est-ce que ce qui a été désigné sous le vocable de « gastro-entérite » n'était pas du choléra ?

RÉPONSE : Je ne peux pas donner des précisions, car la notion de gastro-entérite est très large. On ne peut dire que quelqu'un est atteint du choléra que quand les résultats de laboratoire confirment la présence du vibrion cholérique dans les selles du malade. C'est vrai que les malades ont tous présenté les aspects cliniques du choléra, mais...

QUESTION : Est-ce que pendant l'épidémie les gens ne désertaient pas les villages ?

RÉPONSE : Vous savez, quand il y a en moyenne 5 à 6 personnes qui meurent chaque jour et que les gens sont en permanence dans les cimetières pour enterrer les morts, ça fait peur.

QUESTION : Connaissez-vous le *ndiank*, est-il contagieux ?

RÉPONSE : Le *ndiank*, je l'ai rencontré au Burkina Faso. Il n'a pas la même allure que le choléra et ne fait pas de décès massifs. Je ne pense pas qu'il soit contagieux.

Annexe VI :

Structures de santé

1. Hôpital de Saint-Louis

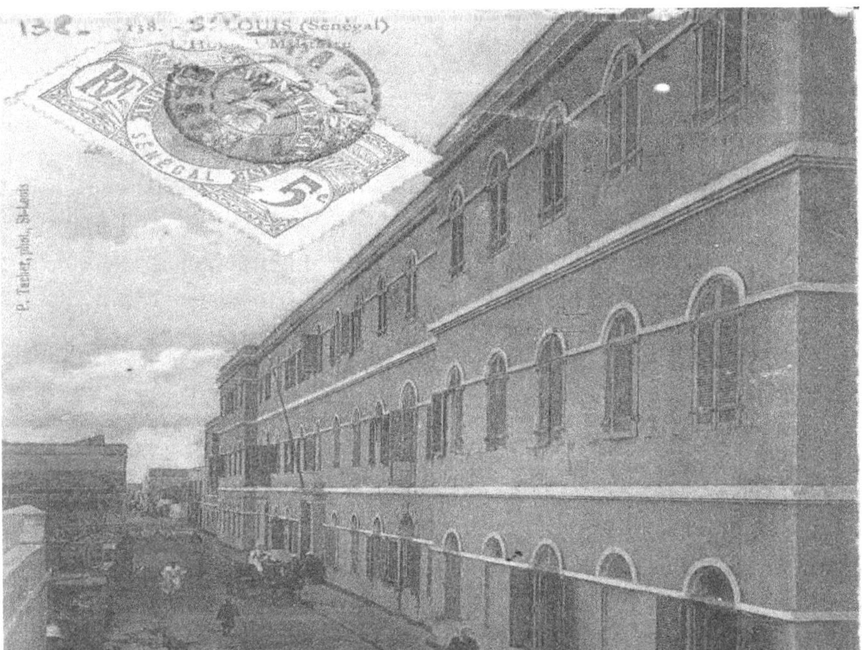

Source : PAM, Adama Aly :
« Images et colonies : cartes postales anciennes de l'Afrique Occidentale Française », 2002.

2. École de médecine de Dakar

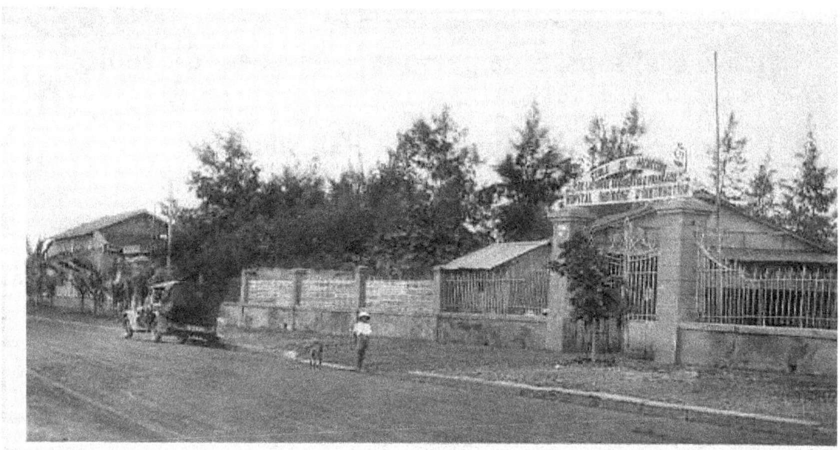

Source : PAM, Adama Aly :
« Images et colonie : cartes postales anciennes »,
Archives du Sénégal, 2001.

3. Dispensaire de Rufisque

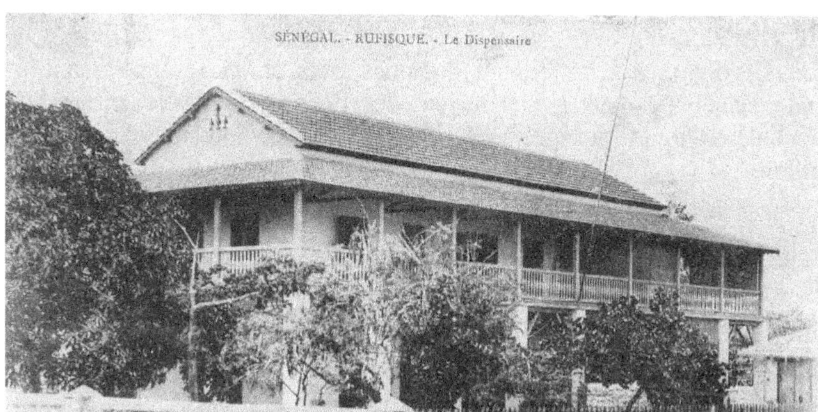

Source : PAM, Adama Aly :
« Images et colonie : cartes postales anciennes »,
Archives du Sénégal, 2001.

Annexe VII

Fiches d'autopsies de personnes décédées du choléra

1. Fiche d'autopsie de Fall Samba[272]

NOM : Samba FALL

PROFESSION : Tirailleur sénégalais

DATE D'ADMISSION À L'HÔPITAL : 26 novembre 1868 à 1 h 30 du matin, mort à 7 h 30 du matin.

Autopsie faite 9 heures après la mort.

Habitude extérieure

- taille un peu au-dessous de la moyenne, mais bien prise
- membres supérieurs et inférieurs fortement musclés
- raideur tétanique très prononcée
- yeux très ouverts
- ongles cyanosés
- plissement de la peau des pieds et des mains

Cavité abdominale

Estomac volumineux renfermant quelques gags et une grande quantité de liquide blanchâtre dans lequel nagent des flocons d'un vert grisâtre ; à la surface de ce liquide surnagent de petits globules comparables à des yeux de bouillon.

Les parois de l'organe sont d'une couleur rose pâle.

Intestin grêle

Il est fortement infecté de sang à l'intérieur, il contient un liquide semblable à celui de l'estomac. La coloration varie selon la portion de l'intestin.

Dans sa partie supérieure, il est gris-blanc, d'une teinte lilas.

Dans la deuxième partie, il prend une teinte livide.

Dans la troisième partie, la coloration est celle [nous n'avons pas vu la suite].

Gros intestin :

Contient moins de liquide, on y rencontre des grumeaux riziformes, muqueuse ramollie surtout vers la partie inférieure.

Tissus sous muqueuses ecchymosés avec des plaques d'infiltration sanguine.

Périsoline : ramolli, infecté, engorgement des ganglions mésentériques.

---

272 ANS, H 27 : « Rapport sur l'épidémie de 1868-1869 ».

Rate : rétractée et gorgée de sang, tissu sain.

Foie : quelques marbrures sur la face convexe, gorgé de sang noir coulant abondamment à la plus légère incitation.

Vésicule biliaire d'un volume triple de l'état normal, fortement distendue par de la bile couleur jaune foncé, paroi un peu épaisse.

Reins : sans altération.

Vessie : fortement rétractée derrière le pubis, complètement vide d'urine, muqueuse livide par place, légère hyperémie dans d'autres.

Cavité thoracique :

Cœur, péricarde épaissi, rempli d'une grande quantité de sérosité légèrement teinté en rouge. Le cœur présente un peu d'épaississement de ses parois et il est gorgé de sang noir, visqueux, le cœur droit en renferme plus que le gauche. Les artères sont vides, les veines profondes, distendues, pas de changement notable dans les veines superficielles.

Poumons : sains, gorgés de sang noir.

Cavité crânienne : masse encéphalique congestionnée, sérosité sanguinolente dans les ventricules et les parties supérieures du rachis, vaisseaux de la base gorgées de sang.

2. Fiche d'autopsie de Savigny Pierre[273]

NOM ET PRÉNOM : Savigny Pierre

PROFESSION : Disciplinaire européen

DATE D'ADMISSION À L'HÔPITAL : 20 décembre 1868, mort le 27 du même mois à 8 heures du matin. Autopsie faite 7 heures après la mort.

Habitudes extérieures :

Taille élevée, système musculaire très développé, teinte violacée par places, rides et plis des téguments particulièrement aux doigts. Raideur cadavérique très prononcée, mâchoires fortement contractées.

Chaleur remarquable de la peau et de la langue.

Mouvement fibrillaire des muscles, notamment du cœur des avant-bras, poignets, doigts et orteils.

Estomac :

Renferme une petite quantité de gags et de liquide. La muqueuse est infectée, rouge par places. Elle est parsemée de légères granulations gélatineuses formées mélangées à de la bile jaune foncé fortement adhérente à sa surface.

Intestin grêle :

Volume un peu prononcé dans presque toute son étendue (...), rempli d'une quantité de matière de coloration rouge de la surface extérieure et intérieure il y des matières (...), la muqueuse épaissie d'une teinte lilas présentant des plis et un gaufrage remarquable.

Gros intestin : distendu et congestionné, renferme une assez grande quantité de gags, peu de matières fécales si ce n'est à son commencement la muqueuse est violacée par places, le tissu sous muqueuse est infecté.

Mensentère : infection vasculaire considérable, replié sur lui même, pelotonné.

Rate :

Tissu infecté, remplie de sang, ramollie et hypertrophiée.

Foie : congestionné, poids : 2 kg, structure normale, vésicule biliaire : volumineuse à paroi épaissie distendues par une quantité considérable de bile à consistance visqueuse.

Reins : sans altération.

Vessie : contient de l'urine en petite quantité, rétracté sous les publics, muqueuse légèrement hyperumiciée.

Poumons : lobe inférieur du côté hépatisé dans toute son étendue laissant suinter une matière purulente peu épaisse. Les deux autres lobes sont sains ainsi que le poumon gauche. Pas d'écoulement de sang quand on incise le tissu pulmonaire.

---

273 ANS, H 27 : « Rapport sur l'épidémie de choléra, 1868-1869 ».

Cœur sain presque vide, une petite embolie dans le ventricule droit.
Cavité crânienne : vaisseau et tissus de la dure-mère, gorgé de sang noir.
Consistance du cerveau et du cervelet et (...).

Annexe VIII

Controverse autour d'une épidémie

« LIT TOUT » « RENSEIGNE sur TOUT »

Ch. DEMOGEOT, Directeur
21, Boulevard Montmartre, PARIS (2e)

Extrait de : LE PETIT MAROCAIN
Adresse : CASABLANCA
Date : 14 Octobre 1927

M. Diagne précise l'importance de l'épidémie de fièvre jaune en A.O.F.

Il s'agit moins d'une épidémie que d'une poussée endémique qui menace surtout les Européens

Paris, 13 octobre. — Le « Matin » a interviewé M. Diagne, député du Sénégal, sur l'épidémie de fièvre jaune qui sévit en A. O. F. M. Diagne a déclaré :

« Il n'y a pas d'épidémie ; mais il y a depuis 1926, une poussée endémique de fièvre jaune. Les quartiers indigènes sévèrement surveillés et où les habitants ont dû se plier aux prescriptions du service d'hygiène, ont échappé à la maladie. Les Européens, par contre, vivant dans des intérieurs souvent défectueux, mais inviolables, ont été beaucoup plus touchés et je puis dire sans crainte d'être contredit que tous les cas de fièvre jaune constatés l'ont été dans les quartiers européens de Dakar. Il ne saurait donc être question de mêler à cette affaire des considérations sur l'émancipation politique des indigènes. Si on pouvait ainsi expliquer les cas de fièvre jaune constatés au Sénégal, comment se ferait-il qu'il n'y en ait également en territoire anglais, en Gold Coast et en Nigéria, par exemple, où les indigènes ne sont pas des électeurs à ménager ? »

D'autre part, il a déjà été pris un décret qui sanctionne par la prison, les infractions aux arrêts des lieutenants-gouverneurs de l'A. O. F., pris en vue de mesures sanitaires quelconques et si le texte est appliqué impartialement, le député du Sénégal estime que ce ne sont pas les indigènes qui s'en plaindront le plus, dans les localités de l'intérieur notamment.

M. Diagne dit encore sa joie du départ de la mission du Dr Petit et aussi le beau geste accompli par le gouverneur général Carde qui a interrompu, au risque de sa santé, son séjour en France pour retourner à son poste s'assurer que toutes les mesures utiles ont été prises.

Enfin, pour le député-maire de Dakar, la seule population européenne est atteinte. Il accuse nettement l'insouciance avec laquelle elle accueillit les premiers cas. La période d'hivernage où l'Européen est en état de moindre résistance, marque toujours le sommet de ces poussées endémiques de fièvre jaune. Sans doute, comme en 1926, disparaîtra-t-elle complètement en décembre. Nous aurons alors quelques mois pour organiser vigoureusement la lutte et éviter que la maladie réapparaisse en mai. Soulignons enfin que quoique le port de Dakar soit contaminé toutes les précautions ont été prises pour que le trafic des passagers ne soit pas interrompu. Les paquebots mouillent en rade et débarquent leurs passagers à l'aide de remorqueurs.

A GENEVE

La Conférence diplomatique internationale se réunira lundi

Genève, 13 octobre. — La Conférence diplomatique internationale se réunira lundi prochain à Genève pour élaborer la convention et l'abolition des prohibitions et restrictions à l'importation et à l'exportation. Les Etats-Unis seront représentés. M. Serruys, assisté de M. Pigbuem, présidera la délégation française.

La Conférence a pour objet de mettre fin si possible au régime des prohibitions qui provoque depuis longtemps les doléances du commerce. Mandaté par l'Assemblée de Genève et le Conseil, encouragé par les conférences techniques de la S. D. N., le Comité économique a élaboré une base de discussion à la Conférence diplomatique du 17 octobre. Cet avant-projet prévoit que les Etats contractants s'engageraient à supprimer toutes les prohibitions et restrictions d'importation et d'exportation et à ne pas en imposer de nouvelles.

Le projet stipule quelques exceptions peu nombreuses.

La Chambre de Commerce internationale sera représentée à la Conférence.

Source : *Le Petit marocain*, 14 octobre 1927.

Annexe IX

Principales étapes de l'histoire du vaccin neurotrope français[274]

1927 : isolement d'une des premières souches du virus de la fièvre jaune par l'Institut Pasteur de Dakar.

1928 : les organes virulents d'un singe infecté sont transportés en Europe et en Amérique, où ils sont mis à la disposition de différents laboratoires.

1931 : premiers essais chez l'homme par injection simultanée d'une suspension de la souche française et d'une certaine quantité de sérum immun humain (l'adjonction de sérum était utilisée pour limiter la virulence potentielle de souche virale vaccinale).

1932 : nouvelle méthode consistant à inoculer par voie sous-cutanée la souche française modifiée seule sans adjonction de sérum.

1941 : un décret départemental rend obligatoire la vaccination antiamarile par scarification pour l'ensemble de la population militaire et civile d'Afrique Occidentale française grâce à un programme. La fièvre jaune disparaît pratiquement des colonies d'Afrique occidentale et équatoriale françaises grâce au programme obligatoire de vaccination. Cette même période est marquée par des épidémies importantes survenant dans les colonies britanniques de la Gold Coast et du Nigeria, qui n'avaient pas mis en place de stratégie de vaccination préventive.

1945 : en juillet 1945, une démonstration a été pratiquée en France sous le contrôle de l'UNRRA, selon un protocole fixé par les experts de la Commission de Quarantaine et accepté par les autorités françaises. Cette démonstration a été effectuée sur 600 hommes d'une division destinée au corps expéditionnaire français d'Extrême-Orient.

1951-1952 : au cours des épidémies survenues au Panama, au Honduras, au Costa Rica et dans l'est du Nigeria, des cas d'encéphalites post-vaccinales sont rapportés après l'utilisation du vaccin neurotrope français. Les cas d'encéphalite signalés au Nigeria surviennent principalement chez l'enfant à un taux de 3-4/1000 vaccinations, avec un taux de mortalité de 38 %.

[274] Source : OMS, *Fièvre jaune : vaccins et produits biologiques maladies transmissibles surveillance et action*, Genève, 1999.

INSTRUMENTS DE TRAVAIL, SOURCES ET RÉFÉRENCES BIBLIOGRAPHIQUES

1. - GUIDES DE RECHERCHE

BECKER, C., COLLIGNON, R. : *Santé et population en Sénégambie des origines à 1960 : bibliographie*, Paris, INED, 1989.

CONSEIL INTERNATIONAL DES ARCHIVES, *Sources de l'Histoire de l'Afrique au Sud du Sahara dans les archives et bibliothèques françaises*, I-*Archives*, Inter Documentation Company, CIA, UNESCO, 1971.

FAVIER, J. (dir.) : *État général des fonds : Marine et Outre-Mer*, tome III, Paris, Archives Nationales de France, 1980.

JOUCLA, E. A. : *Bibliographie de l'AOF, complétée par Mapoil, B,* Paris, (s.n), 1937.

MARTINEAU, ROUSSIER, TRAMOND : *Bibliographie d'Histoire coloniale (1900-1930)*, Paris, Société de l'Histoire coloniale, 1932.

MBAYE, S. : *Guide des sources de l'AOF conservées aux Archives nationales du Sénégal*, Dakar,

MAUREL, J-F. : *Répertoire de la série H. réalisé en collaboration avec les étudiants de l'EBAD*, Dakar, ANS, 1978.

NDIAYE, A. G. : Répertoire des Archives, sous-série 2G, rapports périodiques mensuels, trimestriel et annuels des gouverneurs, administrateurs et chefs de service, première tranche 1895-1940, Dakar, Direction des Archives du Sénégal, 1975.

PAM, Adama A. : « Sources de l'histoire des maladies quarantenaires conservées aux archives du Sénégal. 1895-1958 », Université de Dakar, EBAD, 1996.

ROUSSET DE PINA J. : « État des périodiques conservés à la bibliothèque de l'Université de Dakar », Dakar, Bibliothèque Universitaire, 1962.

THOMASSERY, M. : Catalogue des périodiques de l'Afrique Noire Francophone (1858-1962) conservés à l'IFAN-Dakar, Dakar, IFAN, 1965.

2. - LES SOURCES

a. – Les documents d'archives

Considérant l'étendue des sources et leur éparpillement, ne sont cités dans cet inventaire que les dossiers d'archives les plus importants et les plus significatifs pour chacun des fonds étudiés. Certaines sources, malgré leur importance, étaient en cours de reclassement au cours de nos recherches (Archives du Pharo) et ne figurent pas pour cette raison dans cet inventaire.

Archives de l'Institut Pasteur de Dakar

Archives de l'Institut Pasteur de Dakar, IPD (DIR.1) : « Lettres de Levaditi à Durieux, 1945-1954 ».

Archives de l'Institut Pasteur de Dakar, IPD (DIR.1) : « Correspondances de Stéphanopoulo à C. Durieux, 1945-1948 : vaccin fièvre jaune ».

Archives de l'Institut Pasteur de Dakar, IPD (DIR.3) : « Mission du colonel Peltier à Washington pour défendre le vaccin de Dakar (expérience de Fréjus : définition du protocole (correspondance), déroulement de l'expérience (correspondance, compte-rendu de résultats) : juillet-août 1945 ; rapport confidentiel de Stéphanopoulo à Jacques Trefouêl sur les échecs de la vaccination contre la fièvre jaune, octobre 1945 ; Commission de Quarantaine de l'UNRRA, 1946 ».

Archives de l'Institut Pasteur de Dakar IPD (DIR.4) : « Rapport confidentiel de Stéphanopoulo à Jacques Trefouêl : La vaccination contre la fièvre jaune défavorable au FNV, octobre 1945 ; Commission de Quarantaine de l'UNRRA (documents de travail, rapport final de mission du colonel Peltier), 1946 ».

Archives de l'Institut Pasteur de Dakar IPD (DIR.5) : « Rapport dactylographié en anglais, traduit en français, environ 30 feuilles, 1934 : critique des mesures de quarantaine prises en Gambie à la suite de l'observation de 3 cas de fièvre jaune (disproportion des mesures, proposition d'instaurer la représentativité civique dans les organes s'occupant de la santé, allusion aux essais de vaccination pratiqués en Gambie par un pastorien) ».

Archives de l'Institut Pasteur de Paris

Archives de l'Institut Pasteur de Paris, fonds Louis Pasteur, dossier LP.G1.43 : « Correspondance de Thalmy à Pasteur, 1881-1882 ».

Archives de l'Institut Pasteur, fonds Charles Nicolle, NIC.COR.1 : « Lettre manuscrite de Charles Nicolle sur l'organisation Rockefeller contre la fièvre jaune, 1935 ».

Archives de l'Institut Pasteur, fonds Roubaud, RUB.1 : « La transmission de la fièvre jaune dans les pays extra-tropicaux », extrait : comptes-rendus de la première conférence internationale sur les calamités naturelles, pp. 355-358 ».

Archives de l'Institut Pasteur, fonds BCG, dossier 37, « Lettre de Constant Mathis à Albert Calmette, 5 p. ms. : dossier sur la mission de la fièvre jaune, 1937 ».

Archives Nationales du Sénégal

Série D - Affaires Militaires

ANS, 1 D 29 : « Expédition d'Auro-Madjou (Toro) contre Amadou Cheikhou par le capitaine de Frégate Vallon 1869 ».

ANS, 1 D 35 : « Colonne d'observation du Fouta (Journal de marche de Brière de Lisle (1877) ».

ANS, 1 D 46 : « Colonne du commandant Rémy au (Fouta) chez les Irlabés et Ebiabés (10 chemises – rapport sur le marigot de Bakel ».

ANS, 1 D 63 : « Préparation, opérations militaires, état sanitaire (1881-1982) ».

Sous-Série 13 G : Affaires Administratives, Politiques et Musulmanes du Sénégal

ANS, sous-série 13 G, dossier 23 : « Situation générale du Sénégal, 1848-1876 ».

ANS, sous-série 13 G, dossier 92 : « Correspondances avec les chefs indigènes, 1862-1880 ».

ANS, 13 G, dossier 124 : « Correspondances Commandant de Podor au gouverneur, 1868-1871 ».

Série H : Affaires Sanitaires et Assistance Publique

ANS, série H, fonds AOF, dossier 1 : « Rapports médicaux des divers postes adressés au médecin en chef du Sénégal, 1851-1863 ».

ANS, série H, fonds AOF, dossier 6 : « Questions sanitaires : organisation et fonctionnement des services de santé, 1829-1846 »

ANS, série H, fonds AOF, dossier 12 : « Correspondances diverses ; plainte du collectif des femmes de Saint-Louis », 1912.

ANS, série H, fonds AOF, dossier 16 : « Dix ans de nosologie à l'hôpital civil de Saint-Louis, 1889-1899 ».

ANS, fonds AOF, dossier 17 : « Dissémination des troupes et rapatriement du personnel en cas d'épidémie. Études, notes et instructions », 1902-1903.

ANS, fonds AOF, dossier 18 : « Campagne contre les moustiques et assainissement de Gorée et Dakar. Études, rapports et réglementations », 1904-1905.

ANS, fonds AOF, série H, dossier 28 : « Fièvre jaune. Correspondances adressées et reçues par le gouverneur ; rapports sanitaires des troupes », 1878-1879.

ANS, fonds AOF, Série H, dossier 29 : « Fièvre jaune. Listes et avis de décès », 1878-1979.

ANS, fonds AOF, série H, dossier 30 : « Fièvre jaune. Télégrammes de Dakar-Gorée », 1878.

ANS, fonds AOF, série H, dossier 31 : « Fièvre jaune par postes :

– 2e arrondissement, Portudal, Dakar, M'Bidjem, Thiès, Rufisque.

– Banlieue de Saint-Louis : Dialakhar, Dakar-Bango, Lampsar, Ndiago.

– Fleuve: Mérinaghem, Richard-Toll, Dagana, Podor », 1878-1879.

ANS, fonds AOF, série H, dossier 32 : « Fièvre jaune à Saint-Louis », 1878-1882.

ANS, fonds AOF, série H, dossier 33 : « Fièvre jaune à Dakar », 1881-1883.

ANS, fonds AOF, série H, dossier 40 : « Liste nominative des victimes de l'épidémie de fièvre jaune de à Gorée, 1866, mesures préventives, 1933 ; procès-verbaux concernant les infractions, 1937 ; cartes Sénégal colonial, dossier de vaccination, 1938 ».

ANS, fonds AOF, série H, dossier 41 : « Fièvre jaune. Mesures sanitaires et quarantaines », 1900.

ANS, fonds AOF, série H, dossier 42 : « Fièvre jaune. Cordons sanitaires et incidents », 1900.

ANS, fonds AOF, série H, dossier 43 : « Rapatriement du personnel et état sanitaire des navires », 1900.

ANS, fonds AOF, série H, dossier 44 : « Fièvre jaune. Textes réglementaires et questions diverses », 1900.

ANS, fonds AOF, série H, dossier 45 : « Fièvre jaune. Bulletins sanitaires et avis de décès », 1900.

ANS, fonds AOF, série H, dossier 46 : « Fièvre jaune. Télégrammes de Dakar », 1900.

ANS, fonds AOF, série H, dossier 47 : « Fièvre jaune. Télégrammes de Gorée et Rufisque », 1900.

ANS, fonds AOF, série H, dossier 48 : « Mission sanitaire du Sénégal. Rapports », 1901.

ANS, fonds AOF, série H, dossier 49 : « Mission sanitaire du Sénégal. Correspondances », 1901.

ANS, fonds AOF, série H, dossier 50 : « Fièvre jaune en AOF », 1911.

ANS, fonds AOF, série H, dossier 53 : « Fièvre jaune. Dakar-Cotonou », 1904-1906.

ANS, fonds AOF, série H, dossier 54 : « Fièvre jaune. Mesures préventives : plan d'évacuation, toiles métalliques, campagne prophylactique, réclamations », 1910-1913.

ANS, série H, fonds Sénégal colonial, dossier 42 : « Mise en quarantaine des provenants de Dakar, Rufisque, Gorée, 1874 ; tournée du docteur Reynaud, 1880 ».

ANS, série H, fonds Sénégal colonial, dossier 111 : « Hygiène des transports aériens et maritimes : transports et rapatriements, 1938-1958 ; police sanitaire aux frontières maritimes, 1946-1957 ; aviation sanitaire (classification des aérodromes, 1948-1955 ».

ANS, série H, fonds Sénégal colonial, dossier 123 : « Missions et voyages médicaux, 1942-1957 ».

ANS, série H, fonds Sénégal colonial, dossier 131 : « FIDES : plan décennal des services sanitaires des Territoires, 1948-1956 ».

ANS, série H, fonds Sénégal colonial, dossier 132 : « États des salaires du personnel médical, 1951-1958 ; circulaires et notes concernant le budget de l'AOF, 1951-1959 ».

ANS, série H, fonds Sénégal colonial, dossier 127 : « Mesures sanitaires », 1900-1901.

Centre des Archives d'Outre-Mer (CAOM)

CAOM, fonds ministériel, série géographique, Sénégal et Dépendances, SEN/XI, dossier 16 : « Police, Hygiène et Assistance : Transfert du cimetière de Saint-Louis dans l'île de SOR ».

Dossier 17 : « Voirie : généralités. Saint-Louis, Gorée, Dakar, Rufisque », 1816-1895.

Dossier 24 : « Récompenses : Légion d'Honneur, Médaille coloniale », 1816-1899

Dossier 27 : « Hygiène et salubrité : Mémoires généraux sur le climat, les maladies et l'état sanitaire. Réglementation sanitaire ; correspondances relatives aux observations météorologiques », 1852-1861.

Dossier 28 : « Organisation du service sanitaire, décret du 29 avril 1884 », 1884.

Dossier 29 : « Service sanitaire : fonctionnement, rapport et état sanitaire. Correspondances. Service sanitaire des comptoirs fortifiés. Arrêté du 14 juillet 1841, organisant le Conseil de santé », 1816-1895.

Dossier 30 : « Épidémie de fièvre jaune, 1830 ; épidémie de typhus, 1837 ; épidémie de fièvre jaune, 1837 ; épidémie de choléra, 1868 », 1830-1869.

Dossier 31 : « Épidémie de fièvre jaune 1878 », 1878, 1881-1882.

Dossier 33 : « Hygiène et salubrité : droit de quarantaine et Lazaret ; projet du Lazaret de Bop-Diara, Lazaret de Dakar, Lazaret de Matam », 1880-1895.

Dossier 34 : « Quarantaine : dossier nominatif par bateaux », 1816-1895.

Dossier 41 : « Hygiène et salubrité : logements insalubres ; inspection des viandes et poissons, eaux, sangsues », 1816-1895.

Dossier 47 : « Police, Hygiène et Assistance : exhumations, décorations, régime sanitaire : quarantaine », 1895-1905.

Dossier 48 : « Rapatriements et passages : dossiers annuels », 1895-1903.

Dossier 50 : « Mesures sanitaires prises au Sénégal en 1899, épidémie de fièvre jaune en mai 1900–avril 1901, épidémie de fièvre jaune en 1901 (octobre-novembre). Mission Grall, Marchoux et Jaquerez pour l'étude des causes de l'épidémie de fièvre jaune et des moyens d'en éviter le retour (1901-1904) », 1895-1904.

b. – Congrès et expositions

Exposition universelle de 1889 : « Rapport adressé au sous-secrétariat d'État aux colonies sur le fonctionnement du Service d'hygiène et de médecine », Paris, imprimerie des journaux officiels, 1889, 48 p.

Exposition coloniale de Marseille 1906 : « Comptes-rendus des travaux de la section des Travaux publics, médecine et hygiène », Comptes-rendus des travaux, Paris, Chalamel, vol. 3, 1907, 463 p.

Exposition coloniale de Marseille 1922, Commissariat général de l'Exposition : « Congrès de la santé publique et de la prévoyance sociale », Paris, 2 vol., 1922, 540/480 p.

Exposition coloniales de Marseille 1922, Adam et Nogué : *La mortinatalité et la mortalité infantile dans les colonies françaises*, Paris, 1922, 32 p.

Exposition coloniale internationale de Paris, 1931, Armée Française d'Outre-Mer : « Le service de santé aux colonies », Paris, Lahure, 1931, 450 p.

« Congrès de l'enseignement colonial en France, septembre 1931 », *Outre-Mer*, n° 3, septembre 1931.

Exposition : « L'AOF : de la création à la balkanisation, 1895-1960 », Dakar, 1995.

c – Les périodiques

Annales d'Hygiène et de Médecine coloniale, 1898-1920, devient *Annales de Médecine et de Pharmacie Coloniale,* 1920-1940, puis *Médecine Tropicale* depuis 1941.

Archives de Médecine générale et coloniale de Marseille (organe officiel de la Société de Médecine coloniale de Marseille), 1932-1965.

Archives de Médecine navale (organe officiel du Conseil supérieur de santé et de l'inspection générale des services de santé des colonies), Paris, 1864-1890.

Archives de Médecine navale et coloniale, 1890-1896 (suite à la création du corps de Santé coloniale en 1890, la revue se sépare alors en deux publications pour répondre davantage aux spécificités des corps médicaux et donne) :

Archives de Médecine navale, 1897-1910 (qui devient *Archives de Médecine et de Pharmacie navale*, 1910-1939, et *Revue de médecine navale*, 1946-1959.

Bulletin de la Société de Pathologie exotique, 1908.

Bulletin de la Société de Médecine et d'Hygiène tropicales, 1904-1938.

Revue Coloniale de Médecine et de Chirurgie, 1929-1955.

Revue de Médecine et d'Hygiène Outre-Mer.

d.– Les informateurs

BA, Barka : infirmier du Service des grandes endémies à la retraite. Témoignage sur l'épidémie de choléra dans le département de Matam, entretien réalisé chez lui à Matam, au quartier Soubalo le 10 juillet 1994.

BA, Oumar : cultivateur né vers 1910. Entretien sur la perception-représentation des indigènes des épidémies. Propos recueillis à Guédé chantier, le 7 juillet 1994.

CAMARA, Mamadou : né vers 1916, chef de village de Guédé village. Témoignage sur les rapports entre le Lamtoro Samba Oumhané et le marabout Amadou Sékou. Entretien réalisé à Guédé village le 6 juillet 1994.

DIALLO, Mamadou, dit Boury : infirmier du Service des grandes endémies à la retraite, actuel maire de Dagana. Témoignage sur l'épidémie de choléra de 1971 dans le département de Podor, entretien réalisé le 20 juillet 1994, à Dagana.

NAM, Salif : agent d'hygiène à la retraite à Dagana, témoignage sur la réaction des population pendant les épidémies.

NIANG, Makhtar : né vers 1910, ancien chef de canton, témoignage sur les rapports entre colons et colonisés et le rôle des chefs indigènes dans l'application des directives de l'administration sanitaire. Entretien réalisé à Dagana, le 20 juillet 1994.

Notables de Ouro Madiou : discussion sur les épidémies et les habitants de la vallée pendant la période coloniale, Ouro Madiou, place de la mosquée, 6 juillet 1994.

SALL, Boubou : né vers 1900, tirailleur sénégalais, premier maire de Podor, témoignage sur les rapports entre administrateurs coloniaux et colonisés dans la gestion des épidémies. Entretien réalisé à Podor, 2 mois avant sa disparition (2 juillet 1994).

SY, Malick : infirmier du Service des grandes endémies à la retraite, témoignage sur l'épidémie de choléra de 1972 dans le département de Podor, entretien réalisé à Podor, le 4 juillet 1994.

THIAM, Coumba Kébé : né en 1912, entretien sur les représentations des épidémies d'une manière générale chez les Haal Pulaaren, Nianga-Ndioum, le 15 juillet 1994.

3. – TRAVAUX PUBLIÉS ET ÉTUDES UNIVERSITAIRES

a. - Articles et chapitres d'ouvrages collectifs

ANFREVILLE DE LASSALLE : « La conquête sanitaire de nos colonies », *Revue des deux Mondes*, juillet 1914.

BRUNSHWIG, H : « Politique et économie dans l'empire français d'Afrique noire, 1870-1914 », *Journal of African History*, vol. XI, n° 3, 1970, pp. 401-417.

CAMILLE, Guy, « À propos de la fièvre jaune », *Le Petit Marseillais*, 11 octobre 1927.

CISSOKO, Sékéné M. : « Famines et épidémies à Tombouctou et dans la boucle du Niger entre le XVIe et XVIIIe siècle », *Bulletin de l'IFAN*, série B, tome 39, 1968.

COHEN, William B., « Health and colonialism in French black Africa », *Etudes africaines*, offertes à Henri Brunswig, 1982.

COHEN, William. B.: « Malaria and French imperialism », *Journal of African History*, vol. 24, n° 1, 1983, pp. 23-36.

COLLART, A. : « L'insecte et la maladie en Afrique noire », *Belgique d'outre-mer*, n° 290, mai 1959, pp. 287-289.

COLLIGNON, R. : « Quelques propositions pour une histoire de la psychiatrie au Sénégal », *Psychopathologie africaine*, vol. 12, n° 2, 1976, pp. 245-273.

CONIL (Médecin lieutenant-colonel) : « La politique sanitaire en AOF », *Outre-Mer, Revue générale de la colonisation*, 2e trim., Paris, Librairie Larose, 1934, p. 203.

CURTIN, Philip D. : « African at home and abroad », Colloque international sur la traite des Noirs, Nantes, 1985.

CURTIN, Philip D.: "The white man's grave: image and reality 1780-1850", *Journal of British studies*, tome 1, 1961, pp. 94-110.

CURTIN, P. D. : "Epidemiology and the slave trade", *Political Science Quaterly*, n° 83, 1968, pp. 190-216.

DASTRE, A. : « Épizooties et maladies coloniales : questions scientifiques, articles politiques et coloniaux », *Revue des deux Mondes*, 1904, pp. 682-697.

DECHAMPS, Gaston : « Les tombes françaises d'Afrique », *Revue hebdomadaire*, novembre 1911, pp. 141-165.

DELAVIGNETTE, Robert : « Santé publique et ordre public en Afrique noire francophone », *La Gazette médicale de France*, 4 mars 1967, pp. 1547-1572.

DELAVIGNETTE, R. : « Les politiques européennes de colonisation », *L'éveil de l'Afrique Noire*, Paris, 1958, pp. 3-16.

DOMERGUE-CLOAREC, Danielle : « Politique coloniale française et réalités coloniales : la santé en Côte d'Ivoire, 1905-1958 », *Académie des Sciences d'Outre-Mer*, 2 vol., 1986.

DOMERGUE-CLOAREC, Danielle : « Les épidémies de fièvre jaune en Afrique française (1900-1940) », in TOUATI François-Olivier (éd.), *Maladies, médecine et sociétés. Approches historiques pour le présent*, tome II, Paris, L'Harmattan, 1993.

DOMERGUE-CLOAREC, Danielle : « La prévention dans la politique sanitaire de l'AOF », in Charles Becker *et al.* (éds.), *AOF : réalités et héritages. Sociétés ouest-africaines et ordre colonial, 1895-1960*, Dakar, Direction des Archives du Sénégal, 1995, pp. 1228-1239.

DOZON, J.-P. : « À propos de l'ouvrage de Danielle Domergue-Cloarec : la santé en Côte d'Ivoire, 1905-1958 », *Psychopathologie Africaine,* XXI, 2, 1986, pp. 211-217.

DUFOUGERE, W. : « Le ndiank, choléra nostras observé au Sénégal », *Annales d'Hygiene et de Médecine Coloniale*, t. 14, 1912, pp. 144-147.

EBEN, Moussé E. : « Les médecines africaines populaires et autochtones », *Présence Africaine*, 1965, 1er trim., pp. 293-319.

FANON, F.: "Medecine and colonialism", EHRENREICH, J. H. (ed.), *The cultural crisis of modern medicine*, New-York, Monthly Review Press, 1978, pp. 229-251.

FARON, Jean : « La fièvre jaune », *Le Petit Var*, 18 octobre 1927.

GOUMBA, Abel : « Quelques aspects des problèmes sanitaires d'Afrique noire », *Parallèles*, vol. III, n° 8, 2e trimestre 1968, p. 85-95.

FOLLEREAU, R. : « L'œuvre sanitaire de la France en Afrique noire », *Académie des Sciences d'outre-mer*, comptes-rendus mensuels des séances, tome XIX, n° 3, mars-avril 1959, pp. 117-126.

FREDET, M. : Le problème de la santé publique en Afrique noire, *Union Française et Parlement*, n° 85-86, juillet-septembre 1957, p. 10-12 et 19-21.

GROSFILLEZ (Dr) : « Les principales maladies observées dans les colonies françaises et territoires sous mandat pendant l'année 1932 », *Annales de Médecine et de Pharmacie coloniales*, n° 32, 1934, p. 153-268.

GUISSOU, L. B. : « Médecine traditionnelle et sciences humaines », *Notes et documents voltaïques*, vol. XIV, n° 3-4, juillet-décembre 1983, pp. 21-70.

KIEFFER, Dr : « Morbidité et mortalité au Sénégal et au Soudan en 1899 », *Annales d'Hygiène et de Médecine coloniale*, tome II, 1899, pp. 248-258.

LAINE, A. : « Les enfants nés pour mourir », *Épistemé*, n° 1, décembre 1990.

LEDANTEC, A. : « L'École de Médecine de Dakar », *Bulletin de la Société de Pathologie exotique*, 1920, XIII, 8, pp. 623-638.

MARC, Michel : « Un programme réformiste en 1919 : Maurice Delafosse et la "politique indigène" », *Cahier d'études africaines*, vol. XV, n° 58, 1975, pp. 513-527.

NDIAYE, Ahmeth : « La formation du personnel africain de la santé en AOF » 1193-1202, Charles BÉCKER, Saliou MBAYE, Ibrahima THIOUB (éds), *AOF : réalités et héritages. Sociétés ouest-africaines et ordre colonial, 1895-1960*, Dakar, Direction des Archives du Sénégal, 2 vol., 1273 p.

NGALAMULUME, Kalala : « La question sanitaire durant les premières années de l'AOF, 1895-1914 » : 1203-1211, Charles BECKER, Saliou MBAYE, Ibrahima THIOUB (éds), *op. cit.*

PETITJEAN, P., JAMI, C., MOULIN, A-M. : « Science and empires », comptes-rendus du Colloque « Science et Empire », REHEIS/UNESCO, avril 1990, Boston, Londres, Kluwer Academic Publisher, 1992.

PIESSAC, Jean (de) : « Le devoir social : "Il faut faire du Noir !" ou la régénération de la race nègre », *Le Temps*, 27 octobre 1927.

PIROT, R. : « L'origine et l'évolution du Service de santé de la marine et des colonies : leçons d'actualités », *Académie des sciences d'Outre-mer,* comptes-rendus mensuels des séances, tome 27, séances du 20 octobre et des 3 et 17 novembre 1967, n° 8, octobre-novembre 1976, pp. 417-460.

PLAZY, Dr : « Les médecins de la marine et la fièvre jaune », *Archives de Médecine et de Pharmacie navale*, tome 20, 1930, pp. 245-260.

PULVENIS, C. : « Une épidémie de fièvre jaune à Saint-Louis du Sénégal en 1881 », *Bulletin de l'IFAN,* tome XXX, série B, n° 4, 1968.

RAFFENEL, M. A : « Second voyage d'exploration dans l'intérieur de l'Afrique », *Revue coloniale,* tome 11, mars 1847, pp. 296-304.

RAYNAL, J. M. : « Épidémiologie de la fièvre jaune en Afrique, nos connaissances actuelles sur son cycle selvatique », *Médecine tropicale*, n° 1, 1952, pp. 385-414.

REVEL, Jacques : « Le corps : l'homme malade et son histoire », in Jacques LE GOFF, Pierre NORA, (eds) : *Faire de l'histoire : nouveaux objets*, vol. 3.

SANKALE, M. : *Médecine et action sanitaire en Afrique noire*, Paris, Présence Africaine, 1969.

SARRAUT, A. : « La politique coloniale de la »rance" (discours prononcé à Bruxelles), *Bulletin du Comité de l'Afrique française*, 1923. pp. 247-255.

SARRAUT, A. : « La mission civilisatrice de la France », *Panorama*, n° 132, février 1925, pp. 10-41.

SOUBRILLAD, Yves : *Souleymane le guérisseur ou le pouvoir des plantes*, Paris, Harmattan, 1992.

SOURNIA, J.-C : « Santé et Mémoire », *Gazette des Archives*, 4e trimestre 1994, pp. 343-346.

TRAORÉ, D. : *Comment le Noir se soigne-t-il ? En médecine et en magie africaines*, Paris, Présence Africaine, 1965.

TREILLE, G. : « Note sur l'hygiène au Sénégal », *Revue d'hygiène et de médecine coloniale*, t. 14, 7, 1892.

TRINCAZ, J. : « Mythes, sens et représentations de la maladie chez les Mancagnes de Casamance », *Psychopathologie Africaine*, 1973, IX, 1, pp. 79-110.

VAUCEL, Dr : « Les pasteuriens en Afrique du Sud-Sahara », *Cahiers Français, Documents d'actualités*, n° 40, mai 1959, pp. 6-11.

WONDJI, Christophe : « La fièvre jaune à Grand-Bassam. 1899-1903 », *Revue française d'histoire d'Outre-Mer*, n° 215, 2e trimestre 1972.

WORBOYS, M.: "The emergence of tropical medecine : a study in the establishment of an scientific speciality", *Pespectives on the Emergence of Scientific Disciplines,* Paris, Mouton, 1976, pp. 75-98.

b. - Mémoires et thèses

BORIUS, A. : « Quelques considérations médicales sur le poste de Dagana », Montpellier, 1864 [Thèse pour le Doctorat d'État Médecine].

BADIANE, Latyr : « De l'hôpital central africain à l'hôpital Aristide le Dantec », Dakar, Université Cheikh Anta Diop, 2004 [Mémoire de Maîtrise, Histoire].

DIENG, Mamadou Moustapha : « Famines, épidémies et disettes dans la basse et moyenne vallée du Sénégal de 1854 à 1945 », Dakar, Université Cheikh Anta Diop de Dakar, 1992 [Thèse de doctorat de 3ème Cycle, Histoire].

DIOUM, Aliou : « Amadou Nadiou du Fouta, 1860-1875 », Dakar, Université de Dakar, 1973 [Mémoire de Maîtrise, Histoire].

DIOP, Angélique : « Santé et colonisation au Sénégal, 1895-1914 », Paris, Université Paris VII, 1982 [Thèse de 3e cycle, Histoire].

DOMERGUE-CLOAREC, D. : « Politique coloniale française et réalités coloniales : l'exemple de la Côte d'Ivoire 1905-1958 », Poitiers, Université de Poitiers, 1984, 3 vol. [Thèse pour le doctorat d'État, Histoire].

GAYE, P.-A. : « La diffusion institutionnelle du discours sur le microbe au Sénégal au cours de la troisième République », Paris Université Paris VII, 1997 [Thèse de Doctorat, Histoire].

GUEYE, Maodo : « Étude des épidémies à Dakar (1900-1945) : les mesures sanitaires, la prévention et leurs conséquences démographiques », Dakar Université Cheikh Anta Diop de Dakar, 1995 [Mémoire de maîtrise, Histoire].

GUEYE, Ngoné : « Étude d'une profession médicale : les sages-femmes du Sénégal de 1918–1968 », Dakar Université Cheikh Anta Diop de Dakar, 1995 [Mémoire de maîtrise, Histoire].

KÂ, Ibrahima : « Évolution sociale à Saint-Louis du Sénégal du XIXe siècle au début du XXe siècle », Dakar, Université de Dakar, 1980 [Mémoire de maîtrise, Histoire].

LÉONARD, Jacques : « Les officiers de santé de la marine française de 1814 à 1835 », Rennes, Université de Rennes, 1967 [Thèse de Doctorat d'Histoire].

MBAYE, El Hadji R. : « La pensée et l'action d'El Hadji Malick Sy, un pôle d'action entre la Sharia et la Tarîqa », Paris, Université Paris III, 1993 [Thèse de doctorat, Lettres et Sciences Humaines].

MERCIER, Roger : « L'Afrique noire dans la littérature française. Les premières images (XVII-XVIII) », Université de Dakar, Faculté des Lettres et Sciences humaines, 1962.

PAM, Adama A. : « Contribution à l'histoire de la santé. Les pathologies cholériques au Sénégal dans la deuxième moitié du XIXe siècle. Les épidémies de 1868-1869 », Dakar Université Cheikh Anta Diop [Mémoire de maîtrise, Histoire].

PAM, Adama A. : « Fièvre jaune et ordre colonial, 1816-1960 », Paris, École des Chartes [Thèse de l'école des Chartes].

REYSS, Nathalie : « La santé à Saint-Louis du Sénégal à l'époque précoloniale d'après les récits de voyage et romans : alimentation hygiène et santé ou le métissage comme moyen de survie », Paris, Université de Paris I, 1981 [Mémoire de DEA, Histoire].

ROUSSEL-PIERRE, H. : « Les pastoriens du service de santé des armées », Université Claude Bernard-Lyon I, Faculté de médecine Lyon Sud, 1997 [Thèse de Doctorat d'État, Médecine].

SALLERAS, BRUNO : « La peste à Dakar en 1914 : Médina ou les enjeux complexes d'une politique sanitaire », Paris, EHESS, 1984 [Thèse de doctorat 3e cycle, Histoire].

SECK, Amadou Douta : « Le service de lutte contre les grandes endémies du Sénégal », Dakar, Université de Dakar, 1968 [Thèse de Doctorat d'Etat, Médecine].

SENE, Mamadou Moustapha : « Épidémie et politique sanitaire au Sénégal 1920-1960 : exemple de la fièvre jaune et de la maladie du sommeil (Trypanosomiase) », Dakar, Université Cheikh Anta Diop de Dakar, 1990 [Mémoire de Maîtrise, Histoire].

c. -Ouvrages

ABBATUCCI, S. : *Les médecins coloniaux*, Paris, Larose, 1928.

ADAM, P. : *Notre Carthage*, Paris, Eugène Flasquelle, 1922.

ARNOLD, D.: *Imperial medecine and indigeneous societies*, New York, Manchester University Press, 1988.

ARNOLD, D. : *Colonizing the bodies. State medecine and epidemic desease in nineteenth century India* » Berkeley, University of California Press, 1993.

BADO, J.-P. : *Médecine coloniale et grandes endémies en Afrique*, Paris, Karthala, 1996.

BARTHELEMY, A. : *Guide du voyageur dans la région de Sénégambie*, Bordeaux, Imprimerie J. Durand.

BERNARD, M. : *De l'empire colonial à l'Union française*, Paris, Flammarion, 1951.

BOIREAU, Charles : *Les sept plaies d'Afrique : l'AOF vues par Boireau*, Paris, (s.d).

BOUNEAU, J.-D. : *Recherche sur la contagion de la fièvre jaune ou rapprochement des faits et des raisonnements les plus propres à éclairer cette question*, Paris, Compère Jeune, 1823.

BONNEUIL, C. : *Des savants pour l'Empire* Paris, Orstom, 1991.

BOUCHE, D. : *Les villages de liberté en AOF, 1887-1910,* Paris, La HAYE, Mouton et Cie, 1968.

BRAU, P. : *Trois siècles de médecine coloniale française*, Paris, Vigot frères, 1931.

CAMILLE, G. : *La mise en valeur de notre domaine colonial*, Paris, Challamel, 1902.

CANGUILHEM, G. : *Idéologie et rationalité dans l'histoire des sciences de la vie*, Paris, Vrin, 1977.

CANGUILHEM, G. : *Le normal et le pathologique*, Paris, PUF, 1999.

CHAILLEY, M. : *Histoire de l'Afrique occidentale (1638-1939)*, Paris, Berger-Levrault, 1968.

CORBIN, Alain : *Le miasme et la jonquille : l'odorat et l'imaginaire social XVIIIe-XIXe siècles*, Paris, Flammarion, 1986.

CORRE, A. : *L'ancien corps de la Marine. Son origine et son évolution. Son comportement*, Limoges, Lavauzelle, 1900.

CROS, M. : *Les maux de l'Autre : la maladie comme objet anthropologique*, Paris, L'Harmattan, 1997.

DEHERME, G. : *L'AOF, action politique, économique et sociale,* Paris, Bleud et Cie, 1908.

DELAUNAY, J. : *Rapport adressé au sous-secrétariat d'État aux colonies sur le fonctionnement du Service d'hygiène et de médecine des colonies françaises à l'exposition universelle de 1889*, Paris, Imprimerie des journaux officiels, 1889.

DESCHAMPS, H. : *Les méthodes et les doctrines coloniales de la France du XVIe siècle à nos jours*, Paris, Armand Colin, 1953.

DIENG, A. A. : *Blaise Diagne, premier député africain*, Paris, Chaka, 1990.

DUPRAT, H. : *Considérations hygiéniques et pathologiques sur le Sénégal,* Paris, Rignoux, 1860.

ENGHELARD, P. : *Vivre et mourir en Afrique : santé populaire et développement*, Dakar, ENDA, 1988.

FAIDHERBE, L. : *Le Sénégal dans l'AOF*, Paris, Hachette, 1889.

FANON, Frantz : *Sociologie d'une révolution : l'an V de la révolution algérienne*, Paris, Maspéro, 1959.

FERAUD, Béranger : *De la fièvre jaune au Sénégal, 1832-1874*, Paris, Delahaye, 1874.

FOUCAULT, M. : *Les anormaux. Cours au Collège de France. 1974-1975*, Paris, Gallimard, 1999.

GALLAY, H. : *Trois années d'assistance aux indigènes et la lutte contre la variole de 1905, 1906, 1907*, Paris, Larose, 1909.

GIORDANI : *La situation sanitaire de l'Empire français en 1940,* Paris, Lavauzelle, 1946.

GIRARDET, Raoul : *L'idée coloniale en France de 1871 à 1962,* Paris, Table ronde, 1972.

HARANT, Hervé : *L'épidémiologie*, Paris, PUF, 1984

HARDY, G. : *Géographie et colonisation,* Paris, Gallimard, 1933.

HARDY, Georges : *Histoire sociale de la colonisation française*, Paris, Larose, 1953.

HECKENROTH, F. : *L'œuvre sanitaire de la France dans les colonies*, Marseille, 1946.

HARDY, G. : *Histoire sociale de la colonisation française*, Paris, Larose, 1953.

HERZLICH, C. : *Maladies d'hier, malades d'aujourd'hui. De la mort collective au devoir de guérison*, Paris, Payot, 2e édition, 1991.

KERHARO, J. : *La pharmacopée sénégalaise traditionnelle. Plantes médicales et toxiques,* Paris, Éditions Vigot frères, 1974.

LABOURET, A. : *La recherche d'une politique indigène dans l'ouest africain*, Paris, éditions du Comité de l'Afrique Française, 1931.

LAFONT, Robert : *Dakar : ses origines et son avenir*, Bordeaux, Impr. G. Delmas, 1908.

LAPEYSSONNIE, L. *: Médecine coloniale. Mythes et réalités,* Paris, Seghers, 1989.

LOTI, Pierre : *Roman d'un spahi*, Paris, Calmann-Lévy, 1889.

LYAUTEY, P. : *L'empire colonial français*, Paris, Les éditions de France, 1931.

MARTIN, K.: *The emergent elites of black Africa, 1900-1960 in colonialism in africa*, Cambridge University Press, 1970.

MATHIS, C. : *L'œuvre des pastoriens en Afrique noire*, Paris, PUF, 1946.

MATRONNE, E. : *Le savant colonial*, Paris, Larose, 1953.

MBAYE, Saliou : *Histoire des institutions coloniales françaises en Afrique de l'Ouest, 1816-1960*, Dakar, Imprimerie Saint-Paul, 1991.

MOULIN, Anne-Marie : *Les sciences hors d'Occident au XXe siècle*, Paris, Orstom, 1996.

PATTERSON, D. *et al.*: *Disease and medecine in africa history: an introductory survey case studies*, Duke University press, Durham, N.C., 1978.

PLUCHON, P. : *Histoire des médecins et pharmaciens de la Marine et des colonies*, Toulouse, Privat, 1985.

RIGOLLET, L. : *Évolution de l'assistance médicale en AOF*, Paris, Agence économique de l'AOF, 1922.

ROSNY, E. : *L'Afrique des guérisons*, Paris, Karthala, 1994.

SARRAUT, A. : *La mise en valeur des colonies françaises,* Paris, Payot, 1923.

SARRAUT, A. : *Grandeurs et servitudes coloniales*, Paris, Éditions du Sagittaire, 1931.

SECK, A. : *Dakar, métropole ouest-africaine*, Dakar, IFAN, 1970.

SENDRAIL, Marcel : *Histoire des maladies en Occident*, Paris, Éditions Santé, 1997.

TERESA, M. : *Science, Medecine and Cultural imperialism,* London, Mc Millan and Professionnal Ltd., 1991.

TUBIANA, Maurice : *Histoire de la pensée médicale : les chemins d'Esculape*, Paris, Flammarion, 1998.

LISTE DES TABLEAUX

LISTE DES CARTES

TABLE DES MATIÈRES

Le Sénégal
aux éditions L'Harmattan

Dernières parutions

L'ESTHÉTIQUE SOCIALE DES PULAAR
Socioanalyse d'un groupe ethnolinguistique
Sy Harouna
L'esthétique sociale pulaar est une mise en ordre éthique de la vie sociale. Elle est l'inventaire systématique de ce qu'il y a de beau et de laid dans le social relativement à ses valeurs, à ses normes, à ses règles et à ses codes qui commandent des postures, des relations, des rapports et des qualités appropriés. L'analyse des contradictions de la société pulaar du Fuuta Tooro a révélé des logiques et des stratégies fondées sur des rapports de castes et sur les représentations sociales que ces rapports produisent.
(31.00 euros, 304 p.)
ISBN : 978-2-343-11189-6, ISBN EBOOK : 978-2-14-002810-6

LE BAYNUNK GUNAAMOLO, UNE LANGUE DU SUD DU SÉNÉGAL
Analyse phonologique, morphologique et syntaxique
Diop Sokhna Bao - Préface de Denis Creissels
Le Sénégal est un pays multilingue avec des langues majoritaires et des langues minoritaires, de par le nombre de leurs locuteurs, mais également de par la quantité de travaux dont chacune dispose. Les langues majoritaires ont fait l'objet de nombreuses recherches, à la différences des langues minoritaires. Ce constat est à l'origine du choix porté sur la description de la variante gunaamolo du baynunk (parlé au sud du Sénégal, plus précisément à Niamone, dans la région de Ziguinchor) qui est une langue en danger très peu décrite. L'utilité et l'intérêt de ce travail résident dans la sauvegarde et la connaissance de cette langue et sa communauté. Elle peut servir aussi de référence à des recherches futures.
(Coll. Études africaines, 38.50 euros, 392 p.)
ISBN : 978-2-343-09614-8, ISBN EBOOK : 978-2-14-002913-4

DE L'HÉRITAGE ARABO-ISLAMIQUE SAINT-LOUISIEN
Une illustration par les œuvres d'Abbas Sall et d'Abdoulaye Fall Magatte
Fall Cheikh Tidiane - Préface de Samba Dieng et Postface de Mouhamed Habib Kébé
Cet ouvrage porte sur la réhabilitation du legs culturel arabo-islamique ouest-africain en général et saint-louisien en particulier. Revaloriser un pan du patrimoine culturel par l'entremise de l'imagination poétique locale de deux intellectuels demeure l'objectif principal de cette étude. Une partie descriptive constituée de la traduction d'une cinquantaine de poèmes suivie d'un volet analytique constitue la méthodologie de ce travail de recherche. La moisson tirée de ce travail préliminaire apporte quelques éclairages sur l'intérêt de la traduction de manuscrits arabes, notamment ceux produits par d'éminents ulémas du Sénégal, tels les deux poètes faisant l'objet de cette étude.
(Harmattan Sénégal, 35.00 euros, 340 p.)
ISBN : 978-2-343-11306-7, ISBN EBOOK : 978-2-14-003014-7

L'AGRICULTURE DU SÉNÉGAL SOUS LA COLONISATION

Diop Ismaïla

L'introduction de l'arachide au Sénégal au début du XXe siècle révolutionne le paysage agricole. La France décide alors de faire du Sénégal une colonie arachidière. Le Sénégal devient la troisième puissance arachidière du monde après les États-Unis et l'Inde. Cette monoculture extensive aboutit à un déficit vivrier chronique, une dégradation des sols, une dépendance vis-à-vis des importations de riz en provenance d'Asie. Pour y remédier, le rapport de la mission Roland Portères de 1952 recommande des mesures d'aménagement du territoire, de restauration des sols, de promotion de l'agriculture intégrée sérère.

(Harmattan Sénégal, 23.50 euros, 218 p.)

ISBN : 978-2-343-11129-2, ISBN EBOOK : 978-978-2-14-002836-6

CASAMANCE

À quand la paix ?

Bassène René Capain - Préface du père Nazaire Diatta

Malgré leur volonté et leur engagement affichés d'aller vers la fin du conflit armé en Casamance, la position des parties en guerre n'a jamais réellement évolué. L'État du Sénégal se dit prêt à négocier sur tous les points, sauf sur ceux relatifs à l'intégrité territoriale et l'unité nationale, alors que, de son côté, le MFDC soutient une position contraire en déclarant être disposé à ne négocier que sur la question se rapportant à l'indépendance totale de la Casamance. Cette situation montre que le conflit armé est encore loin de finir en Casamance.

(28.50 euros, 276 p.)

ISBN : 978-2-343-10426-3, ISBN EBOOK : 978-2-14-002593-8

PARCOURS D'UN JOURNALISTE AUTODIDACTE

Ndiaye Pape Ngagne - Préface de Mamoudou Ibra Kane

Pape Ngagne Ndiaye, par son style, est devenu un rendez-vous incontournable de l'espace audiovisuel sénégalais. L'émission « Faram Faccce » qu'il anime présentement sur TFM est très courue des hommes et femmes politiques pressés de se soumettre au feu roulant et nourri des questions du redoutable interviewer, unique dans son genre. Ce livre n'est pas seulement une autobiographie, mais aussi une réflexion thématique et une sélection rigoureuse de certains numéros de la célèbre émission qui se veut « un décryptage des questions majeures de l'actualité nationale ».

(37.00 euros, 360 p.) *ISBN : 978-2-343-09916-3, ISBN EBOOK : 978-978-2-14-002822-9*

DES FRANCENABE AUX MODOU-MODOU

L'émigration sénégalaise contemporaine

Fall Papa Demba - Préface du Professeur Abdoulaye Bara Diop

Principalement centré sur la France et ses anciennes colonies d'Afrique, le champ migratoire sénégalais s'est, de manière originale, progressivement étendu à des destinations naguère méconnues ou peu fréquentées (comme les États-Unis, l'Italie, l'Espagne, l'Afrique du Sud ou le Brésil). Peu à peu, les migrants sont devenus des acteurs incontournables du développement. La prise en compte de ces populations, et de leurs mouvements, devient donc nécessaire aux programmes et politiques de développement durable.

(Harmattan Sénégal, 40.00 euros, 559 p., Illustré en noir et blanc)

ISBN : 978-2-343-10796-7, ISBN EBOOK : 978-2-14-002539-6

« DOYEN » AMADY ALY DIENG, LE TRANSMETTEUR INTÉGRAL (1932-2015)

Économie biographique ou sémio-Histoire

Ngaïdé Abdarahmane

Amady Ali Dieng nous a quittés il y a un an. Pour lui rendre hommage et s'en rappeler les enseignements, l'auteur de cet ouvrage a décidé de compiler ses nombreux écrits ou interventions. Les quatorze textes qui composent cette anthologie sont représentatifs et significatifs de la personnalité, du style et des préoccupations d'Amady Ali Dieng. On y retrouve son style, son humour et son esprit critique.

(Harmattan Sénégal, 23.50 euros, 228 p., Illustré en noir et blanc)

ISBN : 978-2-343-10855-1, ISBN EBOOK : 978-2-14-002561-7

41 RULES TO BE HAPPY
Kane Babaly
Seeing that happiness is the goal towards which all men strive for, the author wrote this book to help the reader in treasuring the joyous of life and realizing his desires in entirety, to be fulfilled, to claw his way to the top and to assure him it will turn out well in the end. Moreover, this book intends to give the keys us to get the secret for reaching we want in this life. 41 rules to be happy is a little self help book which has 41 rules that are meant to allow every reader to live life in full potential.
(Harmattan Sénégal, 14.50 euros, 138 p.)
ISBN : 978-2-343-10904-6, ISBN EBOOK : 978-2-14-002583-9

SÉNÉGAL
Les limites du Plan Sénégal Émergent
Mansour Samb El Hadji
Cet ouvrage présente une analyse profonde des politiques publiques en décortiquant le Plan Sénégal Émergent (PSE) qui jusque-là n'a fait l'objet d'aucune analyse critique sérieuse. Le Sénégal est face à un défi, le défi de son émergence, un défi qu'il compte relever avec tous ses fils. Ce défi qui mobilise aujourd'hui tout le monde doit nous pousser à proposer de nouveaux chemins et à animer un débat nécessaire et incontournable dans tout processus d'émergence.
(Harmattan Sénégal, 27.00 euros, 276 p.)
ISBN : 978-2-343-09721-3, ISBN EBOOK : 978-2-14-002372-9

SÉNÉGAL
Dynamiques paysannes et souveraineté alimentaire
Le procès de production, la tenue foncère et la naissance d'un mouvement paysan
Diop Amadou Makhouredia - Préface d'Yves Guillermou ; Postface de Fodé Niang
Le présent ouvrage contribue à la compréhension des stratégies développées par la petite paysannerie et les dynamiques qui animent les exploitations agricoles familiales permettant la production de biens nécessaires à l'alimentation et l'entretien des familles. La capacité des paysans à prendre en main leurs propres préoccupations a été mise en évidence par l'émergence d'organisations, de groupements, d'associations et d'unions dans tout l'espace rural sénégalais.
(Harmattan Sénégal, 26.00 euros, 256 p.)
ISBN : 978-2-343-10852-0, ISBN EBOOK : 978-2-14-002457-3

HISTOIRE ET SOCIOLOGIE DES RELIGIONS AU SÉNÉGAL
Tamba Moustapha
Le Sénégal reste une exception dans le domaine religieux : 90 % de musulmans, 5 % de chrétiens et 5 % d'adeptes de l'animisme. C'est aussi le pays où les musulmans et les catholiques partagent le même cimetière, où les conjoints partagent des religions différentes, où les écoles privées catholiques comptent 60 à 70 % d'élèves de confession musulmane, etc. Ce phénomène n'est pas dû au hasard. L'histoire et la sociologie des religions permettent de l'expliquer amplement. Cet ouvrage souligne cette exception sénégalaise pour montrer qu'au moment où notre monde est en proie au fanatisme, à l'intolérance et au terrorisme religieux, le Sénégal propose un autre « modèle ».
(Coll. Études africaines, série Economie, 41.00 euros, 426 p.)
ISBN : 978-2-343-10424-9, ISBN EBOOK : 978-2-14-002506-8

FIGURES DU POLITIQUE ET DE L'INTELLECTUEL AU SÉNÉGAL
L.S. Senghor - M. Dia - A. Ly - CH. A. Diop A. Diouf & F. Mitterrand - J.R. De Benoist - A. Seck - TH. Fall - A. M. Samb - A.M. Samb JR - TH. Monod - H. Bocoum - G. R. Thilmans
Samb Djibril
Cet ouvrage réunit des personnalités politiques et/ou intellectuelles très diverses : Léopold Sédar Senghor, l'Immortel Noir ; Mamadou Dia, le brillant économiste ; François Mitterrand et Abdou Diouf, deux experts politiques, ou encore Théodore Monod, le savant probe. Ces figures sont autant de coryphées auxquels l'auteur a voulu rendre hommage, afin de rappeler que la terre africaine du Sénégal ne manque pas de princes de l'esprit ni de nourriture intellectuelle.
(26.00 euros, 266 p.)
ISBN : 978-2-343-10731-8, ISBN EBOOK : 978-2-14-002513-6

TÉLÉVISIONS AU SÉNÉGAL
Entre désert de contenu et sécheresse intellectuelle
Djimbira Cheikh Mouhamadou
« Il faut lire ce livre en considérant qu'il a été sciemment écrit dans l'intention de nuire à la société spectaculaire. Il n'a jamais rien d'outrancier. » Cette pensée de Guy Debord nous permet de comprendre à bien des égards, l'ouvrage de Cheikh Mouhamadou Djimbira qui est un plaidoyer pour la création de programmes audiovisuels de qualité.
(11.50 euros, 80 p.)
ISBN : 978-978-2-343-10790-5, ISBN EBOOK : 978-978-2-14-002528-0

UN SCOUT SÉNÉGALAIS
L'aventure citoyenne (deuxième édition)
Ndene Pascal - Préface de Jacques Moreillon
Lorsque nous parlons de l'adolescence, nous évoquons l'autonomie, la responsabilisation, la citoyenneté, le jeu, les relations avec les parents et avec les pairs. Toutes ces questions sont abordées dans ce livre qui montre avec humour le parcours éducatif d'un adolescent dans le scoutisme. Ce livre s'adresse à tous les jeunes, garçons et filles, aux parents et éducateurs de tout milieu social et culturel, ainsi qu'à tous les scouts et guides du monde.
(14.00 euros, 124 p.)
ISBN : 978-2-343-10965-7, ISBN EBOOK : 978-2-14-002526-6

LA PENSÉE DE CHEIKH AHMADOU BAMBA FACE AUX DÉFIS AFRICAINS
Sow Cheikh Mar
Cheikh Ahmadou Bamba Mbacké a su déterminer une nouvelle vision aux yeux de ses contemporains en formulant d'une façon très claire des idées novatrices capables de faire bouger le peuple. Cette conception de la société dans sa globalité a permis «à chaque individu de devenir un centre d'initiative, de création et de responsabilité à tous les niveaux : celui de l'économie, de la politique, de la culture ; une conception qui ne soit ni individualiste, ni totalitaire mais fondée sur les communautés de base».
(Harmattan Sénégal, 24.00 euros, 238 p.)
ISBN : 978-2-343-10021-0, ISBN EBOOK : 978-2-14-002284-5

LE MODERNISME EN ISLAM
Introduction à la pensée de Sayyid Amir Ali
Diagne Mbengue Ramatoulaye
« Les thèmes abordés par le Professeur Ramatoulaye Diagne dans sa lecture de la pensée d'Amir Ali ont tous un lien indéfectible avec le pluralisme et la paix. (...) Dans la lecture de son ouvrage, on arrive à comprendre que le modernisme d'Amir Ali est une sorte de renouveau dans la pensée islamique. C'est un mouvement d'intellection qui intègre, dans une cohérence architecturale, l'usage de la raison, l'esprit du soufisme pratique ghazalien et la finalité de la prière qui concilie l'ascèse de l'âme à la transformation positive des sociétés. » Abdoul Aziz Kebe, Ancien Chef du Département d'Arabe UCAD-DAKAR.
(Harmattan Sénégal, 15.00 euros, 144 p.)
ISBN : 978-2-343-09977-4, ISBN EBOOK : 978-2-14-002211-1

MA RENCONTRE AVEC ALLAH
De l'obscurité à la lumière
Mbengue Adama Ousmane
Cet ouvrage traite surtout de la question essentielle du Mahdi qui vient pour apporter les solutions idoines en s'appuyant sur la Sharia mouhammadiya et la Tariqah ahmadiya afin d'offrir à tout individu le meilleur profil dans la société idéale qu'il compte établir.
(Harmattan Sénégal, 14.50 euros, 134 p.)
ISBN : 978-2-343-10299-3, ISBN EBOOK : 978-2-14-002277-7

L'HARMATTAN ITALIA
Via Degli Artisti 15; 10124 Torino
harmattan.italia@gmail.com

L'HARMATTAN HONGRIE
Könyvesbolt ; Kossuth L. u. 14-16
1053 Budapest

L'HARMATTAN KINSHASA
185, avenue Nyangwe
Commune de Lingwala
Kinshasa, R.D. Congo
(00243) 998697603 ou (00243) 999229662

L'HARMATTAN CONGO
67, av. E. P. Lumumba
Bât. – Congo Pharmacie (Bib. Nat.)
BP2874 Brazzaville
harmattan.congo@yahoo.fr

L'HARMATTAN GUINÉE
Almamya Rue KA 028, en face
du restaurant Le Cèdre
OKB agency BP 3470 Conakry
(00224) 657 20 85 08 / 664 28 91 96
harmattanguinee@yahoo.fr

L'HARMATTAN MALI
Rue 73, Porte 536, Niamakoro,
Cité Unicef, Bamako
Tél. 00 (223) 20205724 / +(223) 76378082
poudiougopaul@yahoo.fr
pp.harmattan@gmail.com

L'HARMATTAN CAMEROUN
BP 11486
Face à la SNI, immeuble Don Bosco
Yaoundé
(00237) 99 76 61 66
harmattancam@yahoo.fr

L'HARMATTAN CÔTE D'IVOIRE
Résidence Karl / cité des arts
Abidjan-Cocody 03 BP 1588 Abidjan 03
(00225) 05 77 87 31
etien_nda@yahoo.fr

L'HARMATTAN BURKINA
Penou Achille Some
Ouagadougou
(+226) 70 26 88 27

L'HARMATTAN SÉNÉGAL
10 VDN en face Mermoz, après le pont de Fann
BP 45034 Dakar Fann
33 825 98 58 / 33 860 9858
senharmattan@gmail.com / senlibraire@gmail.com
www.harmattansenegal.com

L'HARMATTAN BÉNIN
ISOR-BENIN
01 BP 359 COTONOU-RP
Quartier Gbèdjromèdé,
Rue Agbélenco, Lot 1247 I
Tél : 00 229 21 32 53 79
christian_dablaka123@yahoo.fr

www.ingramcontent.com/pod-product-compliance
Lightning Source LLC
LaVergne TN
LVHW011312061026
849535LV00005B/1526